臨床家のための
デンタルスーチャリング

切開・縫合・結紮

Dental Suturing

松田 哲
明海大学歯学部
機能保存回復学講座
オーラル・リハビリテーション学分野
PDI東京歯科診療所

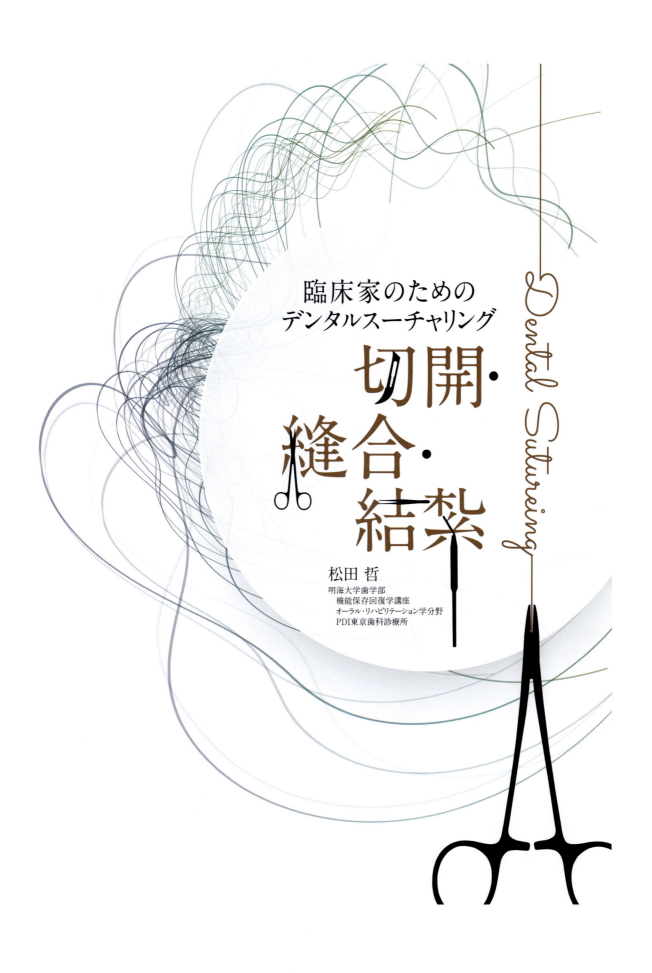

刊行にあたって

歯科医療技術の発展とともに、歯周治療やインプラント治療が積極的に行われるようになり、う蝕治療を中心とした従来の歯牙硬組織に対する治療から、外科的侵襲を伴った硬・軟組織への治療が一般化してきました。日常診療においても、軟組織を切開・縫合するタイミングは多くなり、抜歯をはじめ、歯周外科、インプラントなど、多岐にわたります。軟組織への切開、縫合、結紮といった一連の外科処置は、正確さとスピードが必須であり、手技の善し悪しは治療結果へ直結します。このため、正確な知識と技術の習得が早急に求められています。

口腔内で行われる切開、縫合、結紮といった一連の外科処置は見えにくいものです。そのため、見よう見まねでなんとなく臨床実践しがちです。しかしながら、切開線１本、縫合糸１本、縫合法、結紮法にもすべて根拠があります。本書では、デンタルスーチャリングを取り上げ、使用するインスツルメントの選択、縫合糸の種類および選択、抜歯からインプラント・歯周外科に至る切開・縫合・結紮について解説しています。若手歯科医師や口腔外科処置を苦手とする歯科医師でも明日から取り組めるように、また、日ごろスーチャリングを行っている先生の振り返りにもお役に立てるよう、基本テクニックから応用まで、多くの図と動画を使用し、解説しました。明日の臨床に直結する内容になっています。多くの先生のお役に立てることを期待します。

2019年９月

松田 哲

臨床家のための
デンタルスーチャリング

切開・縫合・結紮

Dental Suturing

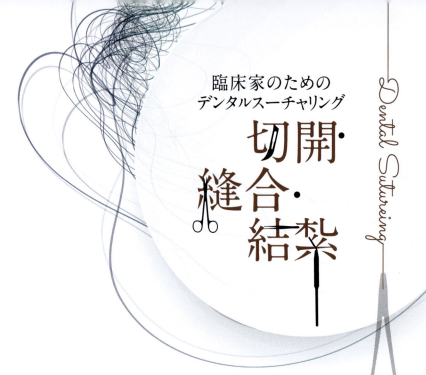

Chapter 3 結紮

▶ は、QRコードへのアクセスで動画をご覧いただけます

COLUMN

デザイン：和歌月悦子
イラスト：佐久間俊次・中野こはる

Chapter 1

基本の準備と基礎知識

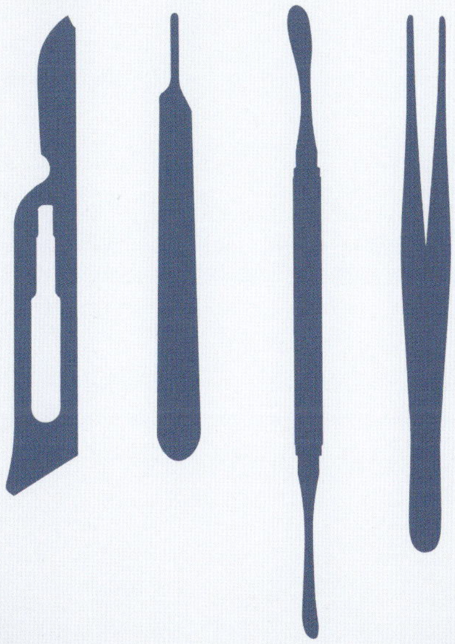

Dental Suturing

1 軟組織の切開の目的

日常診療において軟組織を切開するタイミングは多く、抜歯をはじめ、歯周外科、インプラントなど多岐にわたる。切開の目的は基本的に、直視直達のためのアクセスの確保にある。外科処置の経験が少ないうちは、残根の抜歯などにおいて歯肉を切開・剝離して抜歯を行うことをためらい、盲目的に抜歯を行い、思わぬ落とし穴にはまってしまうことがある。そのようなときでも、適切に切開を行い、歯肉を剝離して歯槽骨と歯根の関係を直視、正確に抜歯を行うことで、結果的に時間が短縮され、術後経過も良好になることが多い（図1～4）。

残根の抜歯

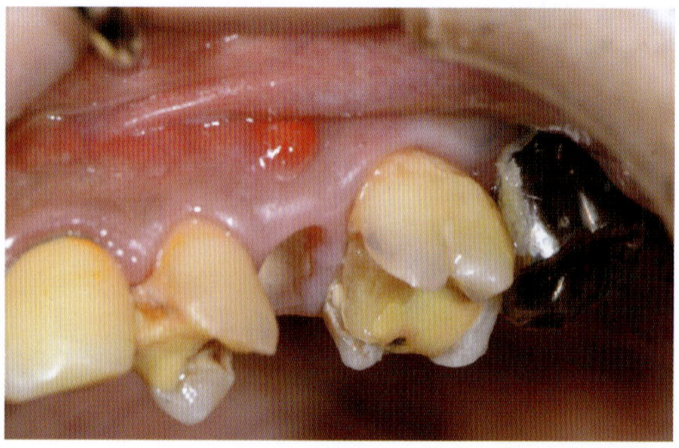

図❶　術前。日常臨床で数多く遭遇する残根の抜歯。このような症例では、残存歯根と歯槽骨の境界が把握しづらく、抜歯操作が困難になることもある。盲目的な器具の操作は感染歯質を周囲に広げ、周囲歯槽骨にもダメージを与えることがある

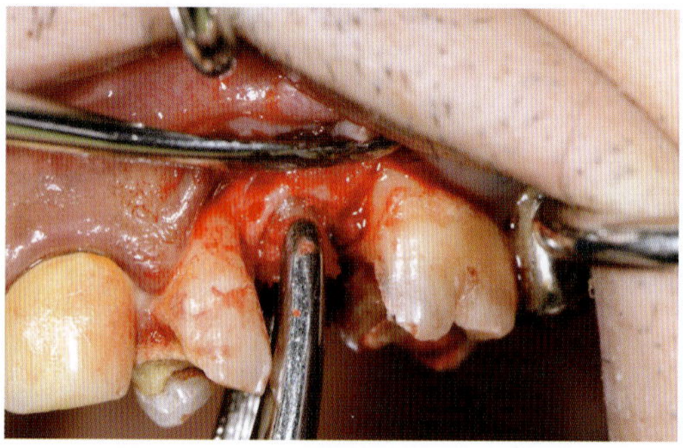

図❷　周囲歯肉剝離後、歯肉を剝離し、歯根と歯槽骨の関係を直視して、正確な抜歯を行うことにより、処置の正確さと処置時間の短縮、術後の良好な治癒に繋がる

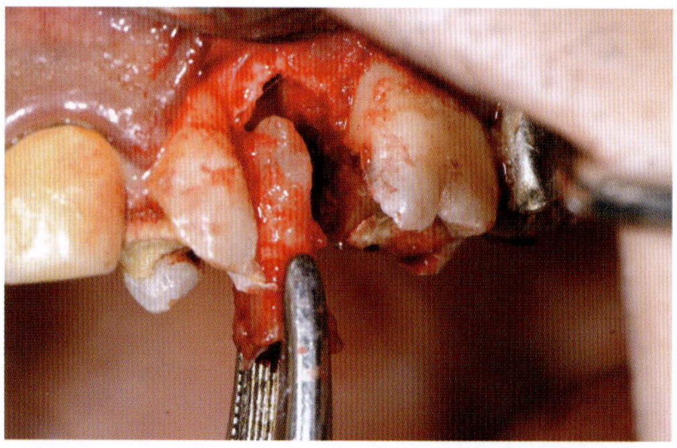

図❸　抜歯後。周囲歯槽骨に対し、最小限の侵襲で処置を終了した

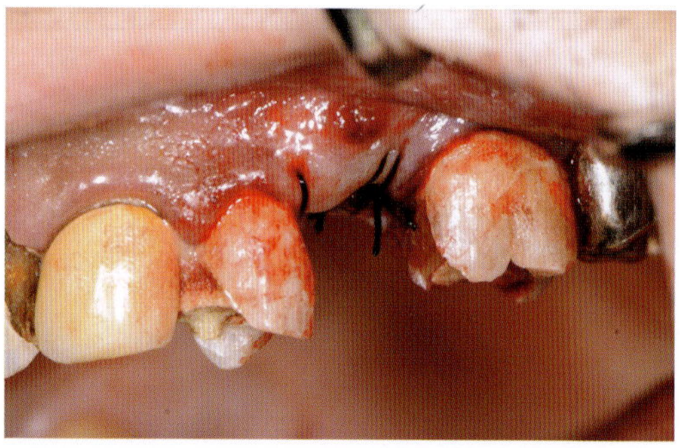

図❹　縫合後。正確な縫合は歯肉粘膜の治癒促進と感染予防に繋がる

歯周外科処置

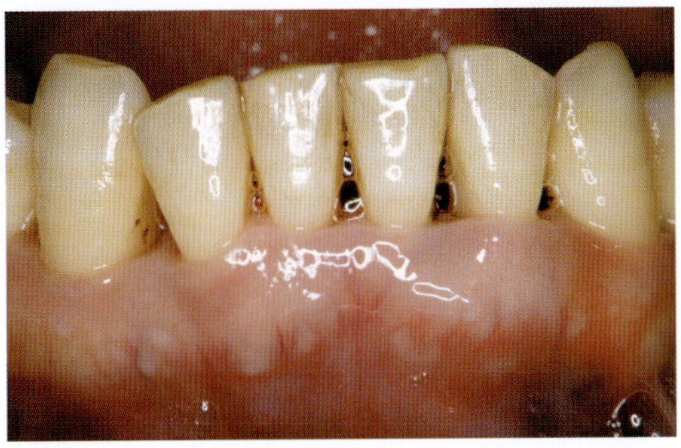

図❺　術前。歯周基本治療終了後、炎症症状は改善したが、深いポケットが認められた

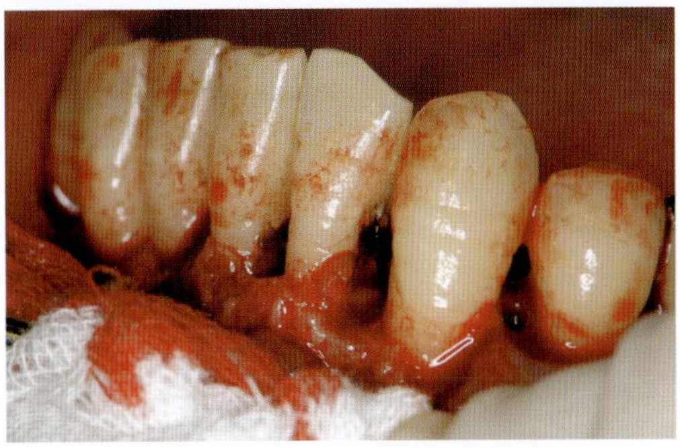

図❻　フラップ。全層弁での歯肉剝離搔爬術。歯根表面に歯肉縁下歯石が確認される。歯肉剝離により、歯肉縁下歯石に対しダイレクトアプローチが可能となる

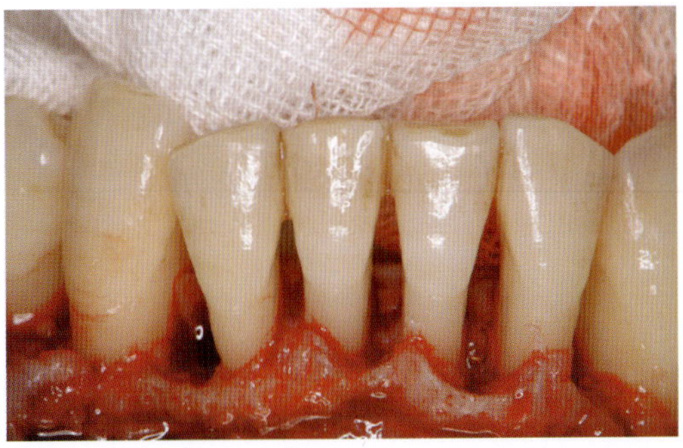

図❼　歯根。歯肉を剝離することでダイレクトアプローチが可能になり、徹底したルートプレーニングができる

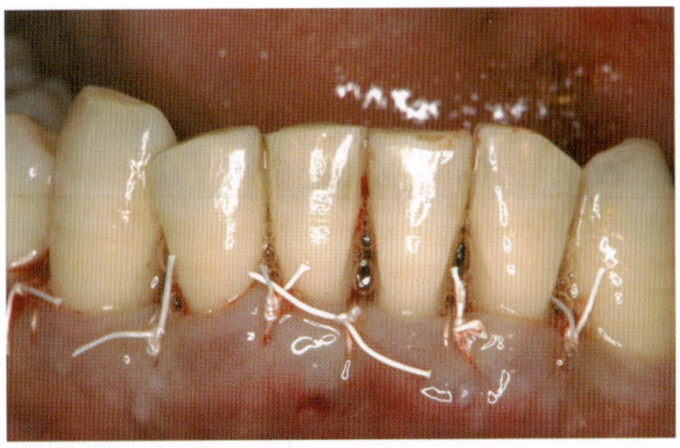

図❽　適切な縫合は術後の治癒を促進し、感染を予防する

抜歯のみならず、歯周治療においても、スケーリング・ルートプレーニングで改善の少ない歯周ポケットに対し、漫然とスケーリング・ルートプレニーングを繰り返しても、改善せず、患者・術者の貴重な時間と体力を無駄に消費してしまう。しかし、適切な診断のもと、適切なタイミングで歯周外科処置（**図5～8**）を行えれば、よりよい結果を得ることが可能となる。

もちろん、インプラント治療においても切開・剝離・縫合・結紮は不可避な手術・手技であり、フラップを開いての十分な経験を積まずに、抜歯即時埋入やパンチアウト法などによりノンフラップで埋入手術を行うことは危険が伴う。筆者も抜歯即時埋入の際、ドリリングの途中で唇側歯槽骨が破折し、急遽、フラップを剝離してインプラント埋入と骨移植を併用したGBR（Guided Bone Regeneration）を行ったことがある（**図9～15、動画**）。

インプラント

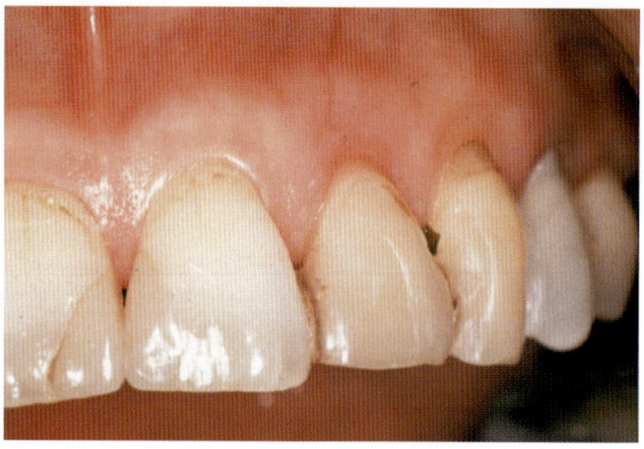

図❾ 術前。|2の外部吸収により抜歯インプラント即時埋入を計画した

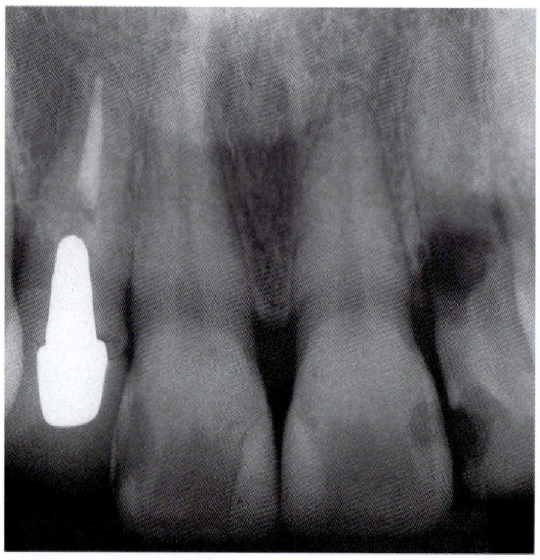

図❿ 術前のＸ線写真

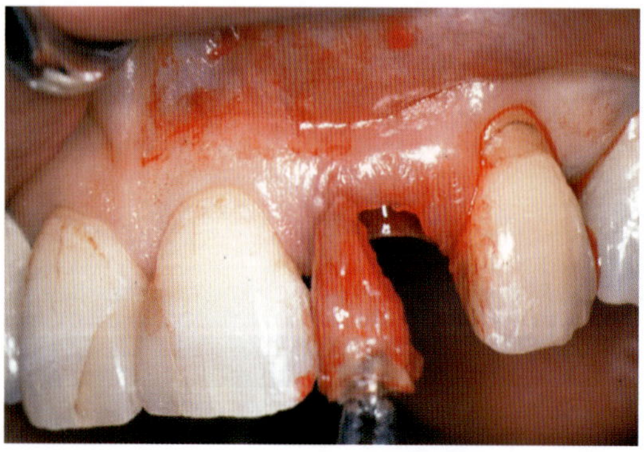

図⓫ 抜歯時。ノンフラップでの手術計画

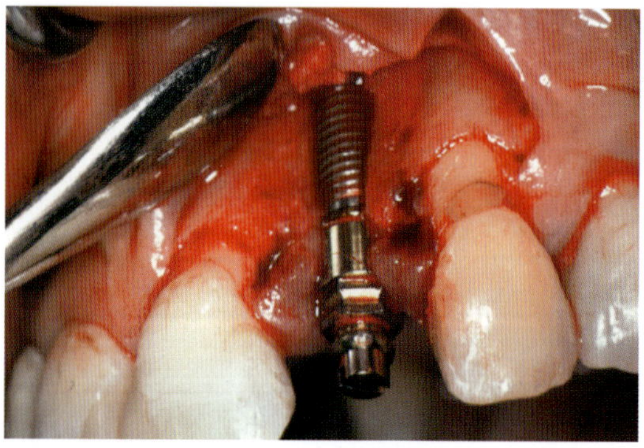

図⓬ 骨破損。ドリリング中に唇側歯槽骨が破損したため、急遽トライアンギュレイテッドフラップを形成し、埋入を行った

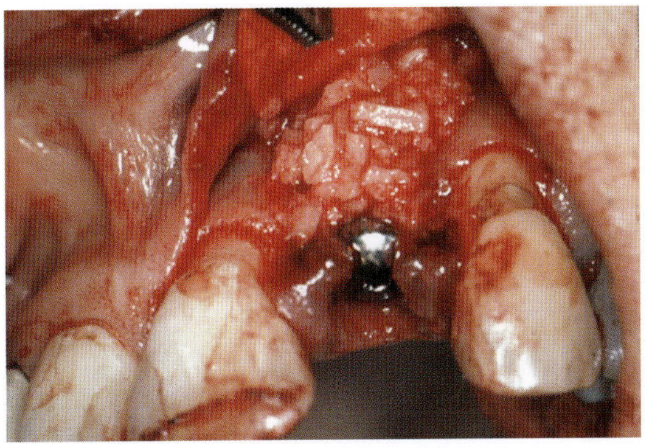

図⑬　骨移植。自家骨移植を併用した GBR を行った

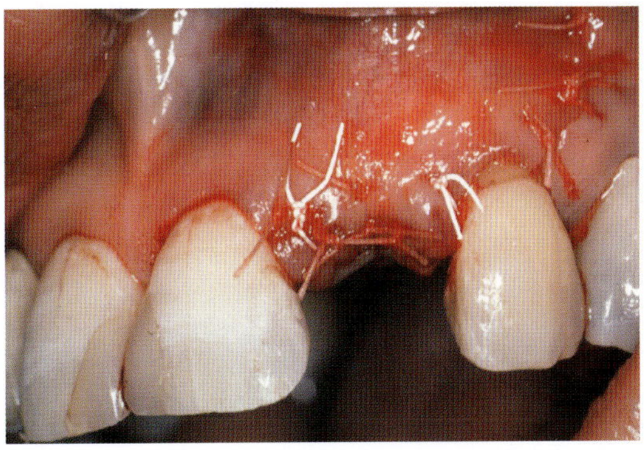

図⑭　縫合。骨膜減張切開を行い、緊密な縫合を行った

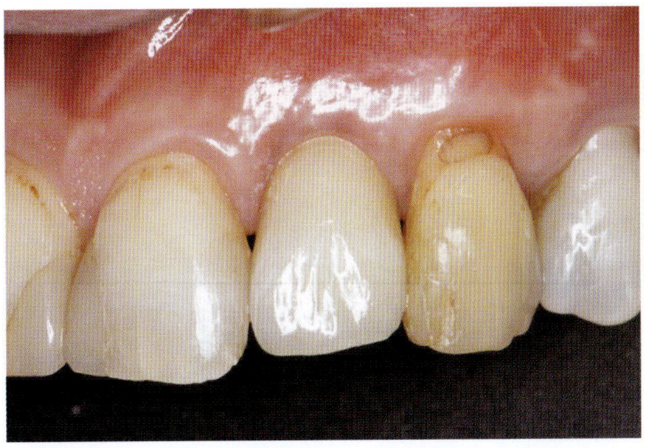

図⑮　術後。最終補綴装着後、一次手術中の偶発症にもかかわらずフラップを形成、GBR を併用したことにより良好な結果が得られた

動画

埋入手術

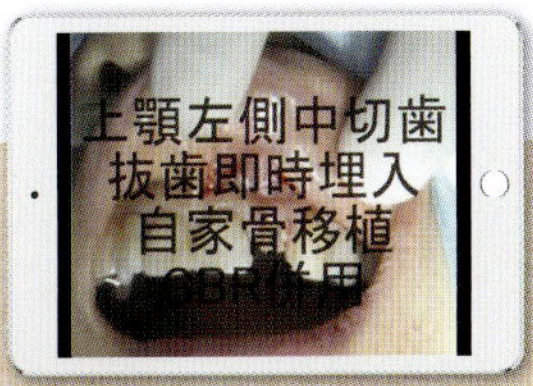

※ QR コードへのアクセスで動画をご覧いただけます

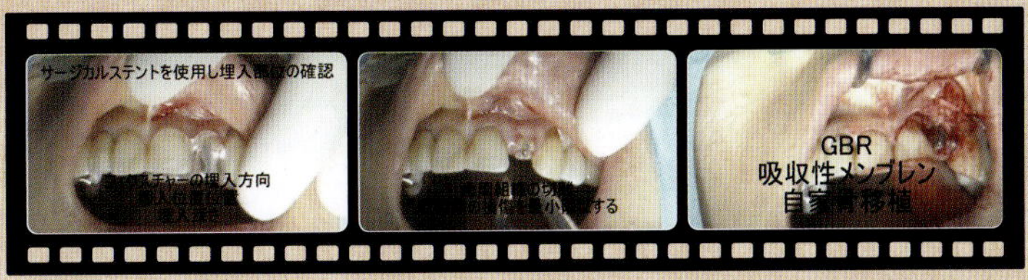

meikai PDI tokyo

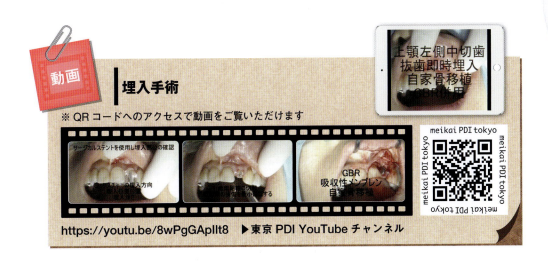

https://youtu.be/8wPgGAplIt8　▶東京 PDI YouTube チャンネル

Dental Suturing

2 局所麻酔

本項では、切開・縫合・結紮のための局所麻酔に関して解説する。不十分な局所麻酔では、術中の疼痛で血圧も上昇し出血が多くなり、さらに、麻酔が早く切れてしまい、術中に追加の麻酔が必要になるなど、術者・患者ともに苦慮することが多い。

局所麻酔には、表面麻酔、浸潤麻酔、伝達麻酔がある。表面麻酔は、注射針の刺入痛を軽減する目的で麻酔注射の前に行われる。浸潤麻酔は、組織内に麻酔薬を浸潤させ、末梢の知覚神経に作用する。麻酔薬に含まれる血管収縮薬は、出血量を軽減させ、明視野を提供する。伝達麻酔は、神経幹あるいは神経叢に麻酔薬を作用させ、より末梢の神経を麻酔する。

浸潤麻酔は、表面麻酔を行ったのち、刺入時の痛みを軽減させ、可動粘膜の比較的浅い深度に手術範囲を十分に超えるように麻酔薬を注入し、その後、歯槽骨に麻酔が奏効するように骨膜下へ注入する３段階で行う。浸潤麻酔に先立って、表面麻酔を行う。５分ほど浸潤麻酔の効果が発生するのを待って局所麻酔を行う。浸潤麻酔に使用する注射針は30～33Gで、長さは12～20㎜を使用する。

伝達麻酔では27G、30㎜を使用する。注射針の先端の刃面に左右に小さな第２刃面を形成し、刺入時の組織抵抗を抑えるランセット加工されたものや、シリコーンなどでコーティングした注射針の使用は刺入時の痛みを減弱する（**図１、２**）。

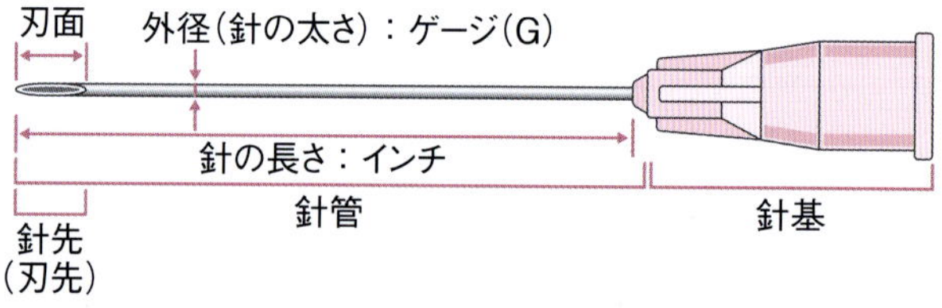

図❶　注射針の構造

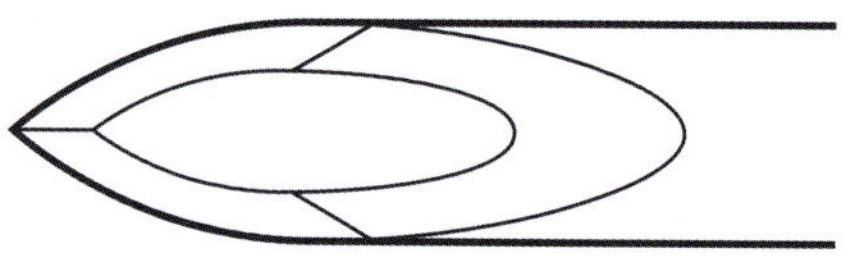

図❷　ランセット加工された針先

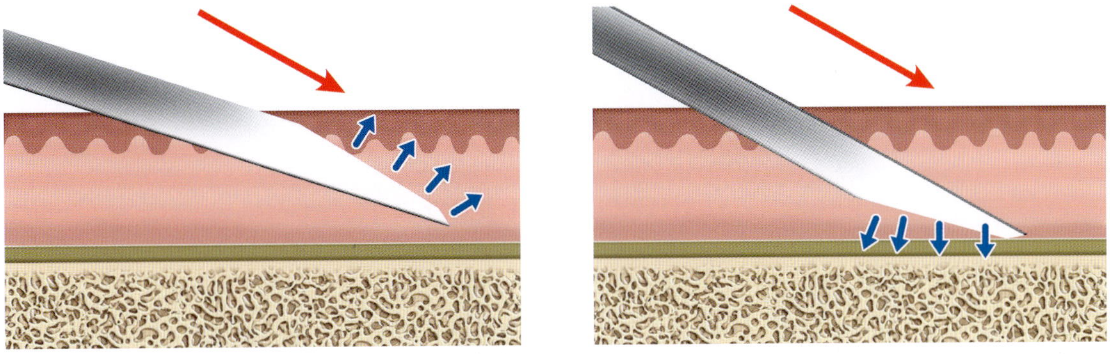

図❸　麻酔薬の拡散。麻酔薬は注射針の刃面の方向に拡散する

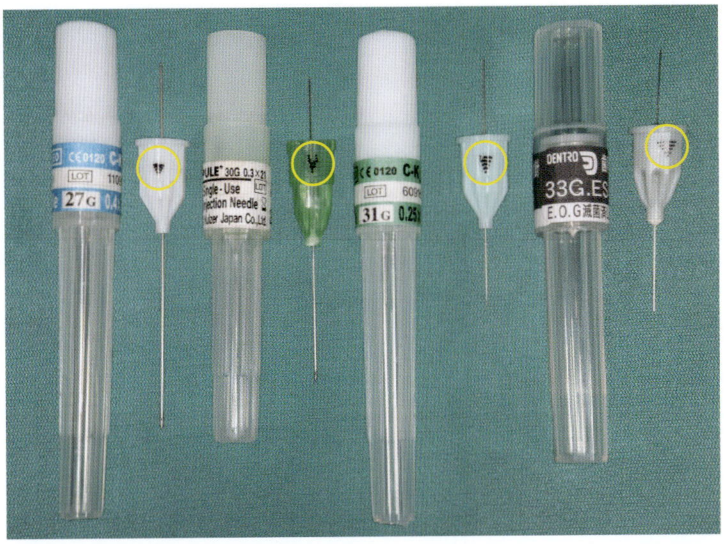

図❹　注射針の針基には、刃面を示すマークが刻印されている。メーカーによってマークの方向が違うので注意が必要である

麻酔薬の作用機序

麻酔薬は、注射針の刃面の方向へ拡散される（**図3**）。注射針の針基は、刃面を容易に認識できるように識別用のマークがついている（**図4**）。最初の刺入時には、刃面を上方へ向けてわずかに麻酔薬を出しながらミラーなどで軟組織を注射針方向へ移動し、粘膜を注射針へ迎え入れるようにする。浸潤麻酔の刺入に際しては、注射針を粘膜に刺入するのではなく、粘膜を注射針のほうへ移動させ、“粘膜を注射針に迎え入れる”と刺入時の痛みが緩和される（**図5**）。

このようにすることで、刺入痛が軽減される。局所麻酔薬は液体なので、可動粘膜中ではパスカルの原理のように刺入点を中心に半円球状に拡散する。そのため、ミラーを使用し、麻酔薬が広がる方向をコントロールするとともに、麻酔針を貧血帯が生じた組織内で進めながら麻酔薬を注入することによって、少ない麻酔量で十

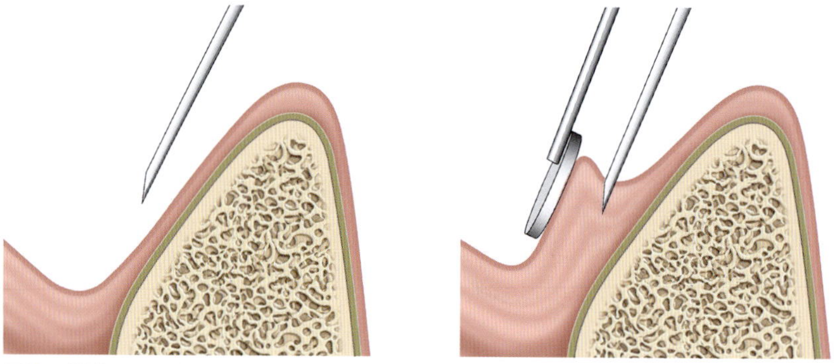

図❺　粘膜を注射針のほうに寄せる。粘膜を注射針に迎え入れるイメージ

浸潤麻酔

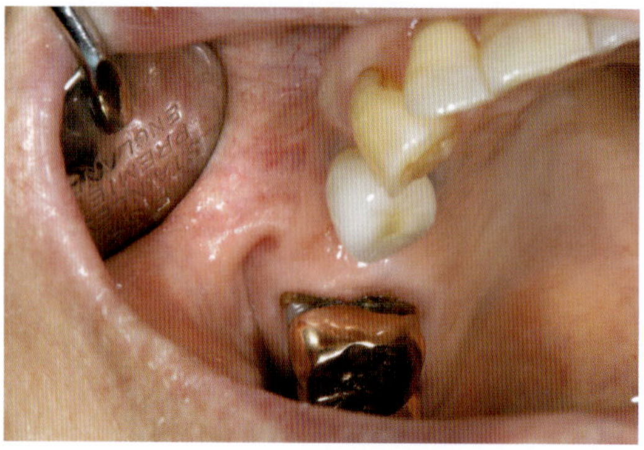

図❻　5|インプラント埋入手術時の局所麻酔

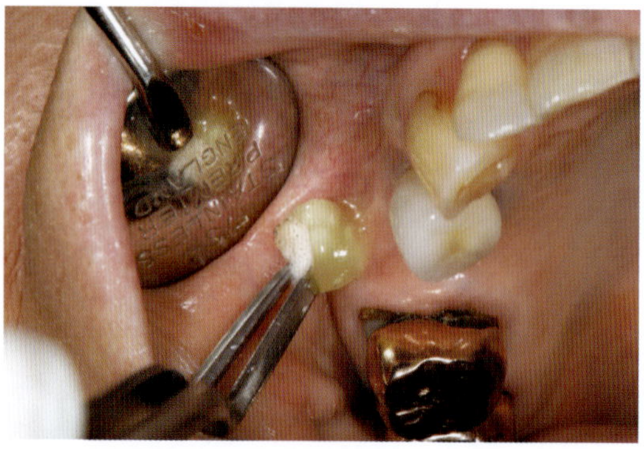

図❼　粘膜面を乾燥させ、表面麻酔を5分程度おいておく

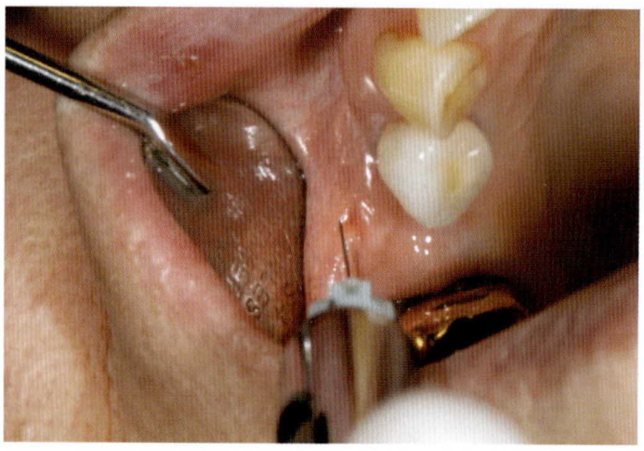

図❽　注射針刺入直前、レストを置き、しっかりと注射器などを保持し構える。刃面は粘膜表層方向である

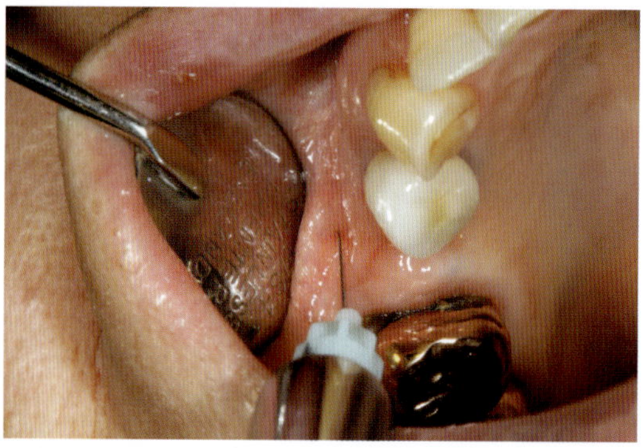

図❾　注射針の刺入。ミラーを使用し粘膜を寄せることにより、“粘膜を注射針に迎え入れる”

分な範囲に対し奏効させることができる（**図6〜9**）。

麻酔薬の注入速度は、ゆっくりと、注射針の先から１滴ずつ落ちる程度の速度注入量「１秒１滴」を意識し注入する（**図10**）。また、施術部位はもちろんだが、患者の表情を注意深く観察しながら麻酔薬を注入する。注入速度が速すぎると注入圧により痛みを生じるため、注入速度には十分に注意が必要である。

２～３分ほど麻酔薬の効果を待ち、次に、傍骨膜、骨膜下への麻酔を行う（**図11**）。傍骨膜、骨膜下への麻酔には比較的強い注入圧が必要となるために、浅い深度での麻酔が十分に奏効したのちに行う（**図12**）。

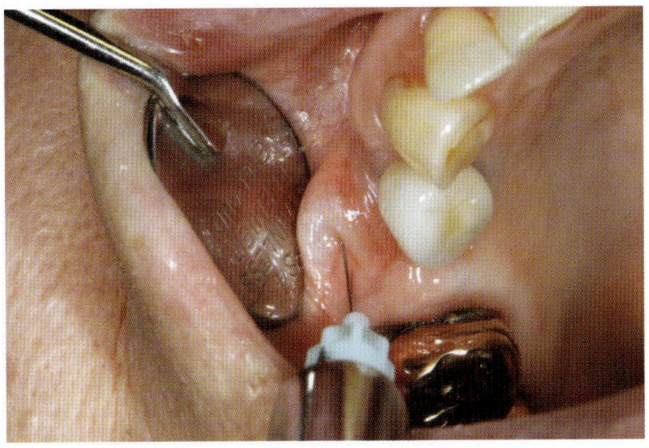

図⓾　麻酔薬の注入。注入速度に注意する

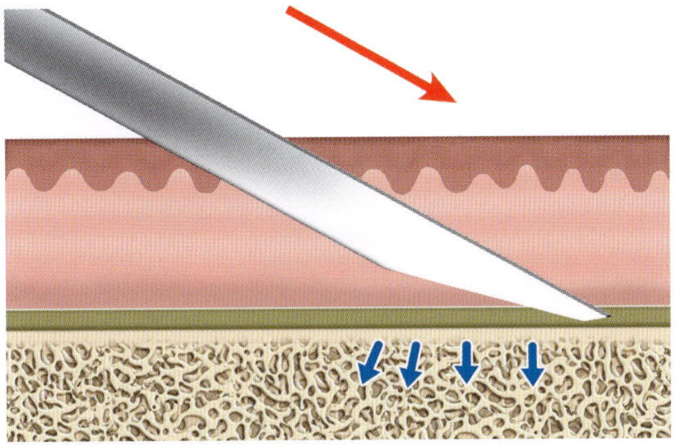

図⓫　刃面を歯槽骨側へ向け、しっかりと骨に当たったことを確認し麻酔薬の注入を行う

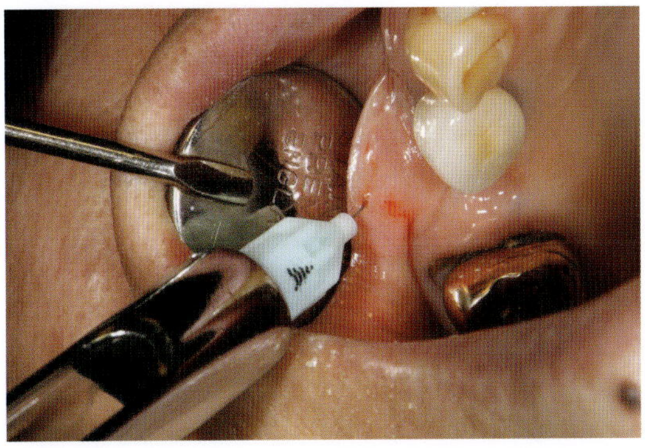

図⓬　刃面を骨面に向け、傍骨膜、骨膜下への麻酔を行う

骨膜下への浸潤麻酔は歯槽骨内への麻酔効果とともに、全層弁によるフラップの剝離を容易にする。余談ではあるが、歯根囊胞などを摘出する場合、囊胞壁と歯槽骨の間に局所麻酔薬を注入すると、囊胞を一塊として容易に摘出することができる。

まとめ

局所麻酔は、切開、剝離、縫合に不可欠である。痛みのない局所麻酔は患者の安心と信頼に繋がり、安全な外科処置に繋がる。術前の浸潤麻酔から外科処置がスタートしているといっても過言ではない。

3 切開の基本
器具・機材の選び方と扱い方

日常の診療では歯の硬組織を切削する機会が多く、軟組織を切開する機会は少ない。軟組織を切開・縫合・結紮するにあたり、硬組織と軟組織の違いを理解しておくことが重要である。

硬組織と違い、軟組織は外力により容易に変形する。先の鈍ったメスを使用すると軟組織は容易に変形し、メスから逃れ、意図したラインで切開することは困難になる。また、切開部も挫滅創となりやすく、治癒も遅くなる。このため、つねに鋭利なメスを使用し、切開する際に余計な力がかからないようにメスを進めていく。切開は力で押して切るのではなく、意図した切開線をメスにて描くのである。また、部位や切開の目的に応じてメスを選択することも重要であり、メスの動かし方も変わってくる。

普段、支台歯形成の際に形成デザイン・形成部位・補綴や修復のマテリアルによって、適切なバーを選択し、適切な順番で形成するように、切開・縫合・結紮にも目的に応じた器具・機材・材料や手技の順番がある。

切開・剥離に用いる器具

切開・剥離に用いる代表的な器具としては、メス（surgical blades）、メスホルダー（blades holder）、歯肉・骨膜剝離子（periosteals）、歯肉ピンセット（tissue plirs）（**図１**）があり、縫合に関しては、縫合糸（suture）・縫合針（suture needle）、持針器（needle holder）、はさみ（sissors）が挙げられる（**図２**）。

メスは、ディスポーザブルの替刃メスが使用しやすい。替刃メスの形態はいろいろあるが、口腔内で一般的に使用するものは、No. 15、No. 15C、No. 12、No. 12D、No. 11である（**図３**）。No. 15は万能であり、抜歯、歯根端切除をはじめ、歯周外科、インプラントと多くの切開に用いられる。先端にカーブがある円刃であり、そのカーブを利用して骨面に連続してメスの先端を到達させながら全層弁（粘膜骨膜弁：full thickness）の切開線の形成が可能である。また、部分層弁（partial thickness）の形成を行うこともできる。

No. 15CはNo. 15の小型版であり、切先がNo. 15より小さく、歯肉溝内切開などより細部の切開・切除に用いる（**図４、５**）。

No. 12は鎌状の形態をした彎刃刀である。歯周外科のウェッジオペレーションなどに用いる。No. 12DはNo. 12の両刃タイプである（**図６**）。ウェッジオペレーションはもちろん、歯肉溝内切開など細部の切開・切除に使用する。しかしながら、両

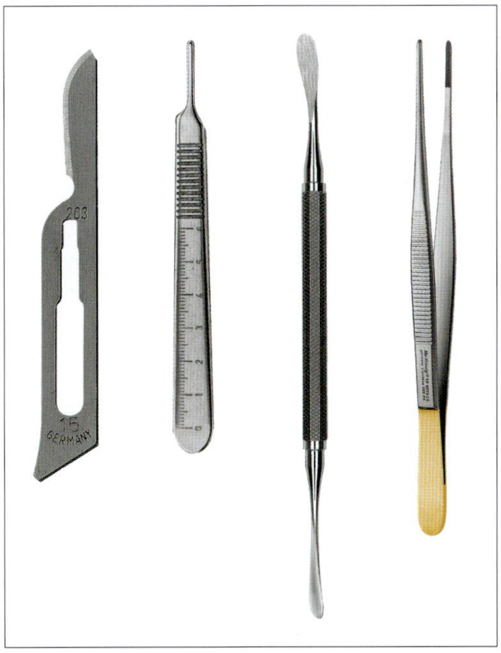

図❶　切開剝離に使用する基本器具。左から、メス（10-255-15_4c）、メスホルダー（10-130-03）、剝離子（P9）、ピンセット（TP5070）（Hu-Friedy：カタログより引用）

a

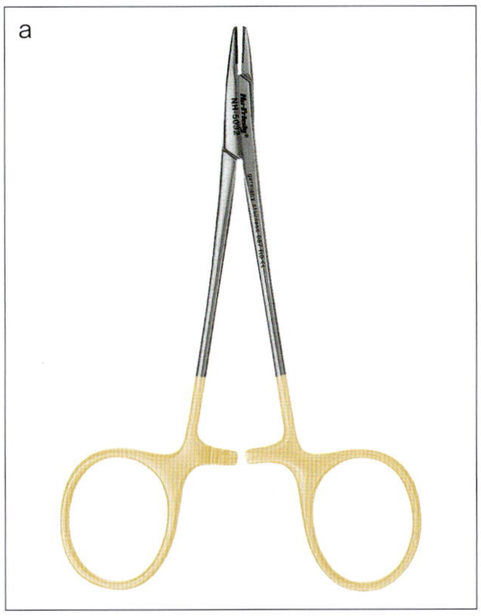

b

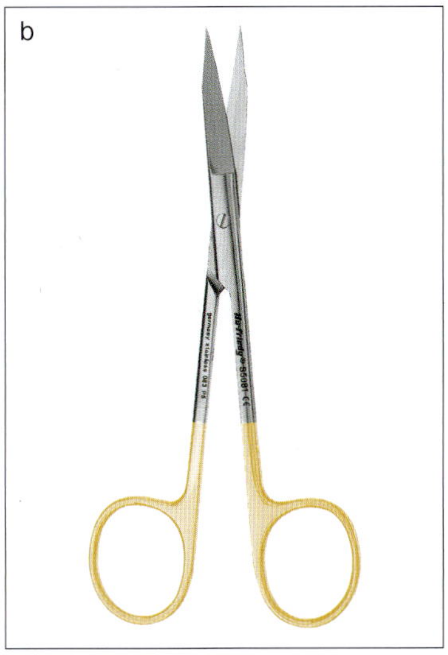

c

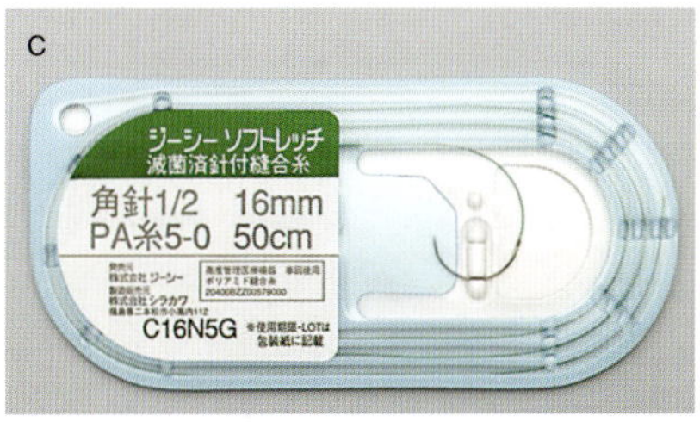

図❷　a：持針器（NH5032）（Hu-Friedy；カタログより引用）、b：はさみ（S5081）（Hu-Friedy カタログより引用）、c：縫合糸（ジーシーソフトレッチ）（ジーシー；カタログより引用）

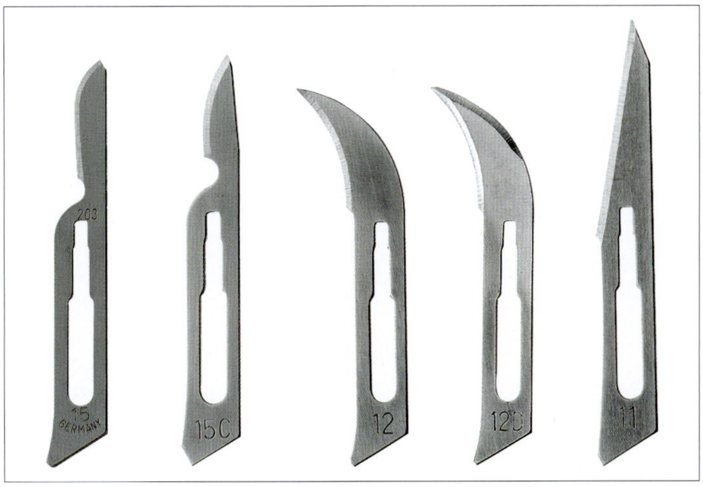

図❸　替刃メス。左より、No. 15、No. 15C、No. 12、No. 12D、No. 11

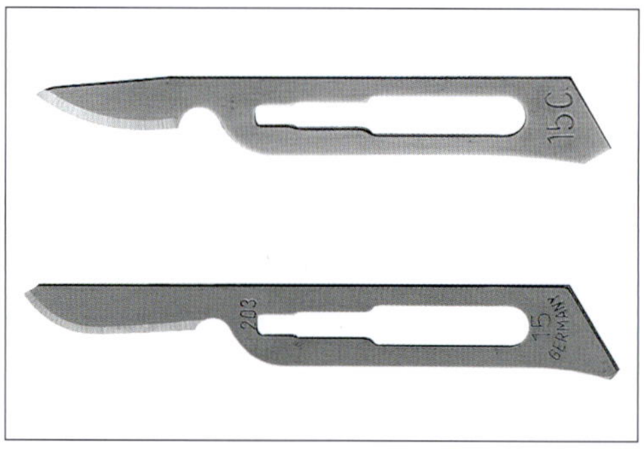

図❹　替刃メス。同一メーカーのNo. 15（下）とNo. 15C（上）。No. 15はややきついカーブのある円刃であり、このカーブを利用して切開を進める。No. 15CはNo. 15の小型であるが円刃のカーブが緩くNo. 15と比較すると直線に近く、細部の切開に向いている

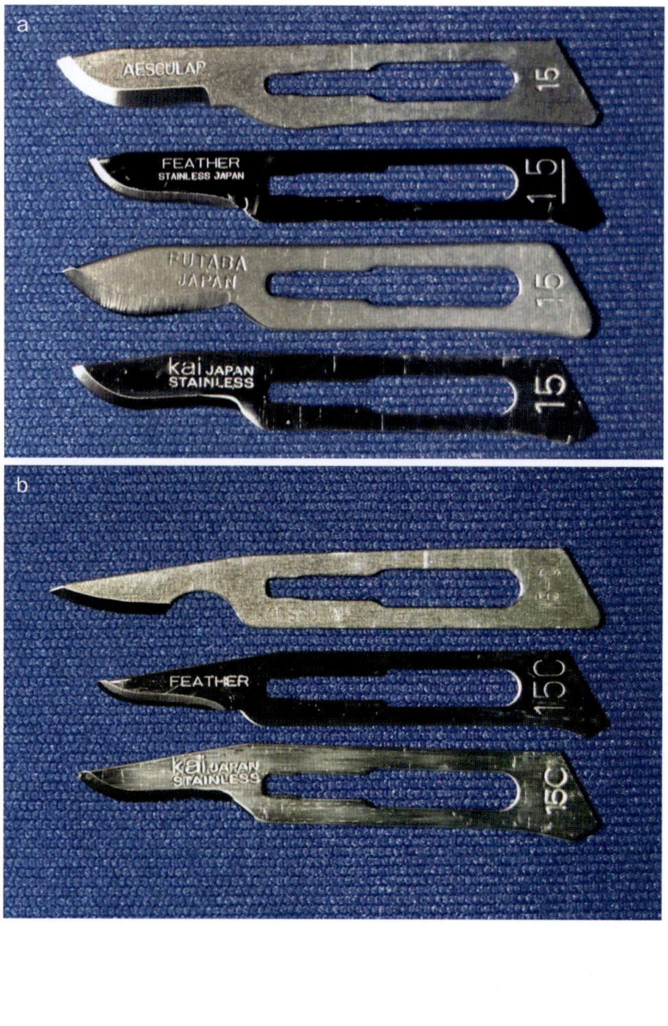

図❺　違うメーカーのNo. 15（a）およびNo. 15C（b）である。同じ名称でもメーカーにより形状に違いを認める。もちろん、メーカーによって切れ味も変わってくる。より繊細な手技のためには、手に馴染んだ製品の使用が望ましい。材質の違いにより光沢に差が生じている

刃のために、不用意に使用すると誤って周囲組織に傷をつけてしまうことがあるので、取り扱いは十分な注意が必要である。

No. 11は尖刀であり、膿瘍切開などに使用する。替刃メスは骨面に触れると切れ味が悪くなるので、同じ処置でも、骨面に触れるものと触れないものを分けて用意する。

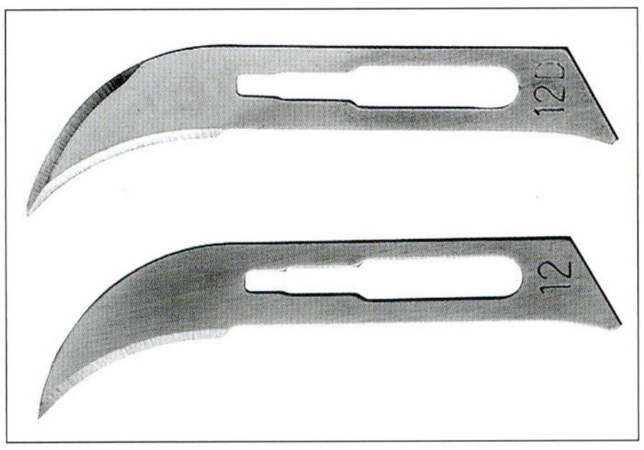

図❻　替刃メス。No. 12（下）はカーブの内側に刃を有する。No. 12D（上）は両刃のため押しても引いても切れるため、慎重な使用が望ましい

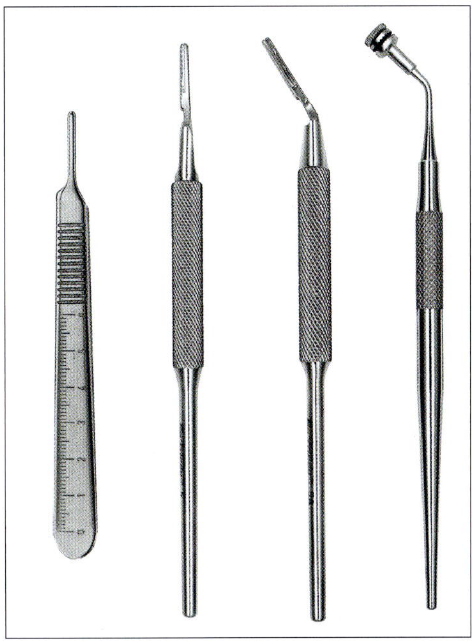

図❼　メスホルダー。左から、平柄、丸柄、角度つき、角度を調整できるもの。平柄にはメジャーがついているものもある（Hu-Friedy：カタログより引用）

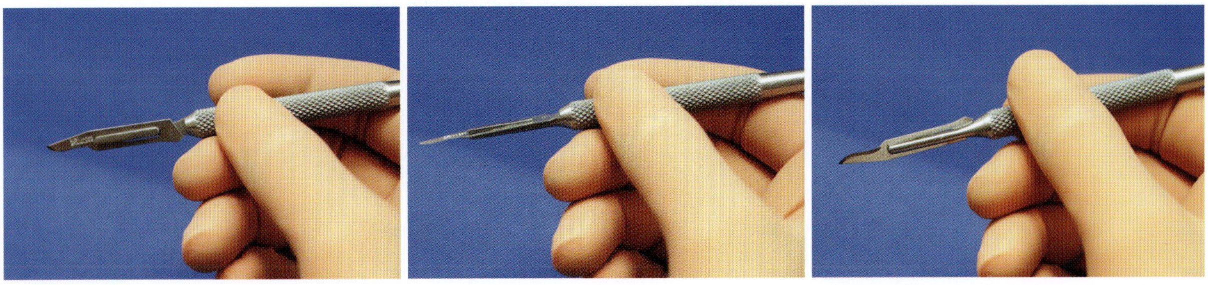

図❽　丸ハンドルは指先でメス刃の角度をコントロールすることが容易であり、狭い範囲で複雑な切開を行う歯周外科で使用しやすい

メスホルダーは、柄の部分が平らなタイプと円筒形の丸ハンドルがある。また、先端の角度はまっすぐなものと角度がついているもの、自由にメス接続部の角度が変えられるものがある（**図7**）。筆者はおもに丸ハンドルの先端に角度がついていないものを使用している。丸ハンドルは指先でメス刃の角度をコントロールできるので、歯周外科などより繊細なメスさばきが必要な処置に適している（**図8**）。また、メーカーによりメスホルダーの重量配分が違うので、学会などの企業展示ブースで実際に触れてみて選択することをお勧めする。

替刃メスの着脱にはとくに注意が必要である。替刃メスを装着する際は、先端に滑り止め加工された止血鉗子や手指など、メス刃を確実に保持できる器具を使用する（**図9～11**）。先端が加工されていないピンセットなどは滑りやすく、決して使用してはならない。替刃メスは便利であるが、メスホルダーからの取り外しは危険を伴うため、使用後は専用のブレードリムーバーを使用するか、止血鉗子など、

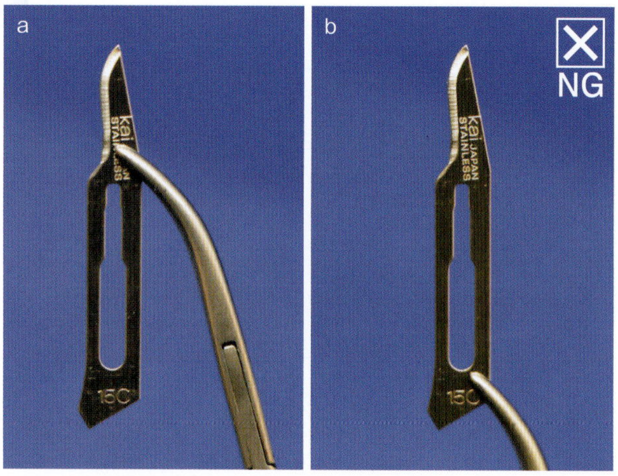

図❾　メス刃の取りつけ。替刃を保持する際には、替刃のガイド穴より先端部分を保持する（a）。bのように、ガイド穴より後方を保持すると、操作が難しくなる

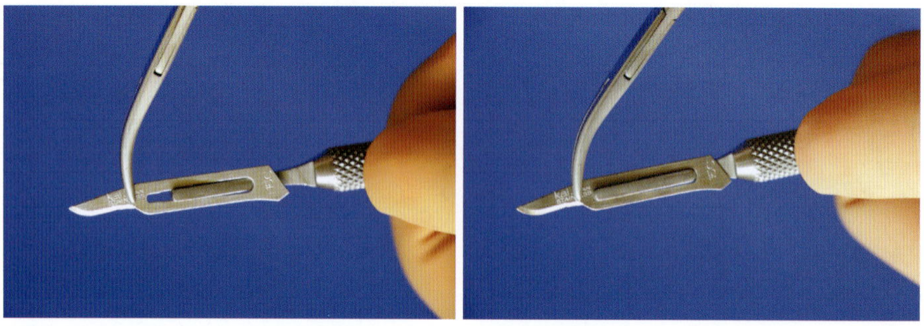

図❿　メス刃の取りつけ。替刃のガイド穴をハンドル先端の溝に平行になるように合わせ、替刃の先端を手前にやや反らせるように慎重に、カチッというまで挿入する

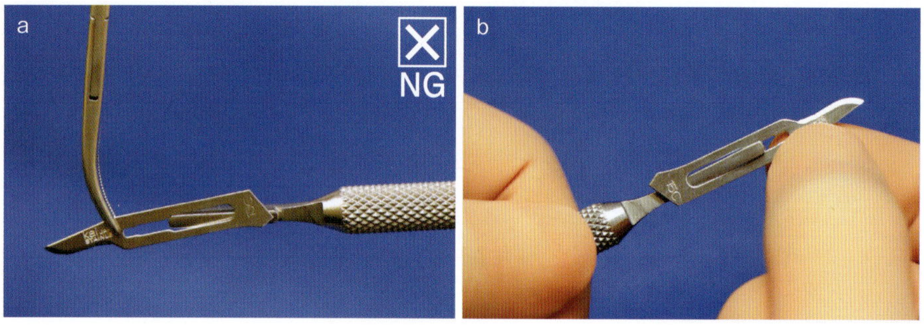

図⓫　メス刃の取りつけ。aのように斜めに挿入してはならない。片刃メスでは、刃面を外側に向け、手指にて保持して装着することも可能である（b）

確実に替刃メスを保持できる器具にて替刃メスをメスホルダーより外す（**図12～14**）。

ブレードリムーバーと、替刃メスを回収する容器が一体化された製品もある。また、医療安全の面から、ホルダー部分も一体となったディスポーザブルのメスも製品化されている（**図15**）。

替刃メスとホルダーには多くのメーカーがあるが、それぞれ相性がある。適合がキツ過ぎると替刃メスの着脱が困難となり、着脱時の不慮の事故に繋がる。また、逆に適合が緩いと、術中に刃先が安定せず、正確な切開線がトレースできずにストレスになる。手に馴染み、バランスがよく、精度の高い器具を選択することが正確な切開の第一歩となる。

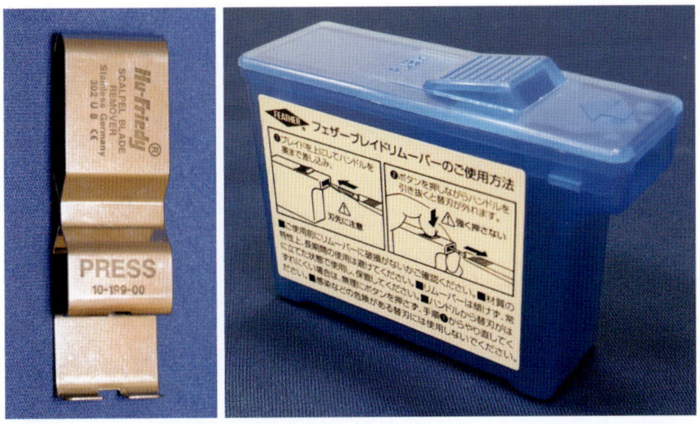

図⑫　ブレードリムーバー。(a：Hu-Friedy、b：FEATHER)。さまざまなブレードリムーバーが製品化されている。使用済みブレードの回収容器を兼ねるものもあり、便利である

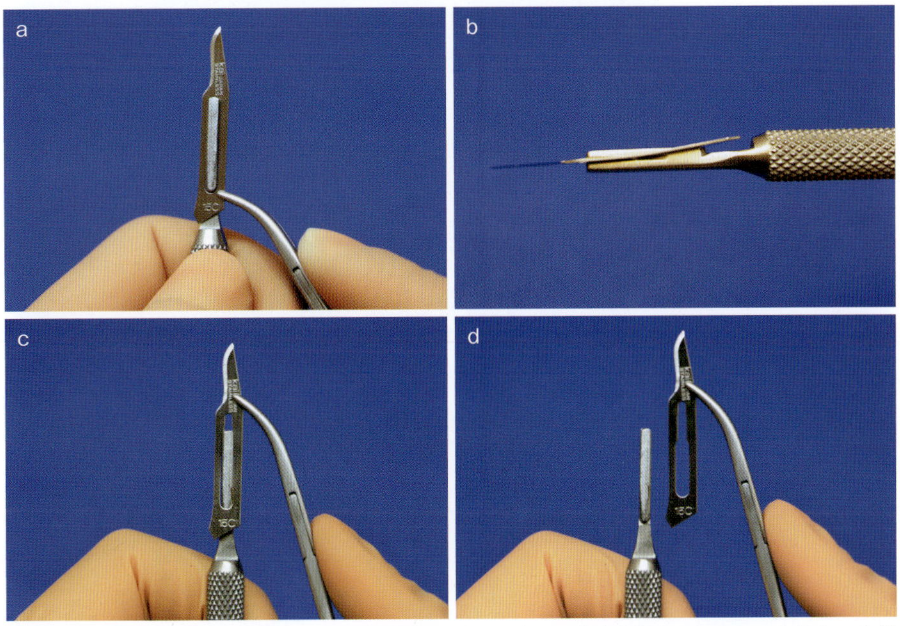

図⑬　替刃メスの外し方。替刃メスを外す際にはガイド穴より後方を反らせ、ロックを外し、先端方向へ滑らせるように外す

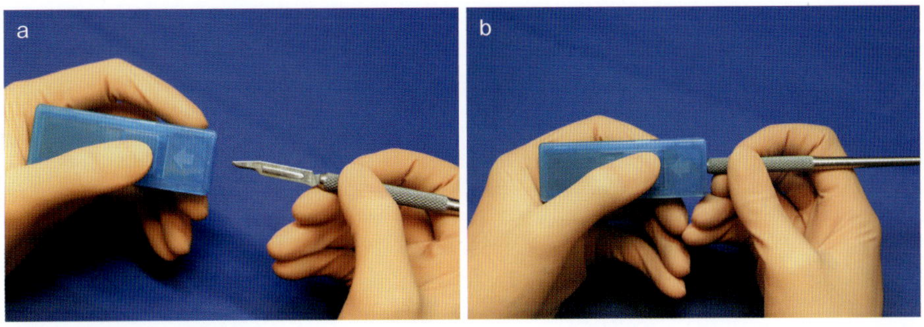

図⑭　滅菌済み回収容器つきブレードリムーバー（a）と、回収容器つきブレードリムーバーの使用（b）。滅菌済みの製品もあり、手術中も清潔に使用できる

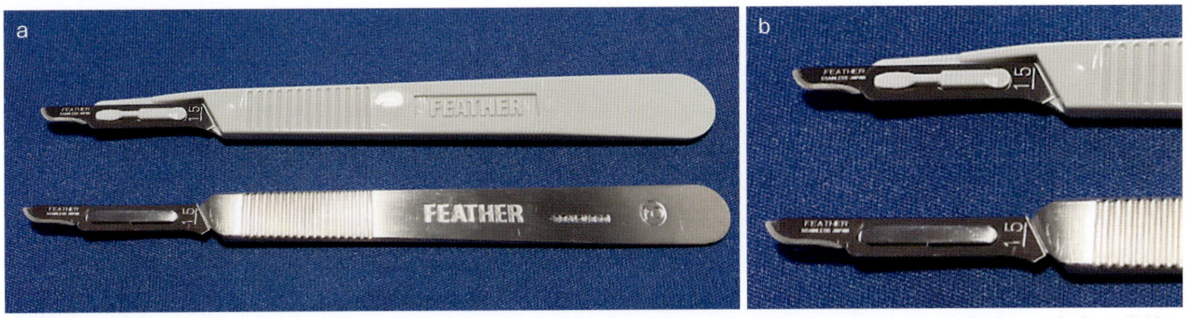

図⑮　ディスポーザブルメス（上）。メスホルダーも含めてディスポーザブルのメスもある。同メーカーの替刃メス（下）と比較すると形態はほぼ同一であるが、材質の違いによる重量など、質感に違いを認める

4 切開・剝離の基本
メスの動かし方とフラップの扱い方

全層弁のフラップ形成

観血処置において、正確な切開と剝離は、出血量を低減させ、手術時間も最小限に抑え、良好な治癒をもたらすとともに、術後の疼痛を少なくすることも期待できる。支台歯形成において、目的に合った形成デザインを、適切な器具を使用し、形成部位、形成面によってバーを交換して形成するのと同様、手術目的に合った切開線を、適切な器具を使用し、切開・剝離することが迅速で確実・安全な処置の基本となる。

全層弁のフラップ形成は、多くの外科処置の基本となる。抜歯、歯肉剝離掻爬術、インプラント治療など、多くの処置に応用される。全層弁の切開では、メス刃は骨面に達する。歯槽頂切開など、歯のない部分にはNo. 15の替刃メスが使用しやすい。No. 15は円刃（**図1**）であり、そのカーブを利用し、刃先を骨面に連続して接触させるように切開を進める（**図2**）。

連続して刃先を骨面に接触させることにより、骨膜も鋭利に切断され、フラップの剝離が容易になる。このときの切開のポイントは、のこぎりを引くように上下にメス刃を動かすのではなく（**図3**）、メス刃をつねに骨面上に触れさせ、歯槽骨ごと切るようなイメージでメスを進める（**図4**、**動画1**）。実際に骨を切るわけではないが、それだけしっかりとメス刃を骨に沿わせて進めるのである。

のこぎりを動かすように上下にメス刃を動かすと、骨膜まで切開できている部分とできていない部分が生じ、不十分な切開となる。不十分な切開ではフラップの剝離時に軟組織が骨面に残り、術中の出血や治癒不全の原因になる。正確に切開された場合、フラップの断端が安定し、術中の出血も低減、さらに術後も良好な治癒が期待できる。

歯肉溝内切開の注意点

一方、歯の周囲や、歯と歯の隣接部を含む歯肉溝内切開では、No. 15CやNo. 12、No. 12Dが使用しやすい。歯肉溝内切開では、歯根面を傷つけないように、メス刃の方向に注意しながら慎重に切開を進める（**図5**、**6**）。

また、骨面に沿わせた切開を意識するあまり、歯根膜腔にメス刃を深く入れてしまい、メス刃が進まなくなることがある。歯槽頂切開と違い、のこぎりを引くときとまではいかないが、上下に動かすことも必要になる。部分層弁でもNo. 15を使用

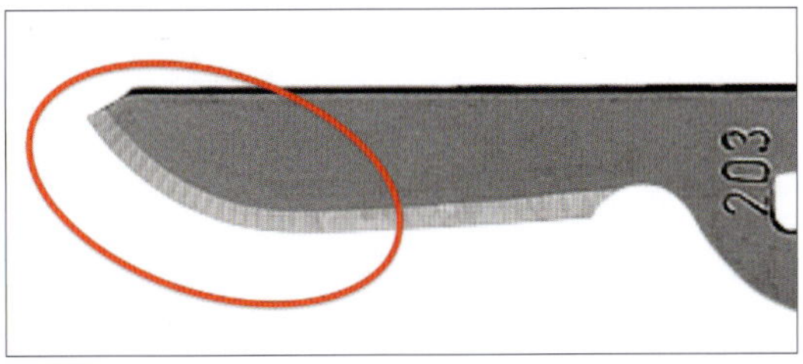

図❶　No. 15は円刃であり、このカーブを利用して切開を進める（Hu-Friedy カタログより引用改変）

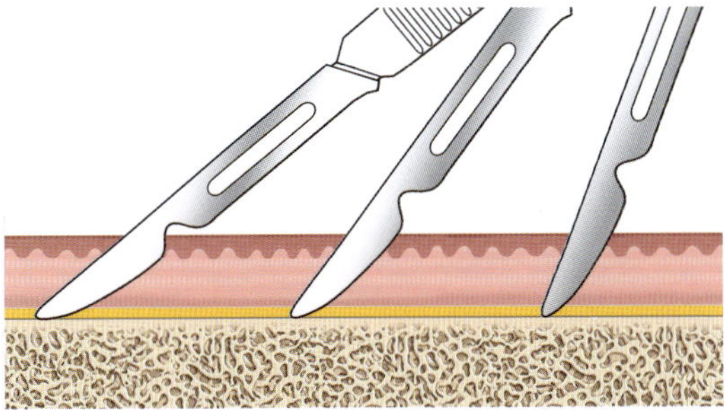

図❷　カーブを利用した切開。メスを進めるに際しメス刃のカーブを上手に利用する

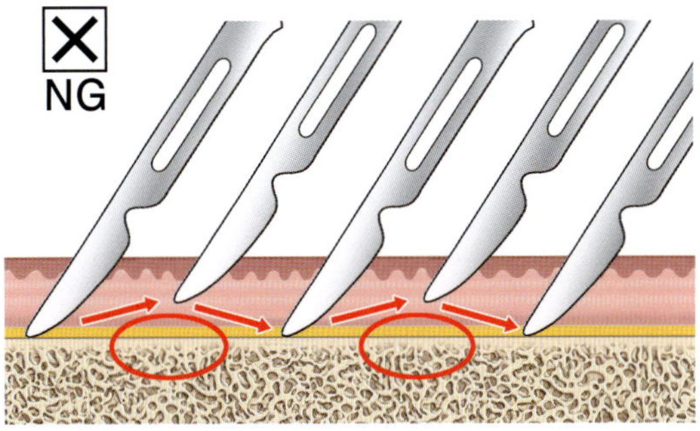

図❸　のこぎりのように上下に動かしてはいけない。⬭部分の切開が不十分になる

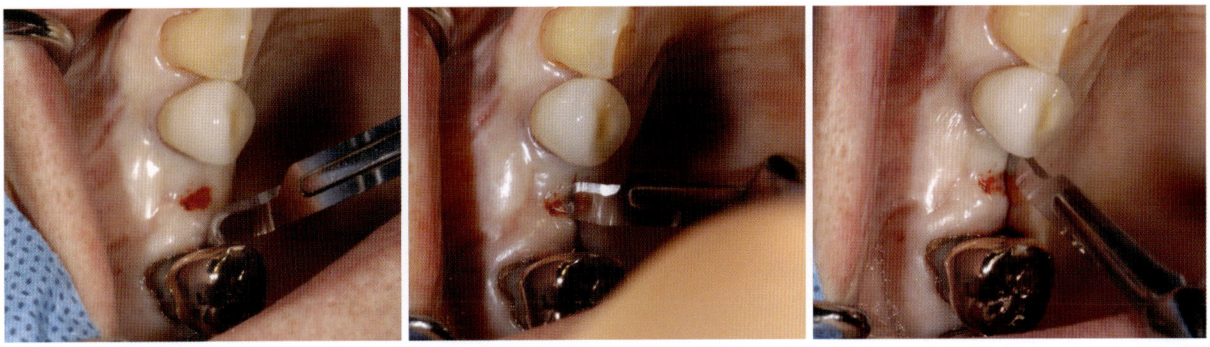

図❹　メスの動かし方。メス刃のカーブを利用した切開。メス刃とメスホルダーの角度に注目

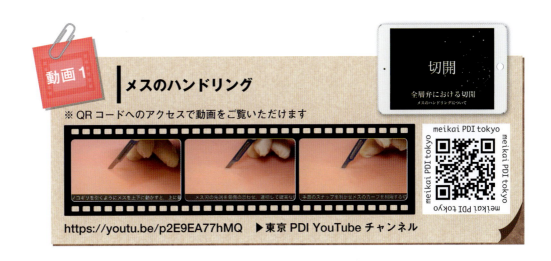

動画 1

メスのハンドリング

※ QR コードへのアクセスで動画をご覧いただけます

meikai PDI tokyo

https://youtu.be/p2E9EA77hMQ　▶東京 PDI YouTube チャンネル

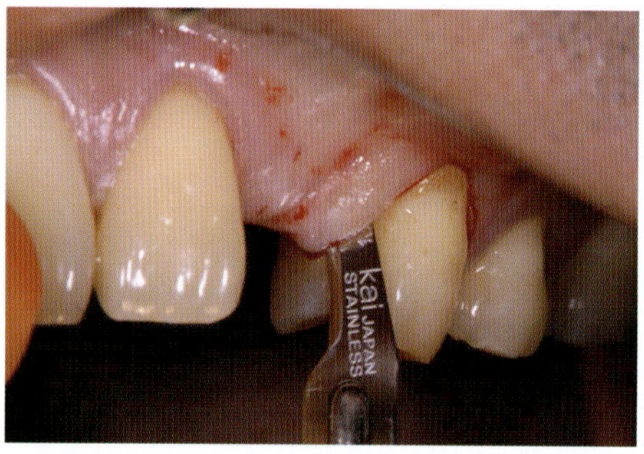

図❺　No. 15Cによる歯肉溝内切開。歯根面を傷つけないようにメスの方向に注意が必要である

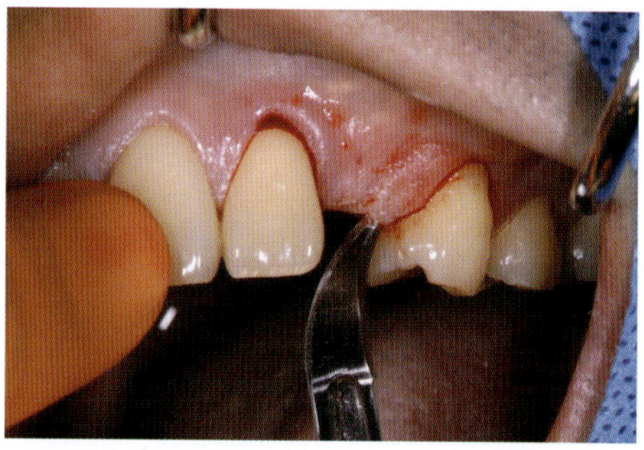

図❻　No. 12Dを用いて、歯肉溝内切開と歯槽頂切開の接点を切開している。歯根面を傷つけないようにとくに注意が必要である

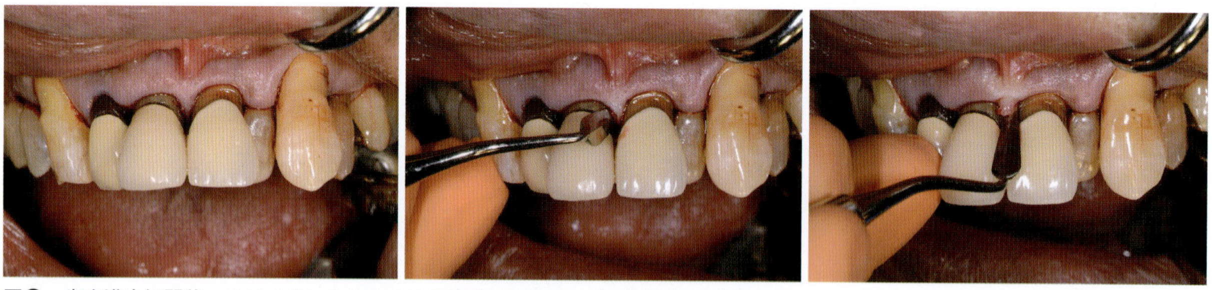

図❼　歯肉溝内切開後、ペリオドンタルナイフを使用したフラップの起始部の形成

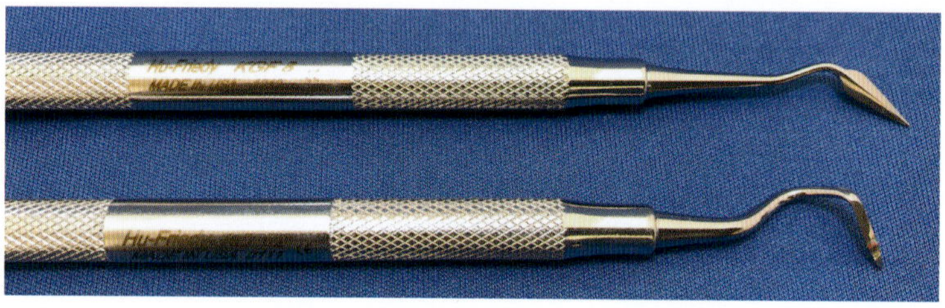

図❽　ペリオドンタルナイフ。先端の形状やシャンクの角度など、さまざまなタイプが市販されている。目的に合わせ、手に馴染むものを選択する。上：ゴールドマンフォックス8（KGF8）。下：オーバン1/2（KO1/2）（Hu-Friedy）

する。部分層弁のフラップは目的に応じて、フラップの厚さをコントロールする必要があり、歯槽骨形態と軟組織の形態の差に注意しながら切開を進める。

剝離操作のポイント

全層弁において正確なメス操作で骨面に達する切開を行ったら剝離操作に入る。剝離操作の最初では、ペリオドンタルナイフなど、小型で先端が鋭利な器具を使用し、切開線を先端でなぞり、正確に骨面まで切開が進んでいるか、縦切開、歯肉溝内切開との連続は確立されているかを確認する。切開が十分であることが確認されたら、歯槽頂切開と縦切開あるいは歯槽頂切開と歯肉溝内切開との接点に生じるフラップの断端部分より、ペリオドンタルナイフを用いてフラップ剝離の起始部を形成する（**図7**）。このときも、ナイフの先端が骨面にしっかり接触していることを確認しながら剝離を進める（**図8**）。

フラップ剝離の起始部が形成されたら、クレイマー・ネビンス1やブーザーなど

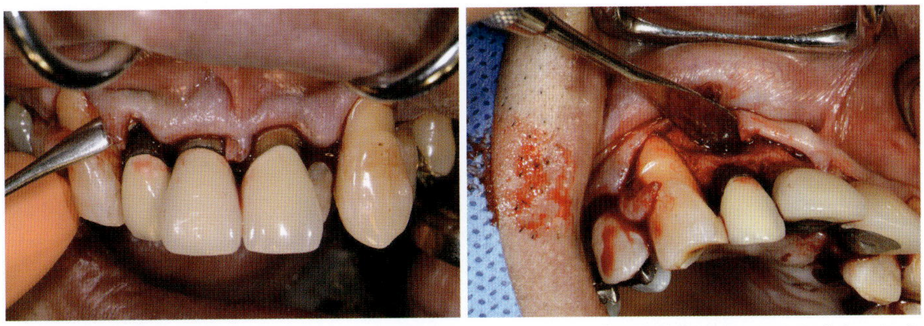

図❾　唇側の剥離。細部は小さいほうの先端を使用し、フラップに可動性が出てきたら大きいほうを使用する

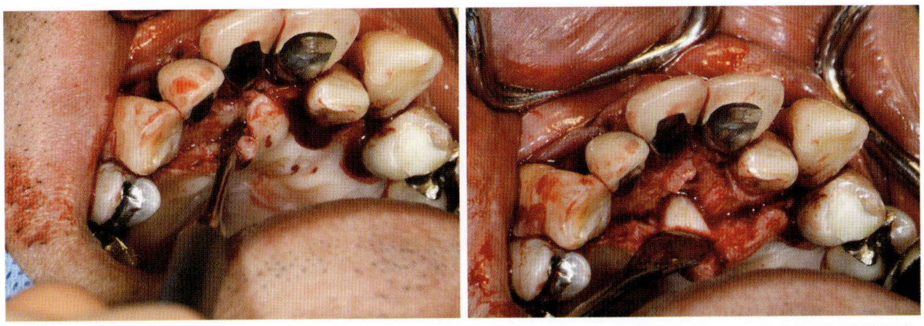

図❿　口蓋側の剥離。口蓋側は剥離しづらいが、十分に剥離する必要がある。中途半端な剥離は後の操作性が低下し、治癒にも悪影響がある。下顎舌側も同様である

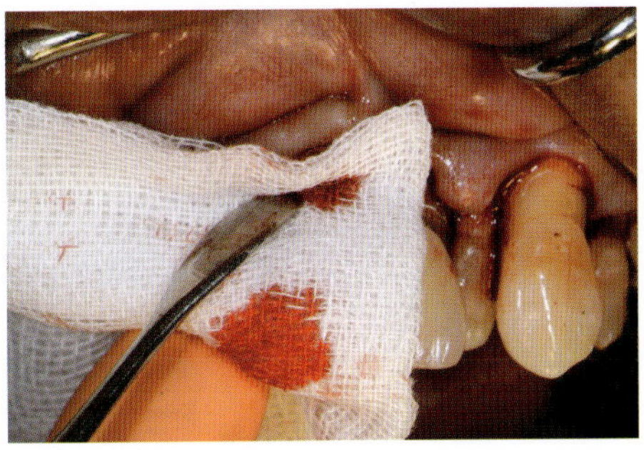

図⓫　ガーゼの使用。ガーゼを咬ませてフラップを剥離

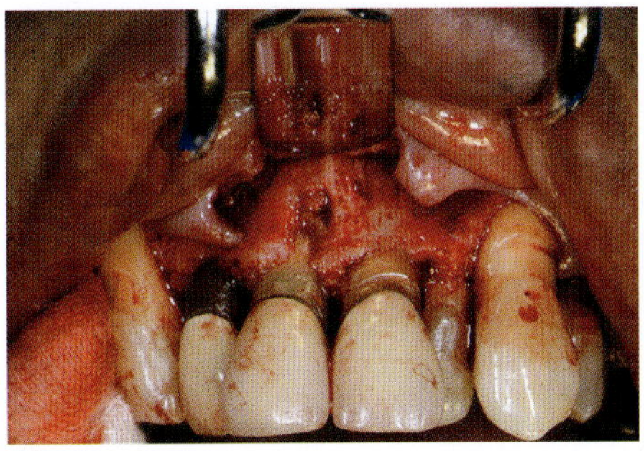

図⓬　より大きな剥離子による歯肉剥離と、フラップの保持。口唇はコロンビア型チークリトラクター、フラップはプリチャードPR3を使用し術野を確保している

のやや小ぶりの粘膜剥離子を使用し、フラップ剥離を進める（**図9**）。フラップにある程度の可動性が出るまで進める（**図10**）。また、剥離子にガーゼを咬ませてフラップを剥離すると、骨面上の軟組織を除去しやすい（**図11**）。その後はプリチャードPR3などの大きめの剥離子にて十分な範囲まで進める。

剥離子をつねに骨面に接触させておくことは、剥離の基本である。プリチャードPR3の大きいほうの面は、術中フラップを翻転し保持しやすく、平面であるため術野が写り込み、ミラーのように使用することも可能である（**図12、13**）。

広い視野と効率のよい術野の確保

せっかく軟組織に対する傷害を最小限に抑えても、その後の処置でフラップを乱

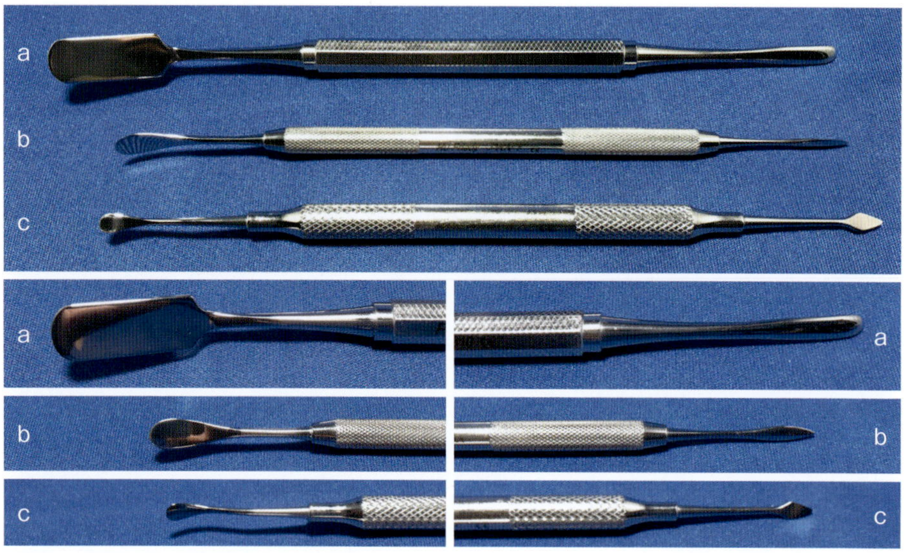

図⓭　さまざまな大きさと形の剥離子が開発されている。目的に合わせて選択、使用する。a：プリチャード PR3（PPR3）。b：クレイマー・ネビンス1（PKN1）。c：ブーザー（PPBUSER）（Hu-Friedy）

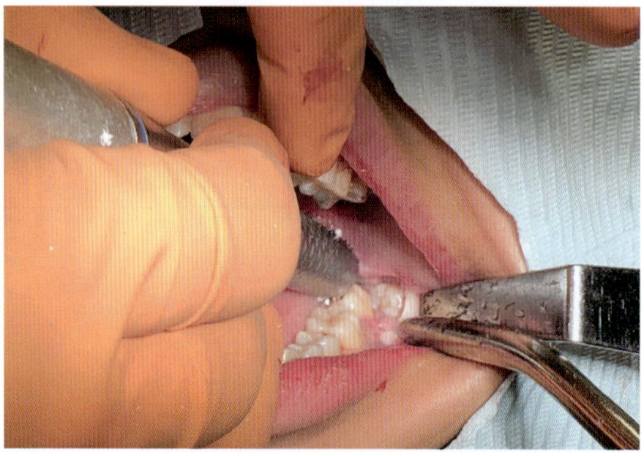
図⓮　下顎埋伏智歯の抜歯。L 字鉤（No. 15314：YDM）を使用し、フラップと頬粘膜・口唇を排除している

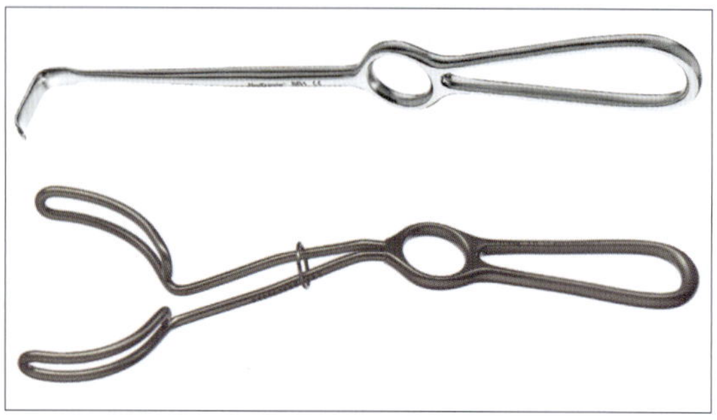
図⓯　柄の長いリトラクターは、鉤を引くアシスタントの手が術野から遠くなるためにより広い視野を確保できる。上：サージカルリトラクター１（SR1）、下：サージカルリトラクターインプラント用（IR）（Hu-Friedy）

雑に扱うと治癒が悪くなる。このため、剥離後の処置時においても丁寧なフラップの扱いが重要になる。歯周外科などは剥離子でフラップを翻転し、口唇や頬粘膜などはデンタルミラーやコロンビア型のチークリトラクターを用いて排除すると口腔内での手術操作性が向上する。

下顎埋伏智歯の抜歯などではＬ字鉤が使用しやすく（**図14**）、少数歯のインプラントの場合、歯周外科と同様に、剥離子でフラップを翻転し、デンタルミラーやコロンビア型のチークリトラクターを用いて口唇や頬粘膜を排除する。また、サージカルリトラクターを使用すると、柄が長いために鉤を引くアシスタントの手が術野から遠くなるため、より広い視野を確保できる。サージカルリトラクターインプラント用を使用すると、左右両側において口唇や頬粘膜を排除でき、多数歯において有効である（**図15**）。

また、剥離子やリトラクターなどを使用すると、どうしてもその保持に手が必要になるが、縫合糸を用いて対合歯や同側頬粘膜などに縫合固定すると、手術中の手数を減らすことができ、広い視野と効率のよい術野を確保できる（**図16、17、動画２**）。

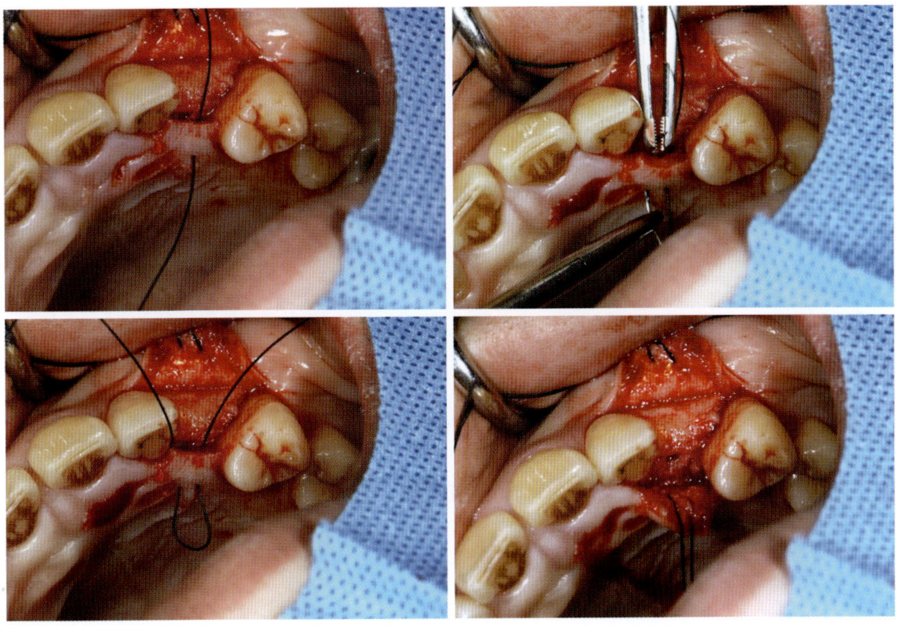

図⑯　縫合糸によるフラップの排除

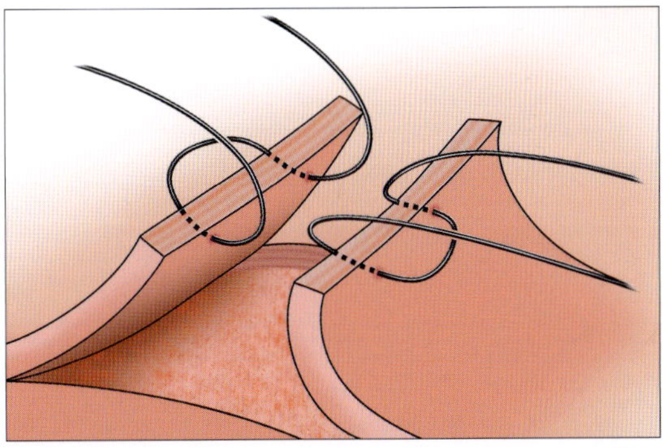

図⑰　フラップ内面より縫合糸を刺入し、水平に距離を取り外側より刺入する。縫合糸の両端を引くことによりフラップを排除できる

動画2

縫合糸によるフラップの排除

※QRコードへのアクセスで動画をご覧いただけます

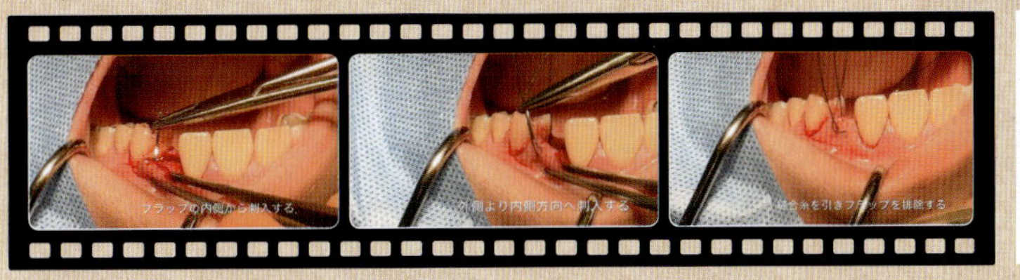

meikai PDI tokyo

https://youtu.be/UApQSsMVPbw　▶東京 PDI YouTube チャンネル

● ○ ● ○ ● ○

手術や目的に応じて器具を選択することは、フラップに対する傷害を低減し、手術時間の短縮にも繋がる。つねに丁寧で適切なフラップマネジメントが必要である。

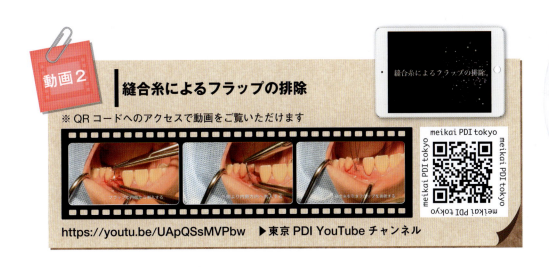

5 縫合の基本
使用する器具と分類

縫合の目的

縫合の目的は、縫合針・縫合糸を用い、隣接する切創面を引き寄せ、血管を圧迫止血し、切創面の治癒を促進することにある。縫合の歴史は古く、紀元前より縫合が行われていた。縫合糸には金属、植物、動物由来のものなど、さまざまな材料が用いられてきた（**表1**）。現在は、医療技術の進歩により、縫合に求められる目的も多様になり、多くの縫合糸が開発・臨床応用されている（**表2**）。

歯科領域における縫合の目的として、フラップを意図する場所に固定し、フラップ同士を緊密に縫合することにより、止血、切創部の早期の治癒、そして骨吸収を予防し、良好な一次治癒を達成することにある。この原則のもと、術式・目的に応じて数多くの縫合糸のなかから適切なものを選択し、適切な縫合法のもと、縫合糸の特性に合った結紮をすることが重要である。

表❶　縫合糸の歴史（日本医療縫合糸協会 HP より引用改変）

紀元前	2750年	歴史上初めての外科手術がエジプトで行われた。亜麻の絆創膏や縫合により傷閉鎖を行った記録がある
	1000年	インドで蟻による縫合が行われていた。→紀元1921年まで、3000年の間
	600年	インド外科の父、Sustruta が、皮ひも、Ashmantaka の樹皮から取った繊維、木綿や馬毛の編みひも、動物の腱などにより縫合した記録がある
	25年	ローマの Celsus が血管の結紮を初めて行った記録がある
紀元	79年	ヴェスヴィオ山の火山噴火遺跡から縫合針が発掘
	175年	Catgut についての記録がある
	200年	Catgut およびケルト族の亜麻を使って動脈瘤の結紮を初めて行う
	600年	羊毛、馬毛、人毛を使用した記録がある
	1050年	産科の女医 Trotula が絹糸を使用した
	1550年	止血には焼灼（しょうやく）より結紮が優れていることを証明。彎針を使用。縫合部の感染が課題であった→非吸収性糸が使われるようになった。吸収糸としては羊皮紙、腱、魚の腸、皮などが実験されたが、Catgut に落ち着いた
	1804年	花岡青洲が手術に使用した絹糸が残っている
	1868年	Catgut の消毒法を発表し【chromic catgut】を考案した
	1900年	ギリシャで蟻の頭を傷口に咬ませ縫合する方法が、このころまで床屋で行われていた
	1940年	【Catgut】が USP により法制化された
	1968年	アメリカで PGA 縫合糸が開発された
	1986年	日本製 PGA 縫合糸販売

表❷　縫合糸に求められる条件

▪操作が容易で曲げやすいこと
▪確実に結紮できること
▪滅菌可能なこと
▪適切な弾力性を有すること
▪組織反応性がないこと
▪創傷治癒のための適切な張力を有すること

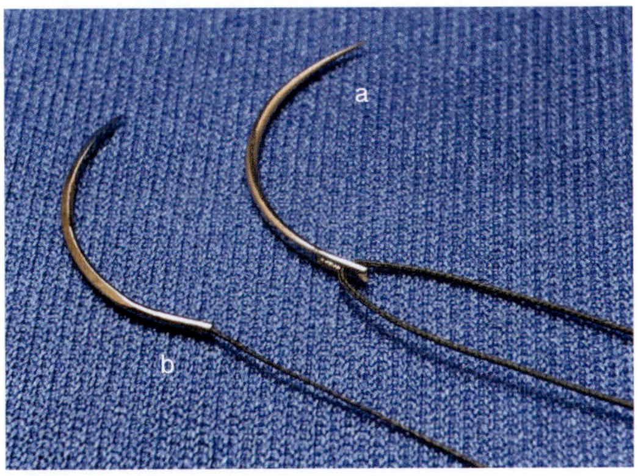

図❶　a：弾機孔。縫合針の後端に糸を通す孔を設けている。縫合糸はこの孔にて折り返されるために、２本の縫合糸が同時に組織を通過することになる
b：無傷針。縫合針の後端に縫合糸がかしめられているために、縫合針・縫合糸が組織内を通過する際の傷害を最小限に抑えることができる。現在の縫合糸の主流である

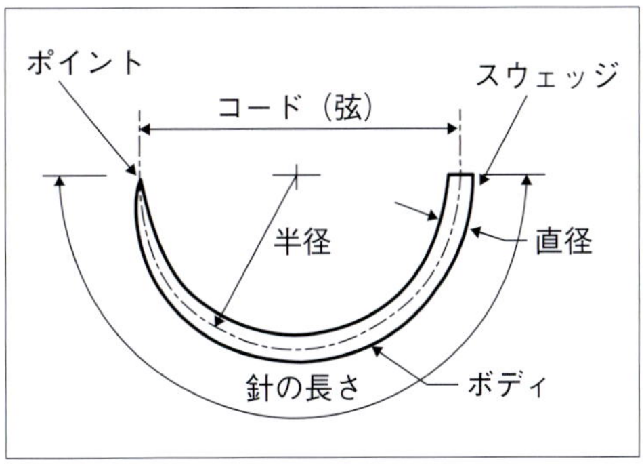

図❷　縫合針の構造（ジョンソン・エンド・ジョンソンカタログより引用）

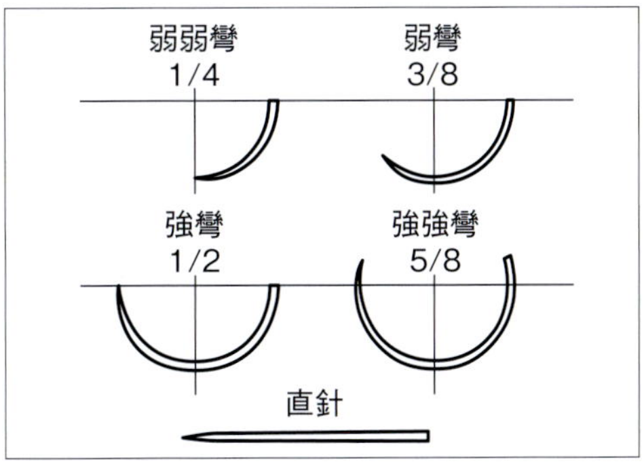

図❸　針の彎曲（ジョンソン・エンド・ジョンソンカタログより引用）

縫合に使用する器具

縫合には、縫合針と縫合糸が使用される。縫合針と縫合糸が別になっていて、針穴（弾機孔）に縫合糸を通して使用するもの（**図１ａ**）と、あらかじめ縫合針に縫合糸が装着されているものがある。後者は組織内を通過する際の損傷が少ないため無傷針とも呼ばれ、現在の主流である（**図１ｂ**）。縫合針は先端の形状、サイズや彎曲度合いによってさまざまなものがある。基本的に縫合針は、縫合糸との接合部分であるスウェッジ、ボディ（本体）、ポイント（針先）の３部の構造からなる（**図２**）。縫合針のサイズはおもに㎜単位で表示される。縫合針の表記には以下のものがある。

①**彎曲の種類**（**図３**）：針の彎曲からそのまま延長された円の何分の一を占めているか。

②**縫合針の長さ**：針先からスウェッジまでの彎曲した実際の長さ。

③**針先の形状**（**図４、５**）：さまざまな形状が目的に応じて選択される。

④**針の名称**：針に名称がついているメーカーでは名称も表記されている（**図６**）。

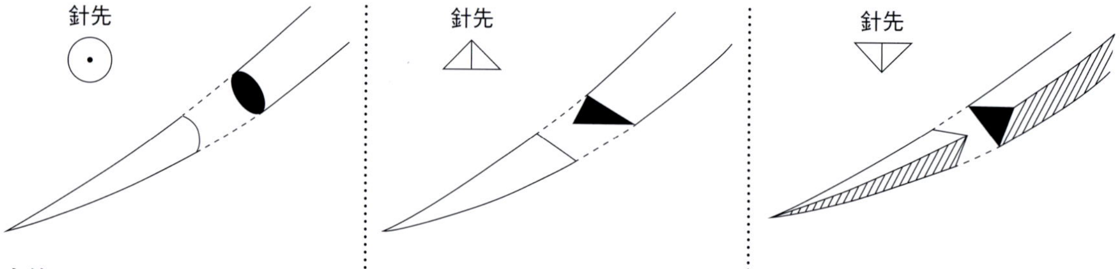

丸針
おもに軟らかく刺通しやすい組織に使用される

従来型（角針）
両外側に向かって２つの刃、針の内側に向かって第３の刃がついている。硬く刺通しにくい組織に適する

リバースカッティング型(逆三角形)
第３の刃が針の外側についており、内側は三角形の底辺となっている。硬く刺通しにくい組織に適す。歯科領域では最も多く使用される

図❹　針先の形状（ジョンソン・エンド・ジョンソンカタログより引用）

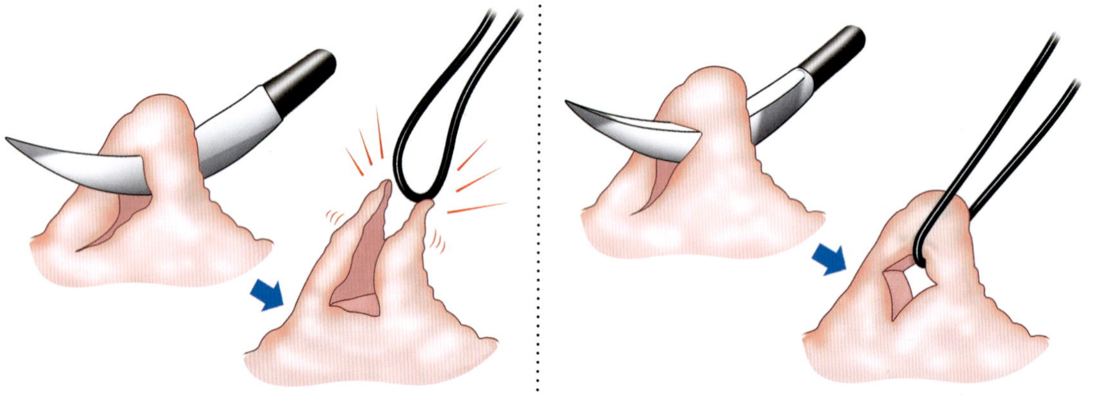

従来型
針の内側に刃がついているために軟組織が切れやすい

リバースカッティング型
針の内側は刃の三角の底辺にあたり、縫合糸による引張力に抵抗することができる

図❺　従来型とリバースカッティング型の違い

歯科領域で一般的に用いられている縫合針は3/8サークルのもので、1/2サークルは持針器の動きに制限のある臼歯部や移植片の固定などに使用される。縫合針の長さは13～19㎜が使用しやすい。長さの短いものは繊細な縫合に用い、長いものは歯間部を通過するような縫合に用いる（**図７**）。

針先の形状はさまざまであるが、角化歯肉など比較的硬い組織を対象とすることもあるため、リバースカッティング型を使用することが多い。また、針先の形状により組織通過性が変わってくるために、リバースカッティング型の刃先をさらに切り込み、断面積を小さくしたスリムカットなどの縫合針も開発されている（**図８**）。

縫合糸の太さは米国薬局方（USP）で定められた基準で表記されることが多く（**表３**）、口腔領域では3-0から7-0を使用し、4-0が最も多く使用される。3-0は０が３個、7-0は０が７個という意味で、先の数字が大きいほど細くなる。3-0は直径0.20～0.269㎜、4-0は直径0.15～0.199㎜、5-0は直径0.10～0.149㎜、6-0は直径0.07～0.099㎜、7-0は直径0.10～0.149㎜である。ちなみに日本人の髪の毛の平均太さは0.08㎜で、6-0程度である。

縫合糸は、部位、目的に対し、最も細いものを選択する。これは、縫合針・糸による外傷を最小限に抑える配慮である。

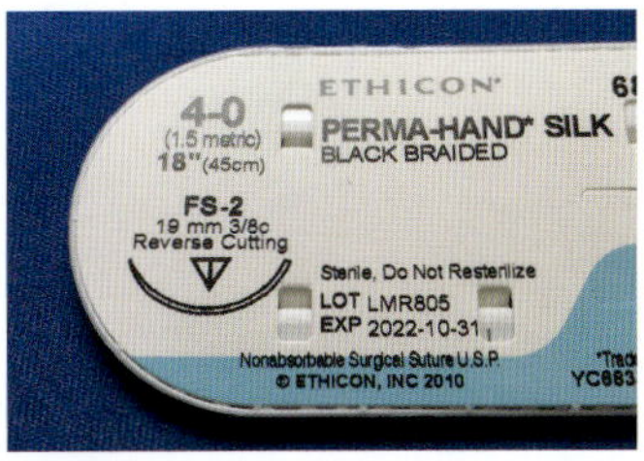

中央上段記載事項	
メーカー名	エチコン
製品名	PERMA-HAND SILK
糸の形状	黒・編糸
中央下段記載事項	
	滅菌済み。再滅菌禁止
LOT 番号	LMR805
使用期限	2022年10月31日
糸の種類	非吸収性　手術用縫合糸　USP
左側記載事項	
糸の太さ	4-0（USP 規格） 1.5（メトリック規格）
糸の長さ	18インチ／45㎝
針の名前	FS-2
針の長さ	19㎜
針の彎曲	3/8
針先の形状	リバースカッティング

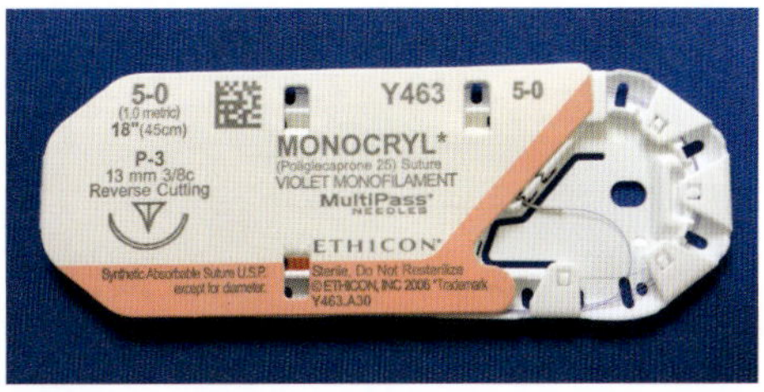

中央上段記載事項	
製品名	MONOCRYL
糸の材質	ポリグリカプロン25
糸の形状	紫・モノフィラメント
針の先端形状	MultiPass
中央下段記載事項	
メーカー名	エチコン
	滅菌済み。再滅菌禁止
左側記載事項	
糸の太さ	5-0（USP 規格） 1.0（メトリック規格）
糸の長さ	18インチ／45㎝
針の名前	P-3
針の長さ	13㎜
針の彎曲	3/8
針先の形状	リバースカッティング（針のイラストは、リバースカッティングの改良型であるマルチパスを示す）
糸の種類	吸収性　手術用縫合糸　USP

図❻　縫合針の表記。縫合糸のラベルには、縫合糸の詳細な情報が記載されている。手術目的、部位などにより適切なものを選択する

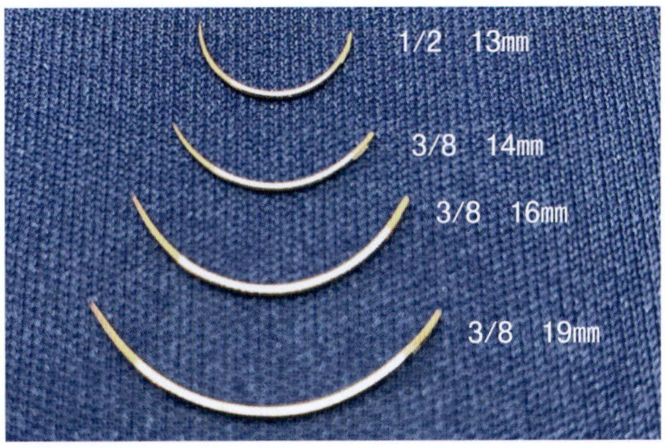

図❼　縫合針、形状、サイズ

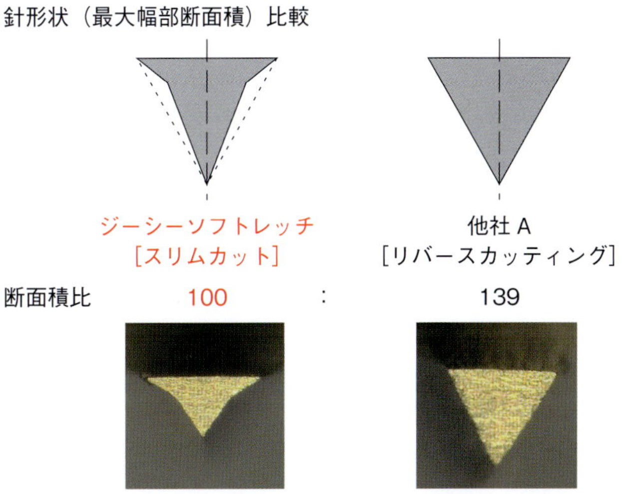

図❽　スリムカット。リバースカッティング型の形状を改良したスリムカット型は、断面積比が4割程度減少し、刺通抵抗も大幅に削減される。このため、刺通による軟組織の傷害を最小限に抑制することが可能になる。写真は先端より0.9㎜の切断面（ジーシーカタログより引用）

表❸　縫合糸の太さ

USP サイズ	メトリックサイズ（Gauge No.）	直径（㎜）	
		最小	最大
7-0	0.5	0.05	0.069
6-0	0.7	0.07	0.099
5-0	1	0.1	0.149
4-0	1.5	0.15	0.199
3-0	2	0.2	0.249
2-0	3	0.3	0.339

USP：米国薬局方による表記
メトリックサイズ：メートル法による表記

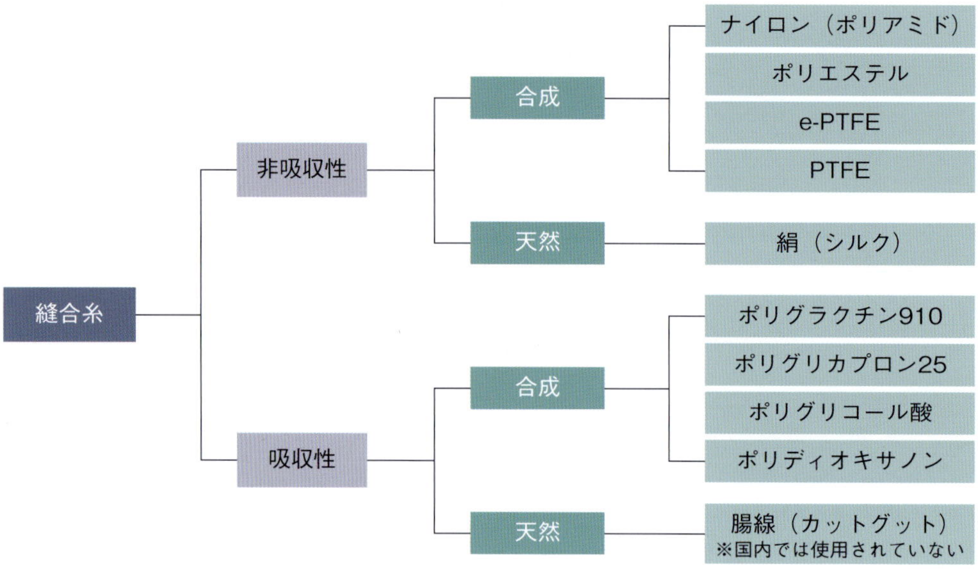

図❾ 縫合糸の分類

縫合糸の分類：非吸収性

縫合糸を大きく分類すると、非吸収性と吸収性に分けられる（**図9**）。非吸収性の代表的なものに、絹糸が挙げられる。扱いやすく比較的安価なため、最も広範囲に使用されている。絹糸はブレイド・シルクとも呼ばれ、その名のとおり何本（マルチフィラメント：Multifilament）もの絹糸（天然素材）を編み込んで（ブレイド：Braded・編み糸）作られているものである。

他の種類として、合成素材を用い、１本の糸（モノフィラメント：Monofilament・単糸）を使用したもの、合成素材の編み糸を使用したものなどが挙げられる。ブレイド糸は１本の繊維で細い糸を編んで作っているために、しなやかさがあり扱いやすく、結紮した際に結び目が小さくなり、緩みにくいメリットをもつ（**図10、11**）。しかしながら、編み糸であるゆえに、表面には凹凸が生じ、組織通過時の抵抗が大きい、増し締めがしにくい、毛細管現象があるためにプラークなどが付着しやすいなどの欠点もある。

ブレイド糸の欠点を補うために、PTFE（ポリテトラフルオロエチレン：polytetrafluoroethylene）などでコーティングされたものもある（**図12**）。実際、PTFE でコーティングされた縫合糸はしなやかで扱いやすく、組織通過性も良好で、抜糸までの期間においてもプラークなどの付着が少なく、安心して使用できる。一方、モノフィラメントの縫合糸は、表面が滑らかなために組織通過性に優れ、結節の滑りおろしが良好となり、さらに、プラークなどの付着が少ないメリットがある。

欠点としては、モノフィラメントのナイロン糸ではコシが強いものが多く、巻きグセがつきやすい、扱いにくい、結び目が大きくなる傾向がある。緩みやすい、傷

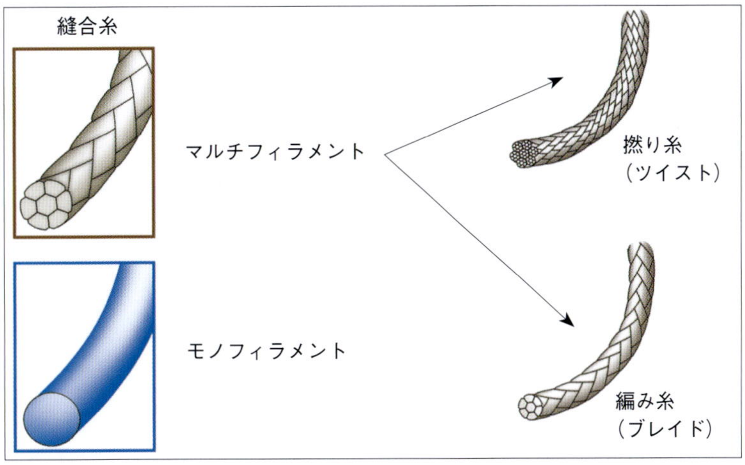

図⑩　通過抵抗。縫合糸何本もの糸をまとめたマルチフィラメントと、1本の糸でできているモノフィラメントがある。マルチフィラメントには撚り糸（ツイスト）と編み糸（ブレイド）があるが、編み糸が主流である

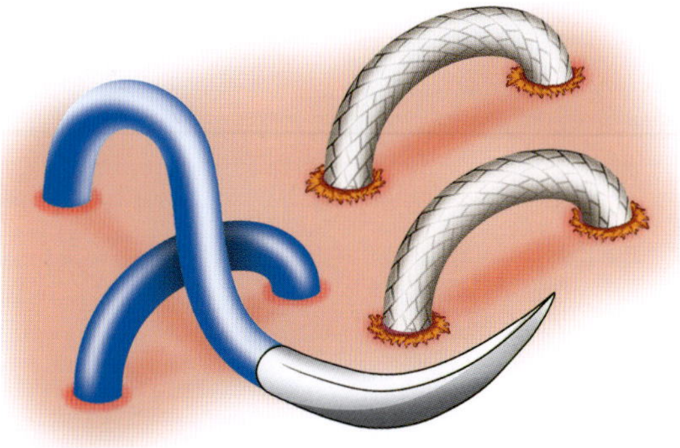

図⑪　モノフィラメントは、組織内を通過する際に抵抗が少なく、組織に与える傷害も少ないが、マルチフィラメントは通過抵抗が大きく組織に与える傷害がより大きくなる

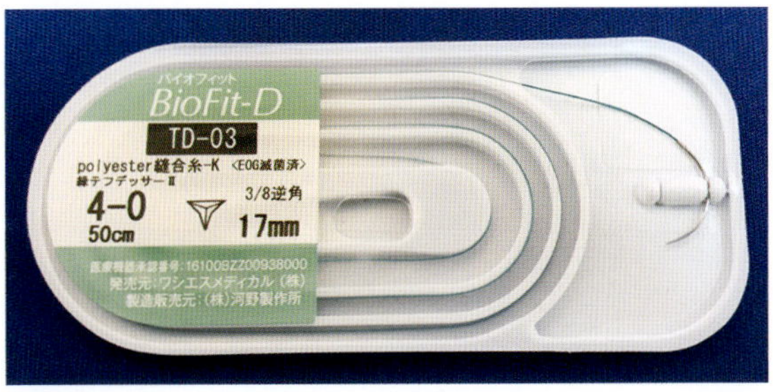

図⑫　PTFEコーティング・ブレイド糸。ポリエステルのPTFEコーティング・ブレイド縫合糸(テフデッサーⅡ。販売：ワシエスメディカル、製造：河野製作所)：しなやかで、通過抵抗も少なく使用しやすい。絹糸と比較し、プラークの付着も少ない

やねじれに弱いものもある。このため、より丁寧な扱いと正確な結紮が必要である。

非吸収性の合成材料にはナイロン（ポリアミド）、ポリエステル、e-PTFE、PTFEなどがあり、ナイロンとポリエステルはモノフィラメントとブレイドがあり、e-PTFEとPTFEはモノフィラメントのみとなる（**図13**）。

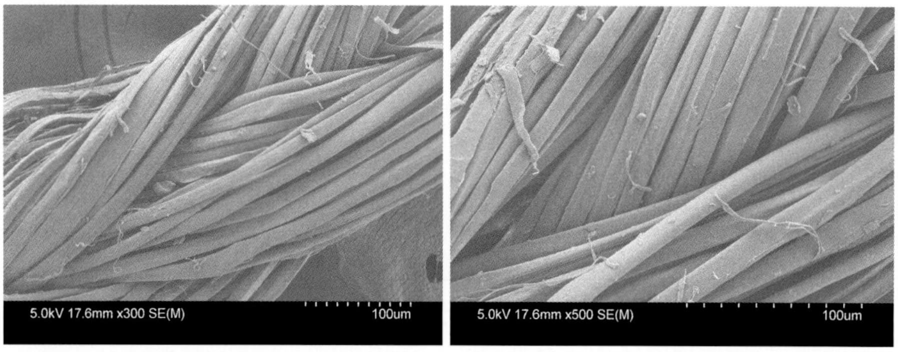

a：絹糸

b：ナイロン糸

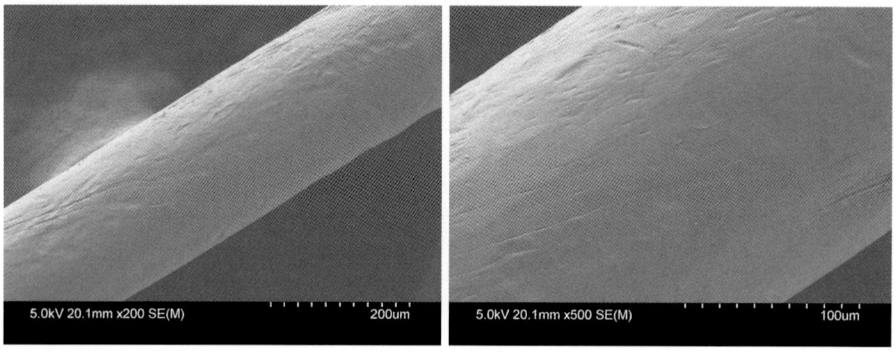

c：PTFE 糸

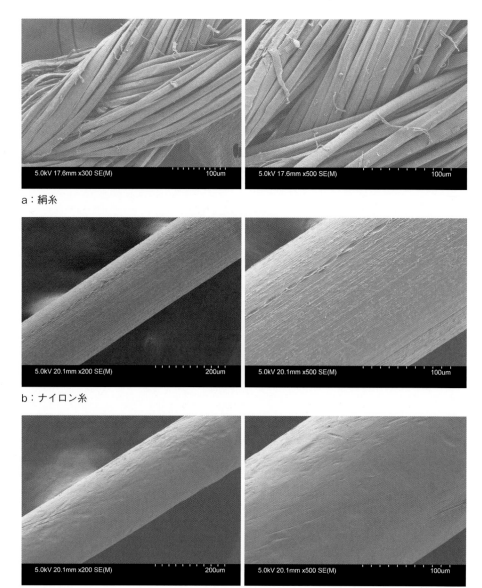

図⓭　縫合糸の拡大像。各縫合糸の SEM 拡大像にて表面性状を比較すると、PTFE 糸の滑らかさが確認される

PTFE はテフロンという商品名のほうが有名かと思う。とてもすべりがよく、熱にも強く､化学的にも安定した材料である。e-PTFE は PTFE を延伸加工したもので、微細な多孔質構造であり、柔軟で糸の巻きグセやハネが少ない。また、延伸加工により空気を含んでいるため、結紮時の力加減により結び目を小さくすることが可能となる。

PTFE 縫合糸は、とくに表面性状がスムースで、組織通過性がよく、縫合時に組織に与えるダメージを最小限に抑えることが可能になる。実際、PTFE 縫合糸の組織通過性は驚くほど良好で、通過抵抗をほとんど感じない。また、増し締めの際の張力のコントロール性も極めて良好である。さらに、生体不活性材料のため、縫合糸による組織の炎症反応が低い特性をもつ。

また、モノフィラメント糸の多くはコシが強いために結紮部の断端が周囲組織に

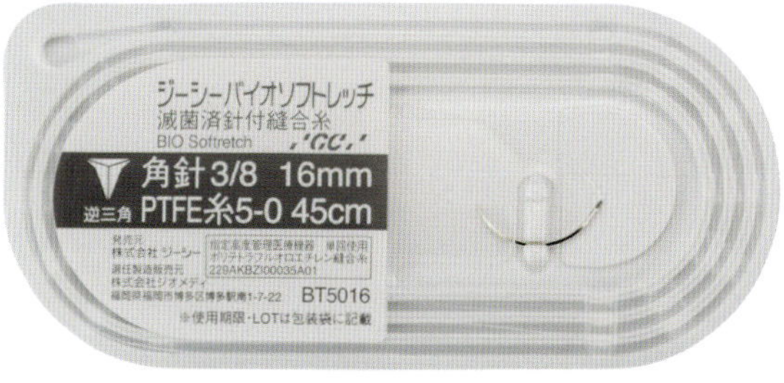

図⓮ PTFE縫合糸。バイオソフトレッチ（ジーシー）：スリムカットの縫合針にPTFE縫合糸を組み合わせたもので、通過抵抗も少なく、組織傷害・反応、プラーク蓄積も極めて少ない。結節時の滑りも張力の調整が容易である

表❹ 吸収性縫合糸。合成吸収性縫合糸も、引張強さの持続期間、吸収速度に差があるため、術式・目的に応じた縫合糸を選択する

縫合糸	ポリグラクチン910	ポリグリカプロン25	ポリグルコール酸（PGA）	ポリグラクチン910	ポリディオキサノン
種類	ブレイド	モノフィラメント	ブレイド モノフィラメント	ブレイド	モノフィラメント
引張強さ	５日後で約50% 10～14日後で０%	無色 １週間後で 約50～60% ２週間後で 約20～30% 紫色 １週間後で 約60～70% ２週間後で 約30～40%	２週間で 約65%残存 ３週間で 約40%残存	２週間後で約75% ３週間後で約50% ４週間後で約25%	２週間後で 約60～80% ３週間後で 約40～70% ４週間後で 約35～60% （4～0以下） （3～0以上）
吸収速度	約42日で 完全吸収	91～119日で 完全吸収	56～70日で 完全吸収	約56～70日で 完全吸収	約182～238日で 完全吸収
製品名(例)	バイクリルラピッド	モノクリル	ブイゾーブ	コーテッドバイクリル	PDS Ⅱ

強く、接触し、傷をつけてしまうことがあるが、e-PTFE、PTFEは柔軟性のよい材質のために周囲組織を傷つけにくい。骨造成やインプラント手術など、感染に対し非常にシビアで、抜糸までの期間が比較的長いケースに最適である（**図14**）。

縫合糸の分類：吸収性

吸収性の縫合糸にもさまざまな種類があり、以前は牛などの腸から作られる天然素材のカットグット（腸線）が使用されていた。カットグットは３～５日、改良型のクロミックカットグットでも７～10日でタンパク分解酵素の作用により吸収される。しかしながら、全世界に衝撃を与えた狂牛病（牛海綿状脳症、Bovine Spongiform Encephalopathy：BSE）の影響もあり、わが国では2001年に製造、輸入が禁止された。現在国内で使用できる吸収性縫合糸は、すべて合成材料で作られている（**表４**）。

吸収性の縫合糸にもモノフィラメントとブレイドがあり、素材により吸収期間や引張強さが違う。吸収期間の短いものから、ポリグラクチン910、ポリグリカプロン25、ポリグルコール酸（PGA）、ポリディオキサノンなどを用いた縫合糸が使用されている。このうち、ポリグラクチン910（商品名：バイクリルラピッド、ジョンソン・エンド・ジョンソン）は引張強さが5日後で約50%、10～14日後で0%となり、加水分解により約42日で完全に吸収される。

また、ポリグリカプロン25（商品名：モノクリル、ジョンソン・エンド・ジョンソン）は引張強さが7日後で約50～60%、14日後で20～30%となり、91～119日で完全に吸収される。この性質のため、両者はガット代替品として口腔内使用に推奨されている。

筆者らは、抜糸時に強い疼痛を生じることの多い上皮下結合組織移植術の骨膜縫合や可動粘膜部縦切開の縫合に使用している。このような箇所の縫合に吸収性縫合糸を用いることにより、抜糸時の痛みを軽減することができるからである。また、引張強さの維持期間や吸収期間の長いものは内層縫合などに使用している。

針付き縫合糸のパッケージには、上記のように、針のサイズ、糸の種類などが記載されている。縫合においても、その目的、術式に応じて適切な縫合針、縫合糸を選択し、使用することが肝心である。

COLUMN

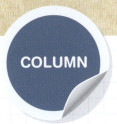

恐怖のピンセット

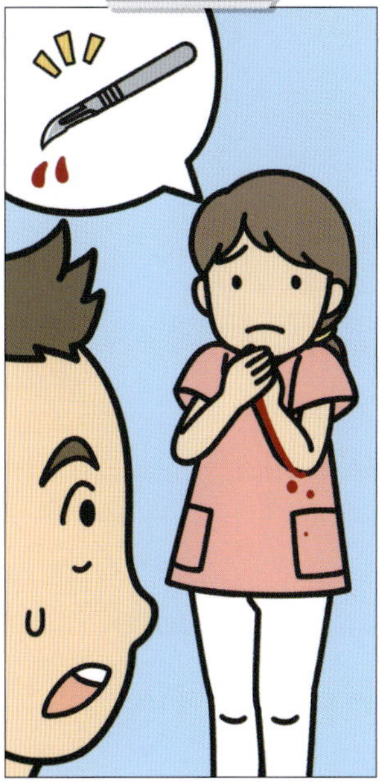

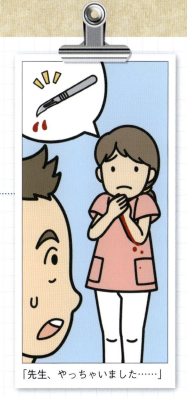

「先生、やっちゃいました……」

お天気がよく、外の気温もよい手術日和の午後のこと。その日は午後の診療で、一次手術がありました。私は、患者さんのその日の体調や口腔内の状況を把握したいので、手術前の口腔清掃を自分で行うことが多くあります。

その日は歯科衛生士のＡさんが外科担当の日でした。Ａさんが手術室の準備を行い、私は、患者さんと世間話などをしながらのんびりと術前の口腔清掃をしていました。

口腔清掃も終盤に差し掛かり、そろそろＡさんが手術室の準備が整ったことを知らせに来るころでした。ちょうどＡさんが私のところに来た気配がしたので、「手術室の準備ができたのかな」と思い、後ろを振り返ると、そこには青ざめた表情で手を押さえているＡさんが立っていました。そして「先生、やっちゃいました……」と、押さえている手に視線を落としました。私もその手のほうを見ると、ビックリです。手から肘まで血液が流れていて、そこから床へ血液が滴り落ちているのです。手術室の準備の際に、No. 12Dをピンセットでメスホルダーに装着しようとして滑って、メスで手を切ってしまったそうです。

Ａさんには急いで近くの医科に行ってもらい、緊急処置を受けることになりました。手術室へ行き、さらにビックリしました。手洗い場付近の床に大きな血の池ができていたのです。通常われわれが外来で行う外科処置では考えられないくらいの出血量です。

血に染まった手術室を他のスタッフとともに掃除し、術前準備をやり直したころにＡさんが緊急処置を終えて戻って来ました。さすがに、これからの手術のアシスタントは無理だろうと思って他のスタッフを当たっていたのですが、Ａさんは「大丈夫です。私がアシスタントします！」と言って、オペ着に着替え、最後まで一次手術のアシスタントを勤めました。幸い、鋭利なメスによる傷でしたので、すぐによくなりました。もちろん一次手術の患者さんも経過は良好で、現在では新しい歯を手に入れて食事を楽しんでいらっしゃいます。

改めて適切な器具の使用が重要だと痛感した１日でした。

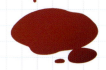

Dental Sutureing

6 運針の基本
必要な器具と縫合糸の取り扱い

縫合にはさまざまな器具を使用する。縫合針を組織に刺入する際も、適切な器具を使用し、組織に傷害を与えないように、適度な力と、正しい使用法にて操作する必要がある。

縫合針の刺入の際には、軟組織をティッシュプライヤーなどで把持し、サポートする。軟組織を把持する際に強く押さえる、ひねるなど、組織が挫滅するような力を与えてはいけない。軟組織の厚みや性状（角化歯肉であるか粘膜であるかなど）によって縫合針を使い分けるように、ティッシュプライヤーも適切なものを選択し、使用する。

縫合に必要な器具

ティッシュプライヤーなどの器具は、長さや形状、先端の加工法により、多くの種類がある。代表的なものに、ジェネラル、セムキンテイラー、アドソンなどがある（**図1**）。アドソンは小ぶりなので取り回しがよく、全長が短いものが多いので、小臼歯・前歯部で使用しやすい。ジェネラルは適度な長さですべての部位に使用しやすい。セムキンテイラーの先端の形状には直・曲があり、さらに、細身のために器具が入りにくく、操作しにくい部位でも使用しやすい。また、ティッシュプライヤーの先端もそれぞれ工夫されており、無鉤（プレーン）、有鉤（1×2）、マルチ（有鉤マルチ）がある。

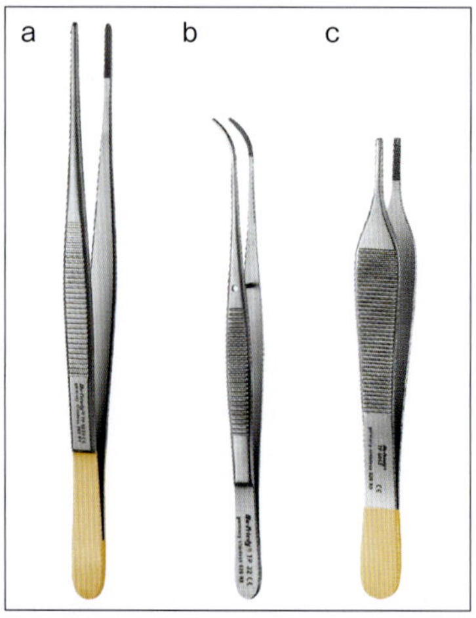

図❶　ティッシュプライヤー
a：ジェネラル5070無鉤
b：セムキンテイラー 32曲無鉤
c：アドソンブラウン5043マルチ

無鉤（**図2a**）は組織に対する傷害が少ない形状で、繊細な手技に使用しやすい。しかし、硬く動きにくいような部位では滑ることもあり、術中に無意識に力が入りすぎて組織を押しつぶすような状況になることもある。有鉤（**図2b**）は把持力が強固で厚みがある部位により適しているが、薄く軟らかい組織では穴が空くことがある。マルチ（**図2c**）は、有鉤と無鉤のよさを兼ね備えるため、オールラウンドに使用できる。

縫合針の運針において重要な器具に、持針器がある。持針器にも多くの種類があり、代表的なものにカストロビージョ、ヘガール、マシューが挙げられる（**図3**）。一般的な外科処置では、ヘガールタイプが用いやすい。ヘガールタイプの持針器でも長さや先端の大きさなど種

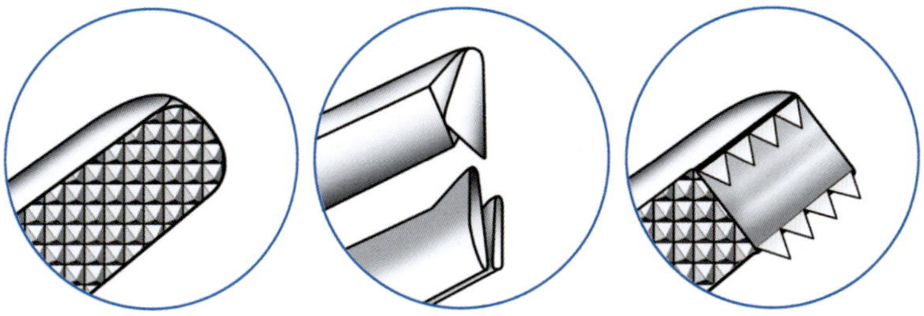

図❷a　無鉤（プレーン）図❷b　有鉤（1×2）　図❷c　マルチ（有鉤マルチ）

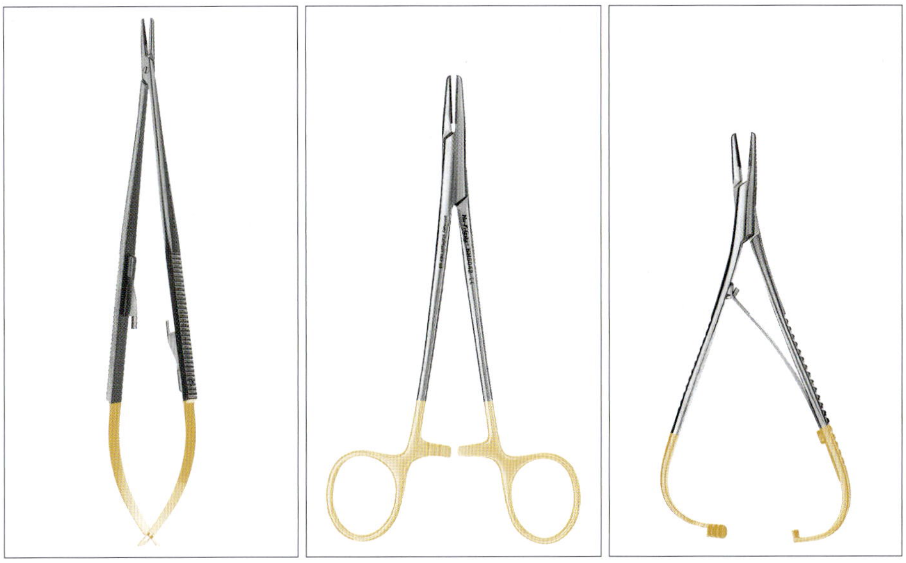

図❸　代表的な持針器

a：カストロビージョ
（カストロビージョ直5024R）

b：ヘガール
（メイヨー・ヘガー 5042）

c：マシュー
（マシュー 5076）

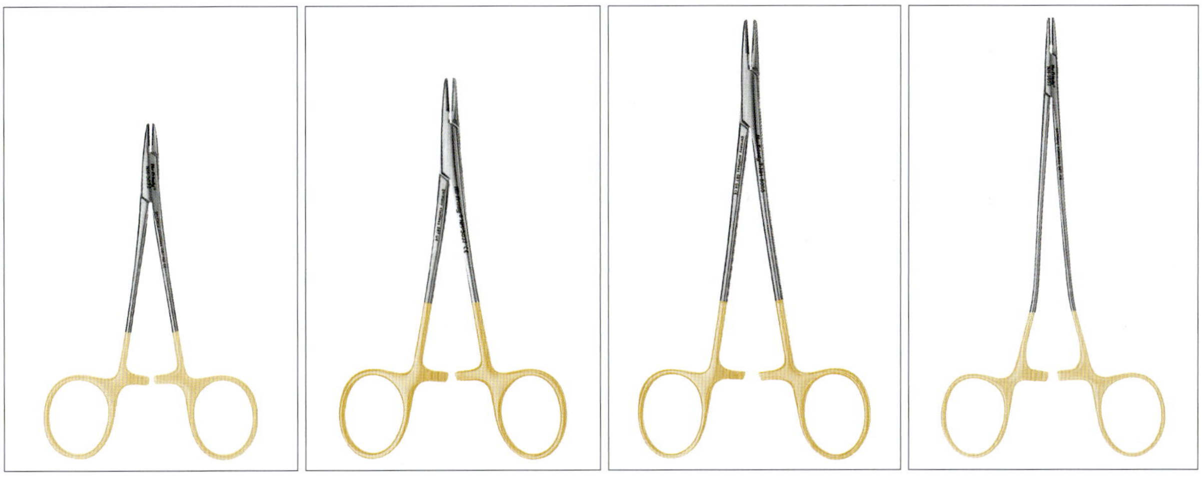

a：ダーフ5032　b：ホルセイ5037　c：クライルウッド5038　d：スウェーデンパターン5052

図❹　ヘガールタイプの持針器

類がある（**図4**）。それぞれの持針器には、推奨される縫合糸の太さがある。サイズがあまりにもかけ離れているものを使用すると、縫合糸や持針器が損傷することもあるので、推奨サイズに合った縫合糸を使用する必要がある（**表1**）。

表❶　持針器のサイズと推奨される縫合糸の太さ

名称	サイズ	推奨縫合糸	図
カストロビージョ直5024R	18㎝	5-0 ～ 10-0	図❸a
メイヨー・ヘガー 5042	16㎝	1-0 ～ 4-0	図❸b
マシュー 5076	14㎝	1-0 ～ 4-0	図❸c
ダーフ5032	11.5㎝	3-0 ～ 5-0	図❹a
ホルセイ5037	13㎝	3-0 ～ 6-0	図❹b
クライルウッド5038	15㎝	3-0 ～ 6-0	図❹c
スウェーデンパターン5052	15㎝	5-0 ～ 8-0	図❹d

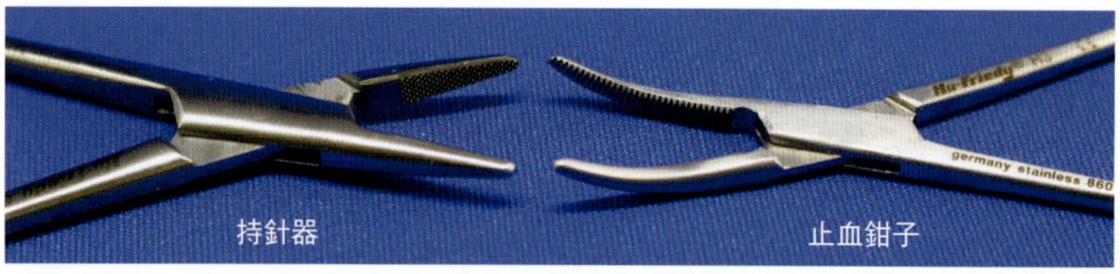

図❺　持針器と止血鉗子先端加工の違い。止血鉗子の先端はタングステンカーバイドが貼り付けられ、縫合針が滑ったり回転したりしないよう加工されている

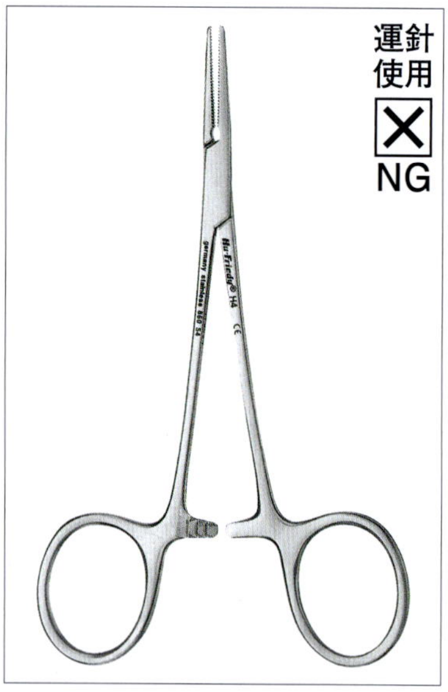

図❻　止血鉗子
ホルステッド・モスキート 直4

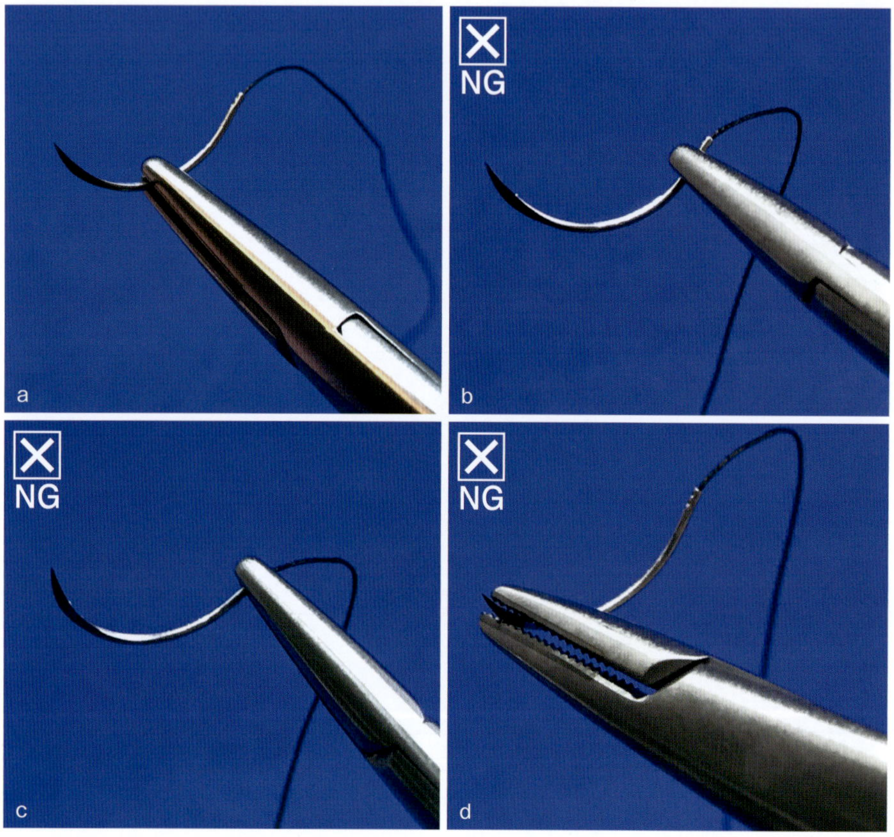

図❼　縫合針の把持
a：○ 1/3 〜 1/2を把持する
b：× 把持する部位が後方すぎる
→針が曲がってしまう
c：× スウェッジを把持している
→縫合糸の固定部が損傷する
d：× 先端を把持している
→針先が変形する

ヘガールタイプの持針器に似ている器具に、止血鉗子がある。形状は似ているが、先端の加工など細部はまったく違う構造になっているので、運針の際には決して使用してはいけない（図5、6）。止血鉗子は、止血、残根の除去、不安定なものの固定など、さまざまな用途に使用される。

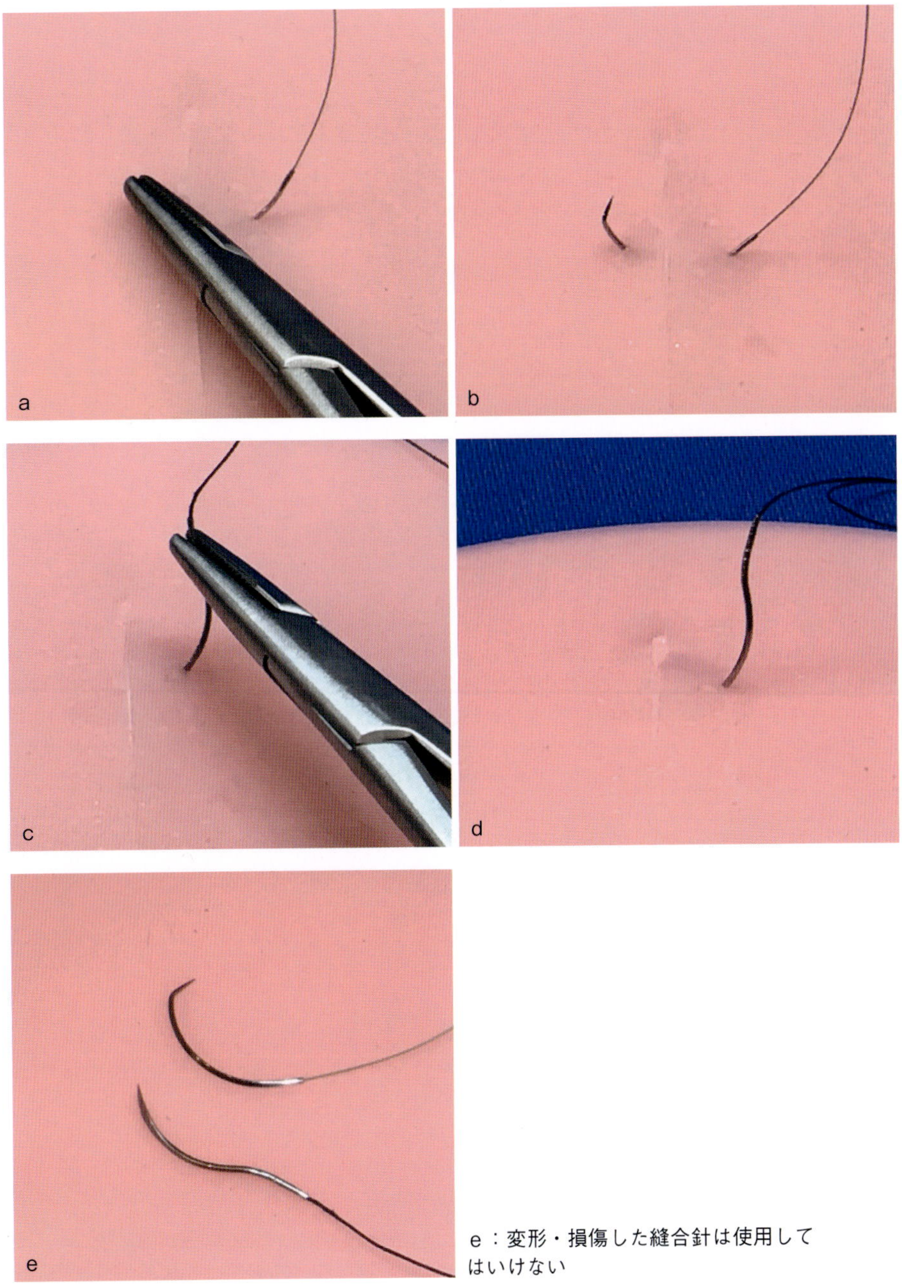

a、b：針先を把持すると容易に変形してしまう

c、d：縫合針の後方を持ちすぎた場合、組織通過時に曲がりやすい

e：変形・損傷した縫合針は使用してはいけない

図❽　縫合針の変形

縫合針の扱い方

　縫合は、フラップの不安定なところ、あるいはその術式において鍵となるところから始める。持針器で縫合針を把持する際には、針の柄の部分から1/3～1/2離れた部分を把持する（**図7**）。スウェッジの部分を把持すると、縫合糸の固定が損傷し、縫合中に縫合糸が針から抜けてしまうことになる。

　先端を把持すると、鋭利な針先は容易に損傷する。不適切な部位を把持し、針の彎曲に沿わない角度で縫合針を挿入すると、縫合針は容易に変形してしまう（**図8**）。縫合針を持針器で把持する際も、過剰な力をかけないように、持針器のロックはか

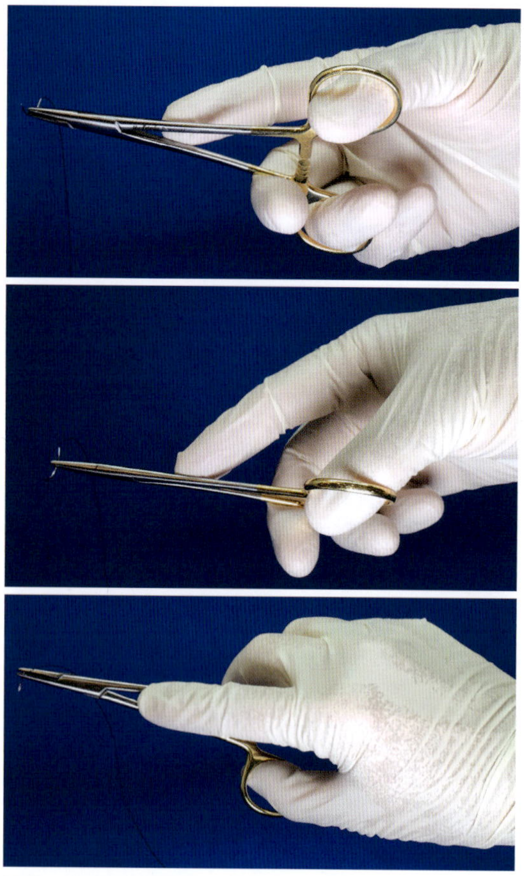

図❾　持針器の持ち方。持針器に拇指と第４指を入れ、示指を持針器の脚に添える。安定した操作が可能となる

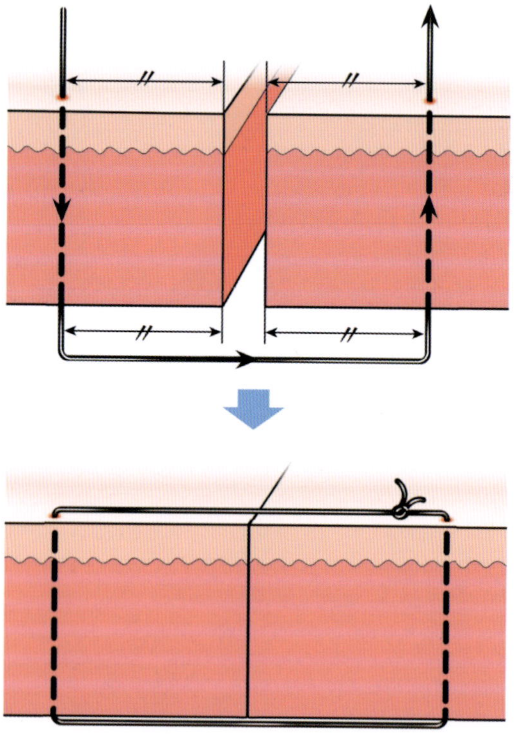

図❿　組織量。相対するフラップの厚み、性状が同様の場合、縫合糸を断面より同じ距離、同じ厚さを通過させることにより、均等な張力をかける（申 基喆：歯周外科とインプラント外科手術のための縫合．デンタルダイヤモンド社，東京，2009より引用改変）

けないか、かけても１～２段階までとする（**図９**）。縫合針は持針器で確実に把持するが、無理な力がかかったときには持針器の先端で針が回転し、針や軟組織に過剰な力がかからないようなフェールセーフの配慮も必要である。

縫合、結紮では、相対するフラップを閉鎖し、一次治癒を達成することが目的となる。このためには、相対するフラップにおいて同じ量の組織に縫合糸を通過させ、均等な張力をかける必要がある（**図10**）。また、上顎の歯槽頂切開において、口蓋側と頬側ではあきらかに軟組織の性状に違いが生じることがある。このような場合は、頬側の組織を口蓋側よりやや多めに貫通させ、両方の組織に均等な力がかかるようにすることも、目的を達成するための一つのテクニックである。不安定なフラップから刺入し、針の彎曲に合わせて挿入し、ねじるなど、無理な力をかけないことが運針の基本である。

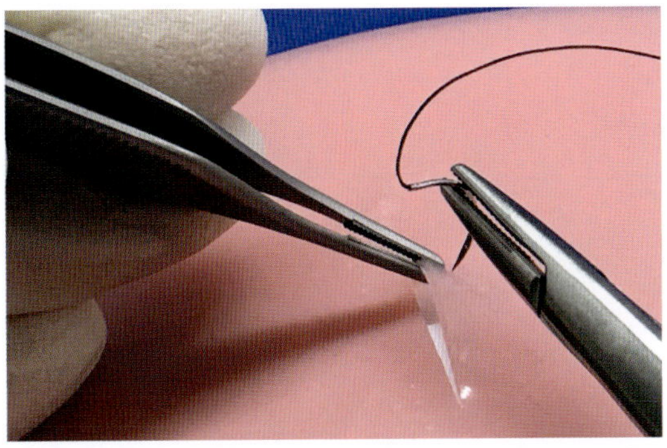

図⓫　刺入角から針の運び。組織に対し、縫合針を直角に刺入する

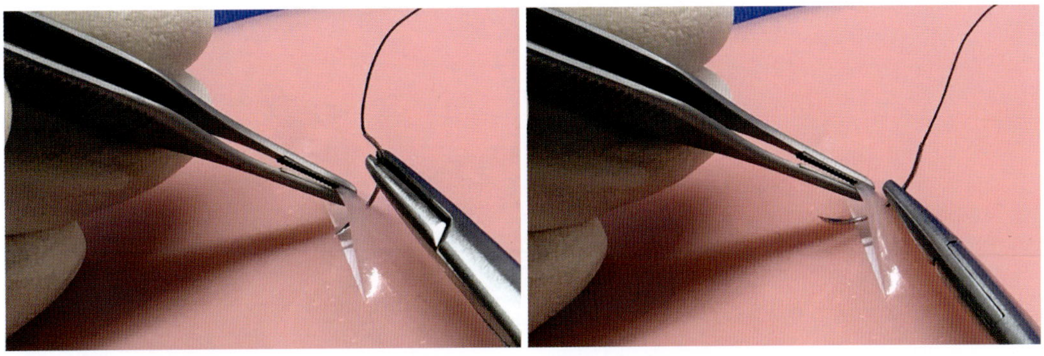

図⓬　針運び。針の彎曲に合わせ、持針器を回転させながら針を挿入する

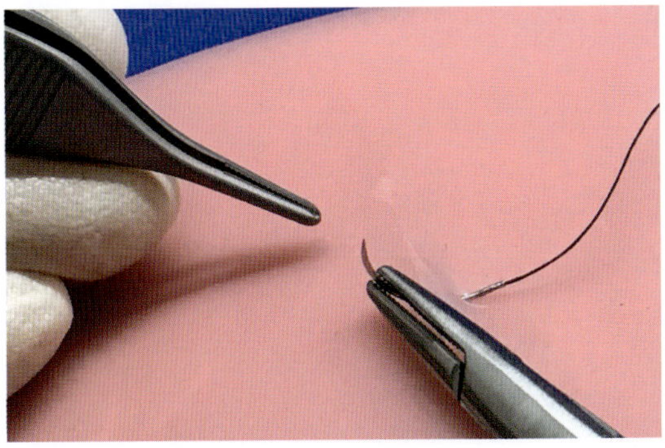

図⓭　○：引き抜く際の正しい位置

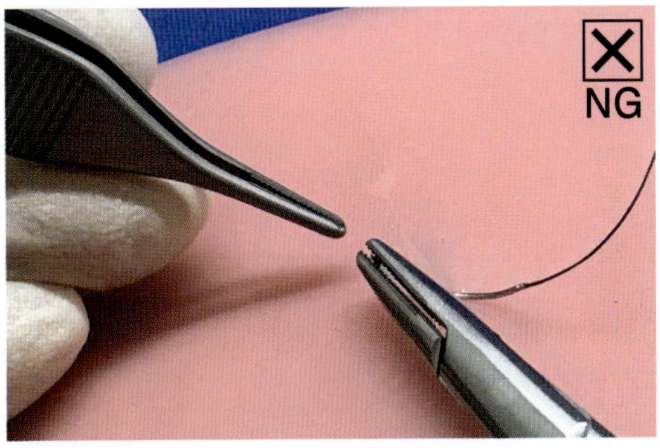

図⓮　×：組織から針を引き出す際に針先を把持してはいけない

縫合針は持針器にて把持し、組織に対し直角に刺入する（**図11**）。その後は、縫合針のカーブに合わせて組織内を通過させ、引き出す（**図12、13**）。組織から針を引き出す際も、針の先端部分を把持してはいけない（**図14**）。

骨面や歯根面などに針先が当たった場合は、針先を損傷することがあるので（**図15**）、即座に力を緩めて方向を変える。一度引き抜いて方向を変え、刺入し直すなど、針先を損傷しないようにする。

ほとんどの針付き縫合糸は二重パッケージに入っている。外側は不潔領域、中のパッケージは清潔領域の扱いになる。縫合に先立って、縫合糸も準備が必要である。ブレイド縫合糸は生理食塩水に浸し、組織通過時の抵抗を減らし、なじみをよくす

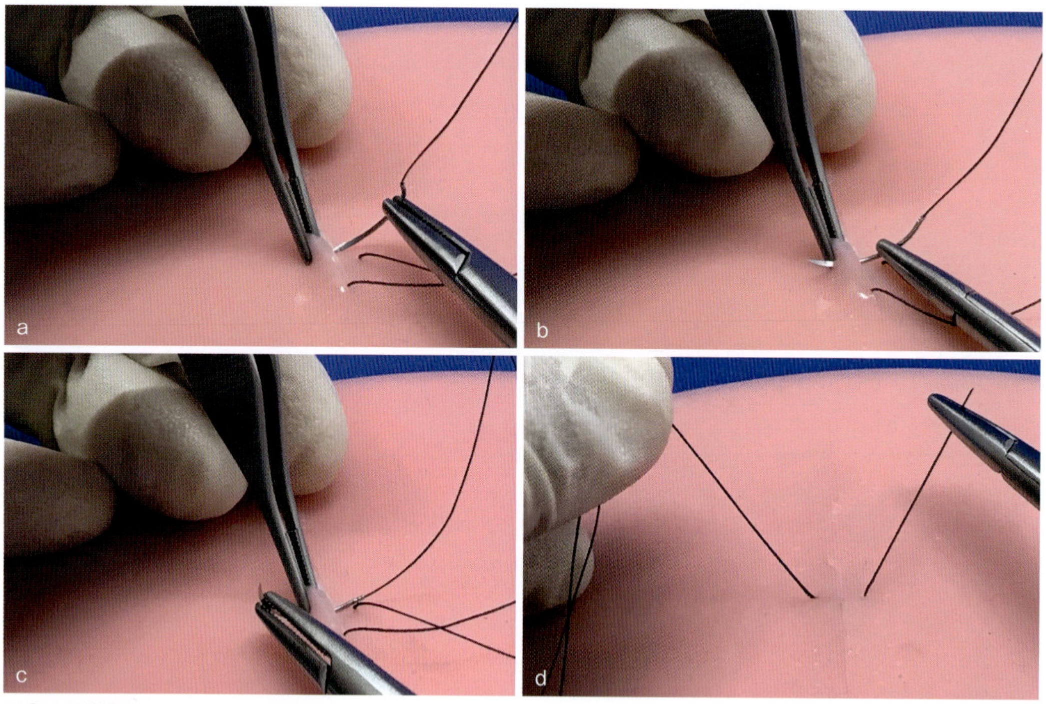

図⑮　反対側フラップでの針の運び
a：フラップの内面より針を刺入する
b：針の彎曲に合わせ、針を挿入する
c：適切な部位を把持し、針を引き抜く
d：均等な組織量を確保している

動画

縫合糸の取り扱い　準備

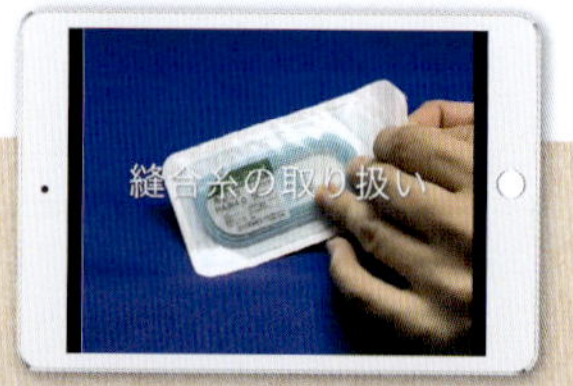

※ QR コードへのアクセスで動画をご覧いただけます

meikai PDI tokyo

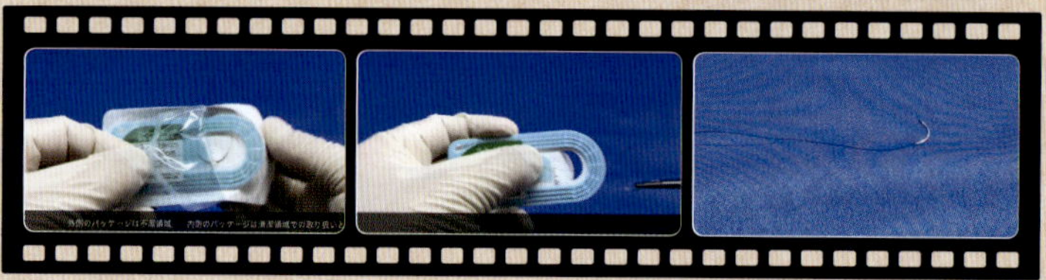

https://youtu.be/eawHFgutD9c　▶東京 PDI YouTube チャンネル

るようにする。モノフィラメントでは、巻きグセがついていることもあるので、縫合前に巻きグセを取っておく（**動画**）。

抜糸は、縫合糸の通過部位の上皮化や縫合糸へのプラークの沈着を避けるために、7～10日（e-PTFE、PTFE 縫合糸では7～14日）で行う。抜糸前に、縫合糸周囲の壊死した組織片や血液、プラークなどを取り除くために、過酸化水素水綿球などで清掃する。その後、口腔内へ露出している部分が組織内へ侵入しないように、糸のミミの部分を引き、組織内からわずかに縫合糸を引き出し、その部分をはさみで

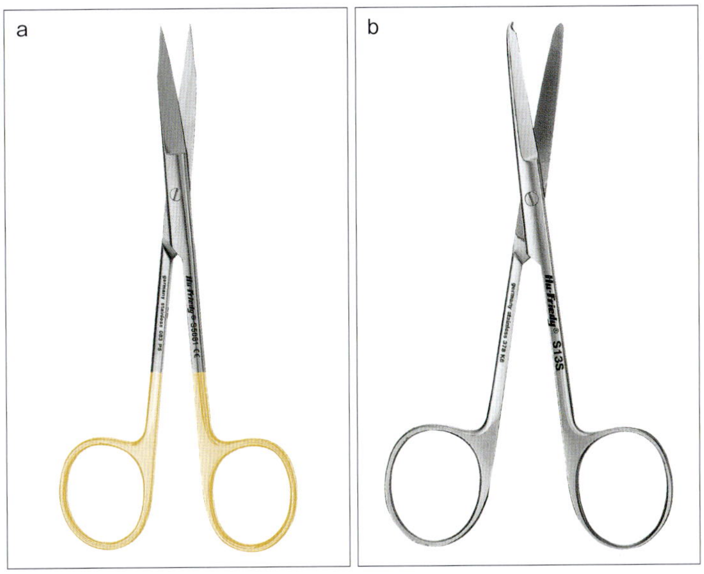

図⑯　はさみ
a：ゴールドマンフォックス曲5081。ギザ付きブレードが１枚付いていて、縫合糸の切断時に糸が逃げにくい
b：ヒューフレディ 13S。片方の刃に糸を引っ掛ける窪みがあり、糸を窪みに引っ掛けて切断する

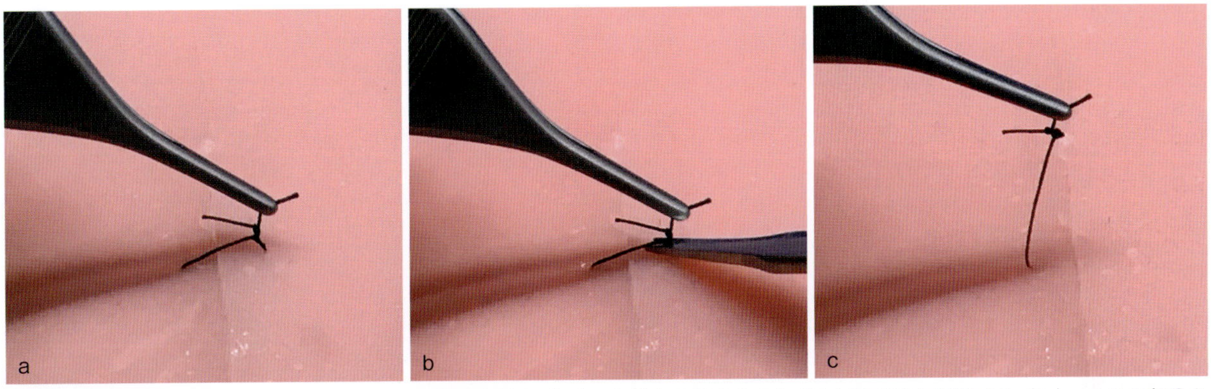

図⑰　抜糸手順。正しい抜糸。縫合糸のミミの部分を持ち（a）、組織内の縫合糸をわずかに引き出し切断する（b）。ミミの部分を引き、縫合糸を撤去する（c）。組織内を不潔な部分が通過しない

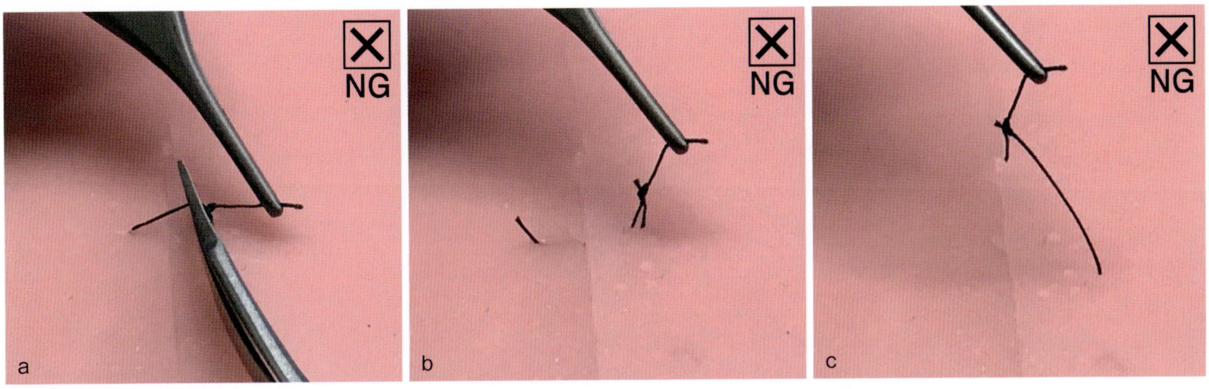

図⑱　誤った抜糸の例。a：口腔内に露出した部分を切断している。b、c：不潔な部分が組織内を通過している

切断する（図16～18）。

組織、縫合糸、針、インスツルメントにも無理な力をかけずに丁寧なハンドリングを行うことが重要である。

Dental Sutureing

Chapter 2
縫合

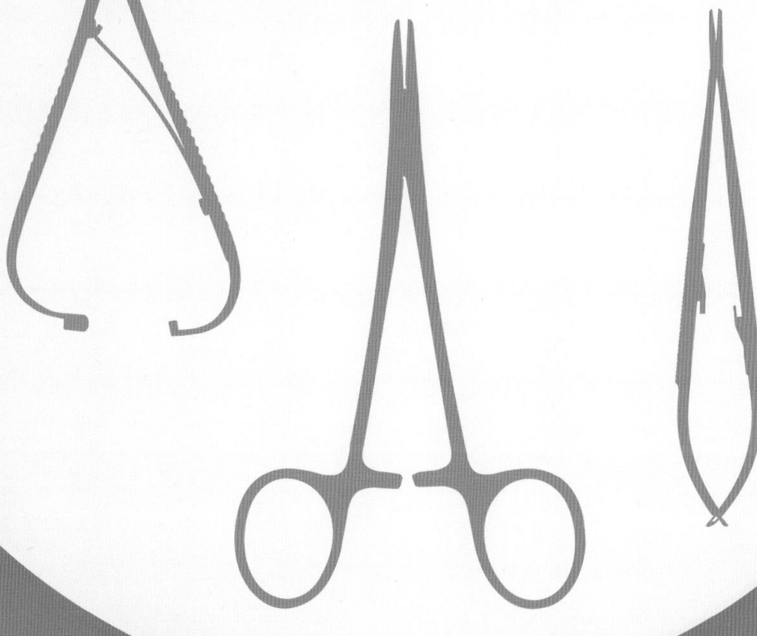

Dental Sutureing

1 断続縫合と連続縫合

口腔内で用いる縫合にはたくさんの種類があり、その目的、部位などにより選択する。縫合法は、1針ずつ縫合結紮する断続縫合（結節縫合：Interrupted Suture）と、1本の縫合糸を用い複数の縫合を連続して行う連続縫合（Continuous ／ Running Suture）に大きく分類される（**表1、図1**）。いずれにしても、縫合の目的はフラップの創縁同士を可能なかぎり正確に、緊密に閉鎖することによって一次治癒を獲得することにある。

縫合による創部の安定は、初期治癒過程において重要な役割を果たす。このためには、縫合の際に、フラップの創縁より同距離、同体積の組織を貫通させ、ティッシュバイト量を同一にすることが重要になる。

断続縫合

断続縫合は、1針ずつ縫合結紮するために、各縫合箇所でテンションを調節でき、創縁を正確に接触させやすい縫合である。また、縫合糸や術野に問題が生じた場合、1縫合結紮単位での抜糸が可能となり、術後の管理がしやすい利点がある。一方、結紮箇所が多くなるために、処置時間が長くなる、縫合糸を余分に使用しやすいなどの欠点もある（**表2**）。

連続縫合

連続縫合は、連続して縫合を行うために、結紮箇所が1あるいは2ヵ所となり、処置時間の短縮と縫合糸を有効に使用することが可能となる。しかしながら、縫合中に糸が緩んで不均一になりやすい、創縁の密着が得られにくい、1ヵ所で縫合糸

表❶　縫合法

断続縫合 Interrupted Suture	連続縫合 Continuous Suture
単一結節縫合：Simple Interrupted Suture ・ループ縫合：Loop Suture ・8の字縫合：Figure 8 Suture	連続縫合： Continuous Suture（Over and Over 法）
マットレス縫合：Mattress Suture ・垂直マットレス縫合：Vertical Mattress Suture ・水平マットレス縫合：Horizontal Mattress Suture ・交叉マットレス縫合：Cross Mattress Suture	連続ロック縫合： Continuous Locking Suture（Blanket 法）
係留縫合：Anchor Suture	連続独立懸垂縫合： Continuous Independent Sling Suture
懸垂縫合：Sling Suture	連続マットレス縫合： Continuous Mattress Suture

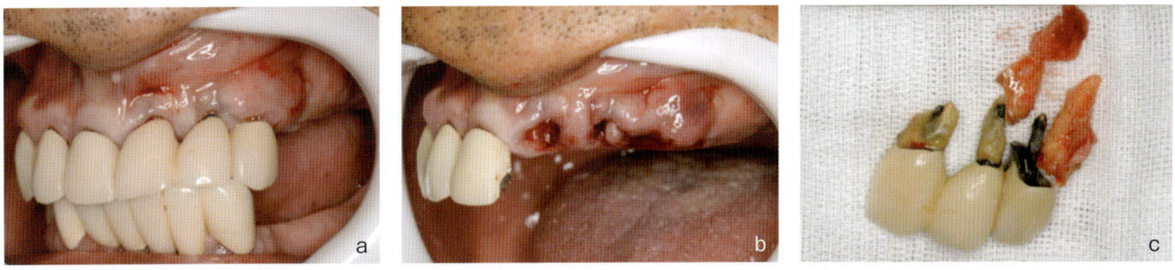

a：1～3の歯根破折などにより抜歯となった　b：抜歯後

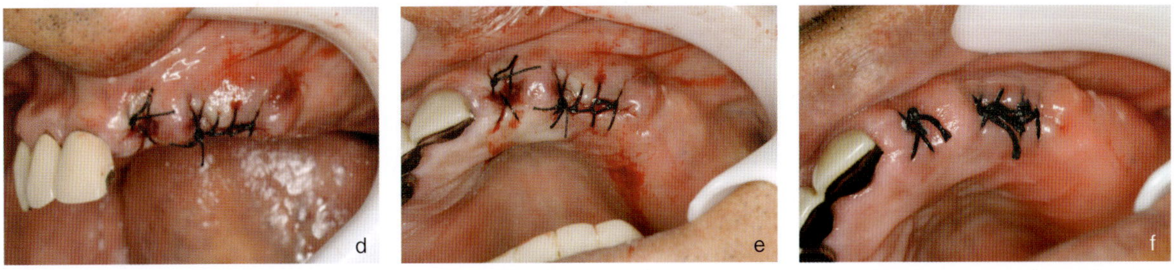

d：1には交叉マットレスによる断続縫合、23には連続ロック縫合を行っている　e：同、咬合面観　f：1週間後、抜糸時に良好な軟組織の治癒を認めた

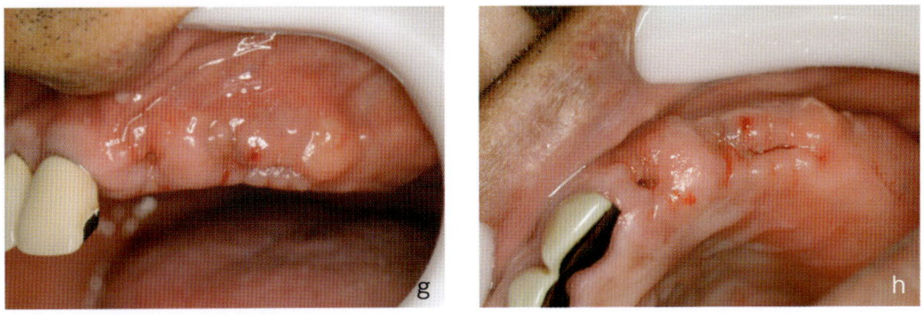

図❶　断続縫合と連続縫合

表❷　各縫合法の利点・欠点

断続縫合
利点
• 強く緊張がかかる部位で使用できる • 創縁を正確に接触させることができる • それぞれが独立しているため、1ヵ所が緩んでも全体が緩むことがない • 各縫合結紮部位が離れているために干渉がなく、清掃が容易である • 感染などの場合、問題のある縫合糸だけ取り除くことができる
欠点
• 大きな範囲を縫合結紮する場合、時間がかかる • 縫合糸を余分に使用しやすい

連続縫合
利点
• 数歯に及ぶような広範囲に使用しやすい • 何度も結紮しなくてよく、処置時間が短縮できる • 歯を利用してフラップを固定することができる
欠点
• 1ヵ所でも縫合糸が切れると、全体が緩んでしまう • 感染などの問題が生じても、部分的に取り除くことができない

が切れると、連続縫合を行った全体が緩んでしまうために、創全体の離開が生じるおそれがある。また、感染を生じた場合、一部分のみを抜糸することができないなどの欠点も有する（表2）。

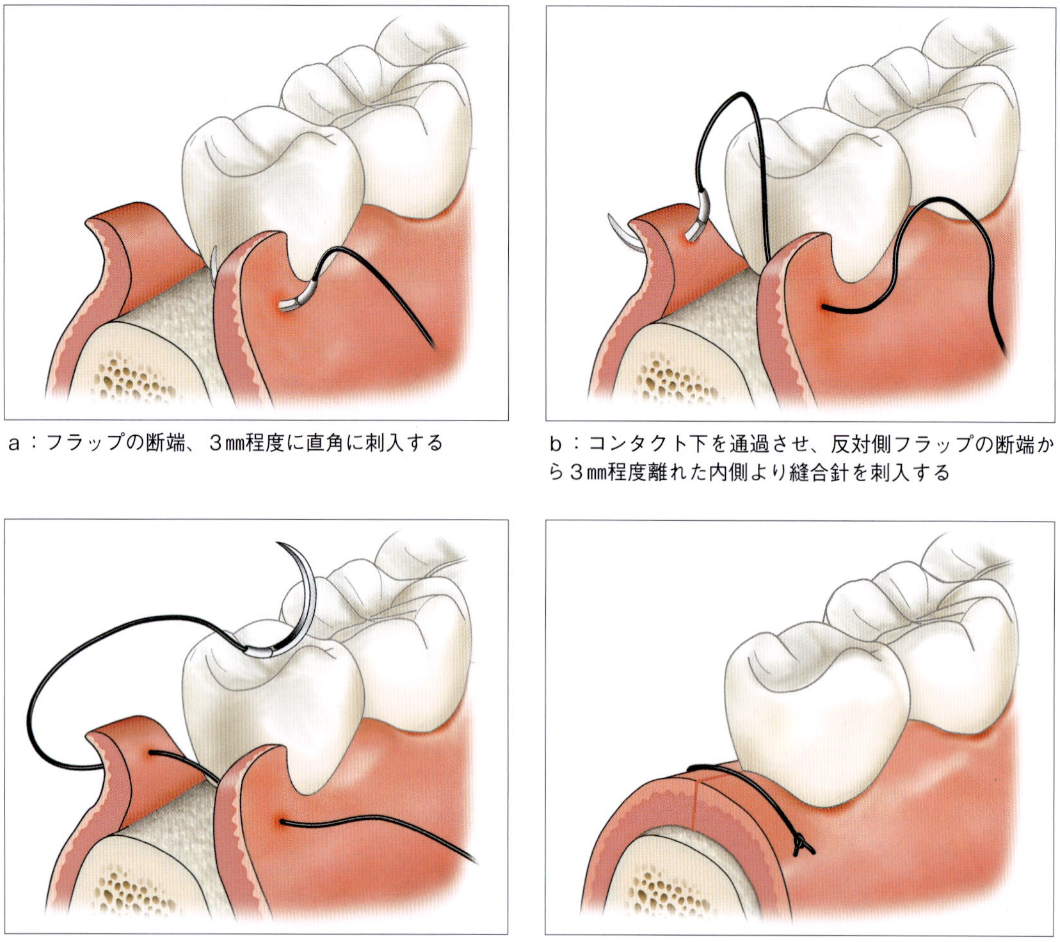

a：フラップの断端、3㎜程度に直角に刺入する

b：コンタクト下を通過させ、反対側フラップの断端から3㎜程度離れた内側より縫合針を刺入する

c：縫合針・糸をはじめに刺入したほうへ戻す

d：結紮を行い、ループ縫合は完成する

図❷　ループ縫合（Lee H Silverstein: Principles of Dental Suturing The Complete Guide to Surgical Closure. Montage Media Corp, New Jersey, 2000 より引用改変）

単一結節縫合

単一結節縫合は、臨床において最も使用頻度が高い縫合法である。

1．ループ縫合（図2）

とくにループ縫合は、抜歯、歯周外科、インプラントにおいても頻用される縫合法である。唇側と舌側（口蓋側）あるいは近心と遠心で、それぞれ挙上されたフラップを縫合する方法である。単に一つのループを形成し結節する縫合法のため、ループ縫合を指して単純結節縫合（単純縫合）と呼ぶ場合もある。以下のような手順で行う。

①片側のフラップ（主として頰側・唇側）の外側（上皮側）、創縁の断端より2～3㎜程度のところから縫合針を直角に刺入する。

②縫合針はコンタクトポイントの下を通す（歯のない部位であればフラップ内面を通す）。

③反対側のフラップの内側より縫合針を直角に刺入する。

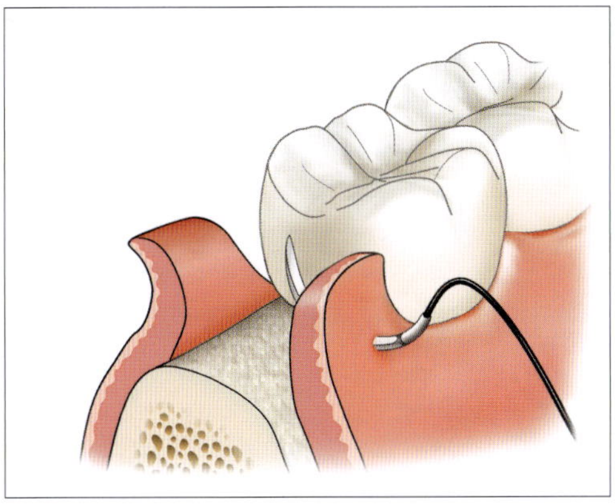

a：フラップの断端、３mm程度に直角に刺入する

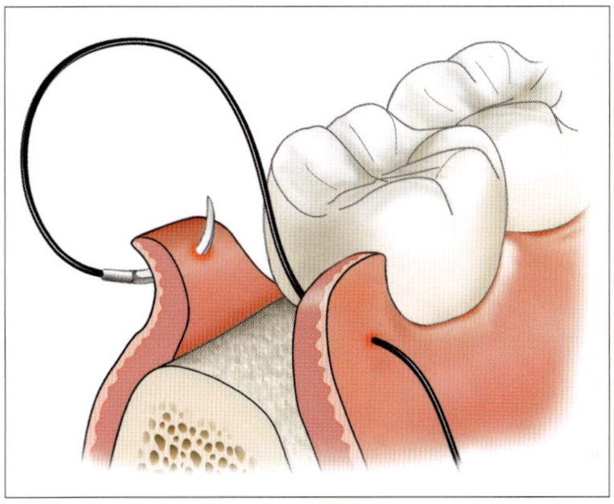

b：縫合針をフラップの外側に引き出し、反対側のフラップの外側より刺入する

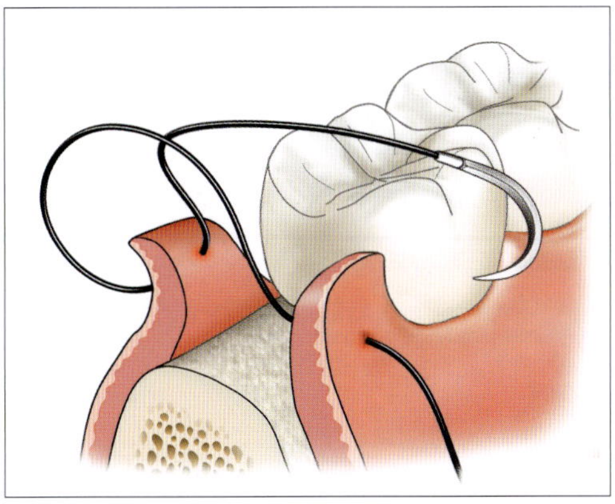

c：縫合針をフラップ内側より取り出し、はじめに刺入したほうに戻す

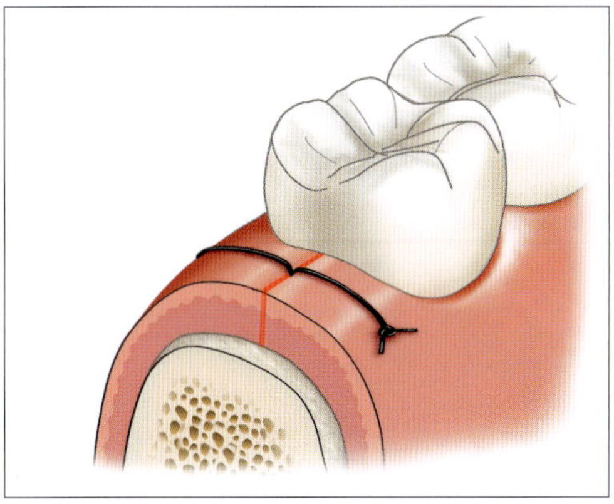

d：結紮を行い、８の字縫合が完成する

図❸　８の字縫合（Lee H Silverstein: Principles of Dental Suturing The Complete Guide to Surgical Closure. Montage Media Corp, New Jersey, 2000 より引用改変）

④縫合針をはじめに刺入した方向へコンタクトポイントの下を通す（歯のない部位であればフラップの上を通過させる）。
⑤はじめに縫合針を刺入したほうで結紮する。結び目は切開線上・刺入部位にかからないようにする。
⑥結び目から３mm程度のところで縫合糸を切断する。

２．８の字縫合（図３）

８の字縫合の適応部位は少なく、さまざまな制約からループ縫合が行えない部位に適応される。

①片側のフラップ（主として頬側・唇側）の外側（上皮側）、創縁の断端より２～３mm程度のところから縫合針を直角に刺入する。
②縫合針はコンタクトポイントの下を通し、フラップの断端より縫合針を取り出す（歯のない部位であればフラップ内面を通し、フラップの断端より縫合針を取り出す）。
③縫合針の向きを変えて反対側のフラップの外側より縫合針を直角に刺入する。

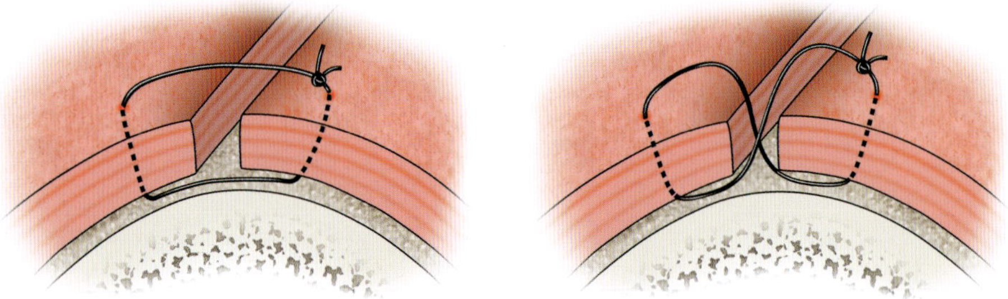

ａ：ループ縫合は、両フラップの間に縫合糸が介在せず、緊密な接触が得られる

ｂ：８の字縫合では、縫合糸が両フラップの間に介在し、その部分では組織の緊密な接触は得られない

図❹　ループ縫合・８の字縫合

動画

ループ・８の字縫合

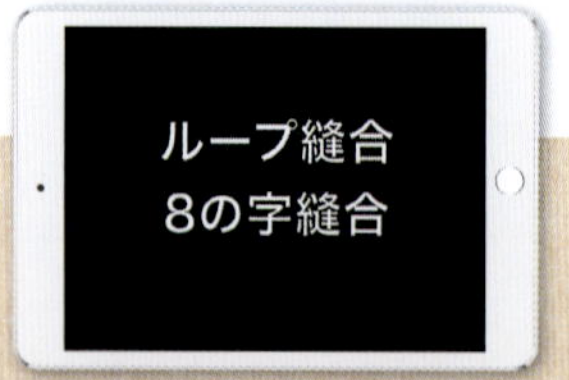

※ QR コードへのアクセスで動画をご覧いただけます

meikai PDI tokyo

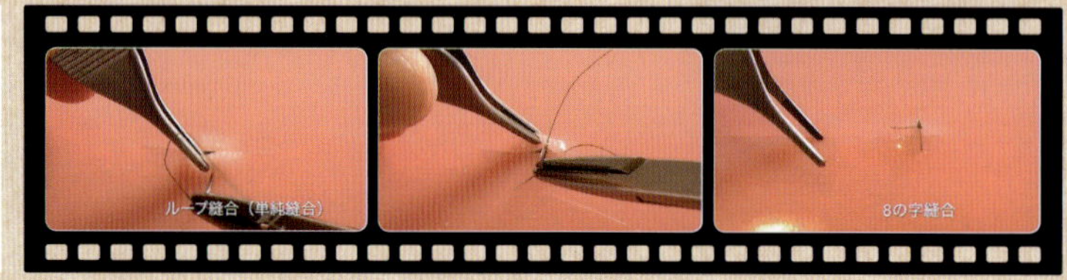

https://youtu.be/kTyBCzaJXRo　▶東京 PDI YouTube チャンネル

④縫合針をはじめに刺入した方向へコンタクトポイントの下を通し、フラップの断端より縫合針を取り出す（歯のない部位であればフラップ内面を通し、フラップの断端より縫合針を取り出す）。

⑤はじめに縫合針を刺入したほうで結紮する。結び目は切開線上・刺入部位にかからないようにする。

⑥結び目から３㎜程度のところで縫合糸を切断する。

ループ縫合・８の字縫合について、**図４**、**動画**に示す。

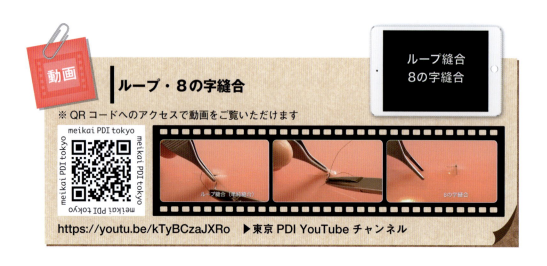

制約のある場合の縫合（図５）

ループ縫合は、フラップとフラップの間に縫合糸が介在せずに密に接することができる。一方、８の字縫合はフラップとフラップの断端に縫合糸が介在するため、この部位では直接の接触が起こらない。

歯間部でループ縫合を行う際に、さまざまな制約により、反対側のフラップ内側に、フラップ断端より同距離の刺入ができないことがある。このようなときに、何度も縫合針を刺入し直すと軟組織にダメージを与えるとともに、ダメージの蓄積によりとくに歯間乳頭部では組織が脆弱となり、結紮時に軟組織が引きちぎれるおそれがある。このようなときは、反対側のフラップ内面に縫合針を刺入する際に刺入しやすい部位に内側より刺入し、同フラップ側で返しの刺入を行い、理想的な部位でフラップ内側より縫合針を取り出し、反対側で結紮することも一つの臨床テクニックである。

①片側のフラップ（主として頬側・唇側）の外側（上皮側）、創縁の断端より２～３㎜程度のところから縫合針を直角に刺入する。
②縫合針はコンタクトポイントの下を通す（歯のない部位であればフラップ内面を通す）。
③反対側のフラップの内側で刺入しやすい（制約のためにその部位にしか刺入することができない）位置に縫合針を直角に刺入する。
④縫合針をはじめに刺入した方向へ向け、同フラップの外側より刺入する。
⑤理想的な断端からの位置へ内側より刺入する。コンタクトポイントの下を通す(歯のない部位であればフラップの上を通過させる)。
⑥はじめに縫合針を刺入したほうで結紮する。結び目は切開線上・刺入部位にかからないようにする。
⑦結び目から３㎜程度のところで縫合糸を切断する。

このように縫合糸を刺入することにより、両フラップの断端に縫合糸が介在することを避けられる。本方法は、歯間部の縫合だけではなく、縦切開部にも応用可能である。

また、縦切開においてループ縫合を行う際、フラップを開いていないほうもわずかにフラップを挙上し、フラップ内側より縫合針を刺入することにより、正確なティッシュバイト量の獲得が得られるようになる。ループ縫合や８の字縫合は単純な縫合法であるが、その効果と意義を十分理解し、実践することが重要である。

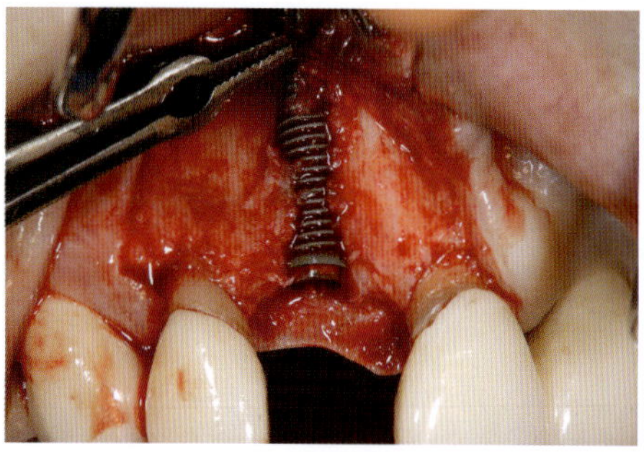

a：1|インプラント埋入手術。フィクスチャーが頬側に露出している

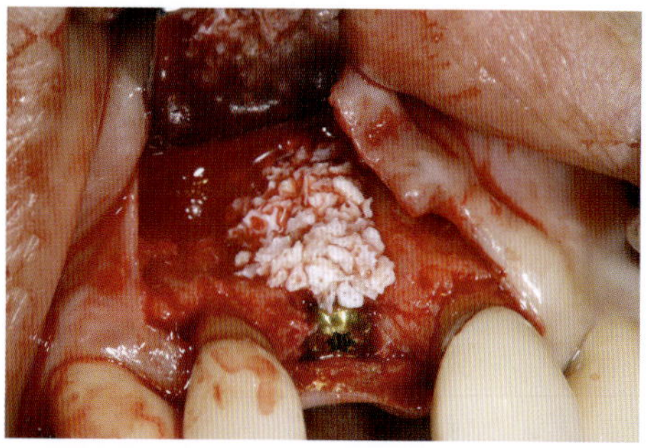

b：自家骨および人工骨を移植する

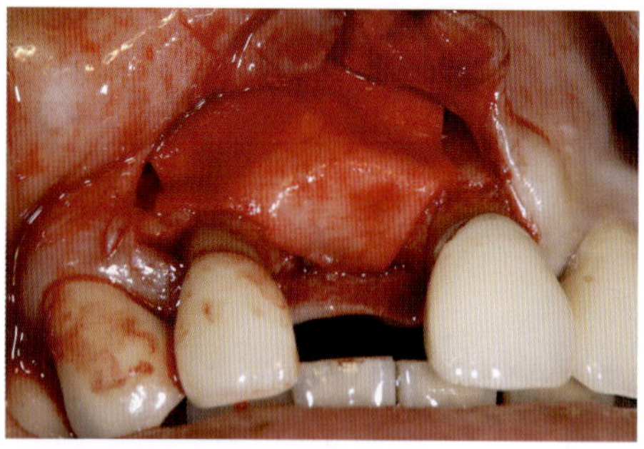

c：吸収性のメンブレンを設置する

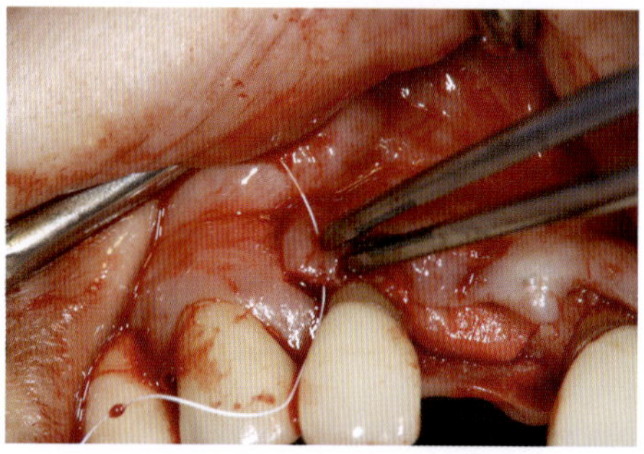

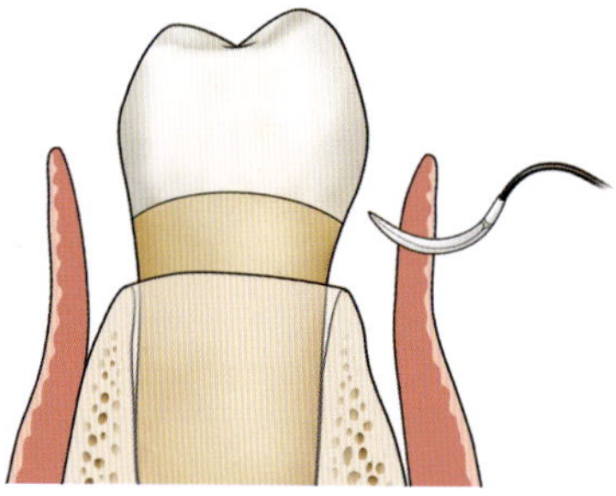

d：フラップの断端、2㎜程度に直角に刺入する

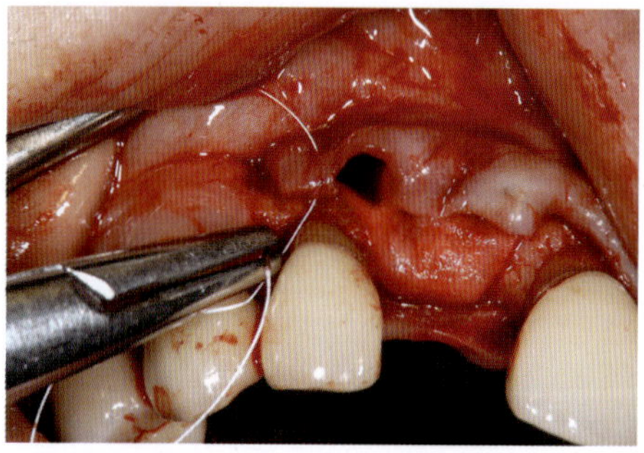

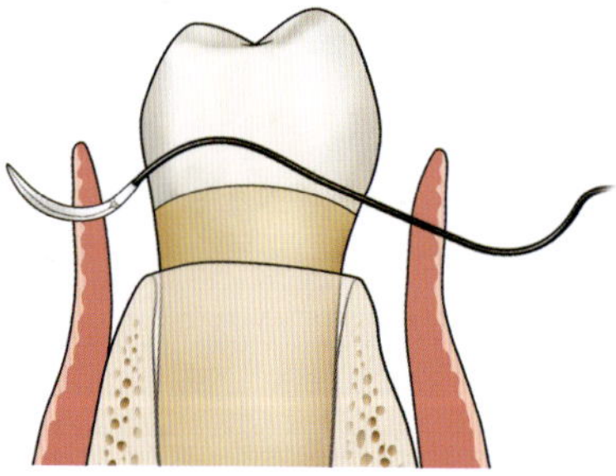

e：適正な部位に縫合針を刺入することができず、断端に近い内側部位に刺入されている

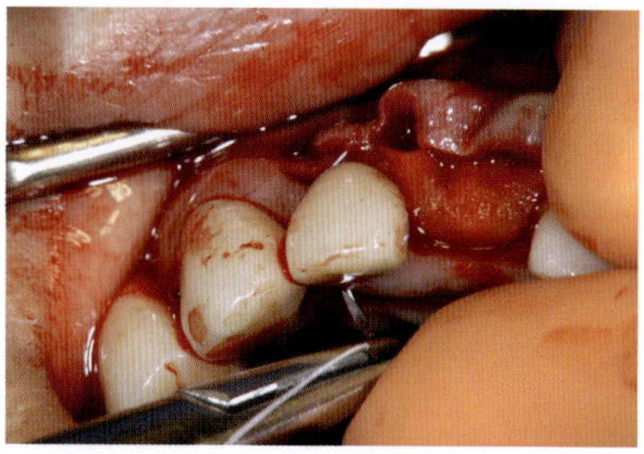

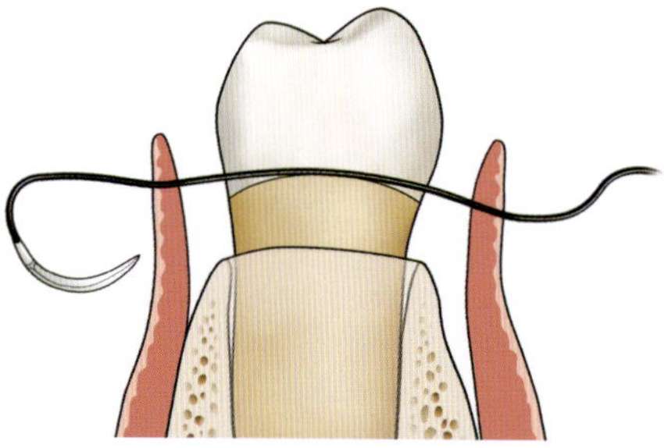

f：縫合針を返し、外側より刺入する。刺入部位は次に内側より理想的な位置に針を刺入できるよう配慮する

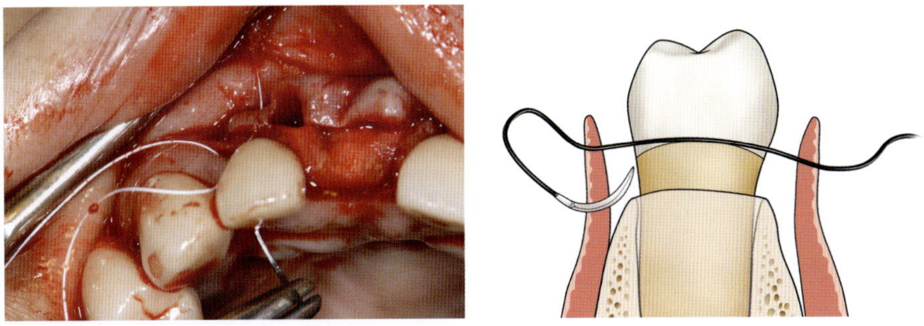

g：内側より、理想的な部位へ刺入する

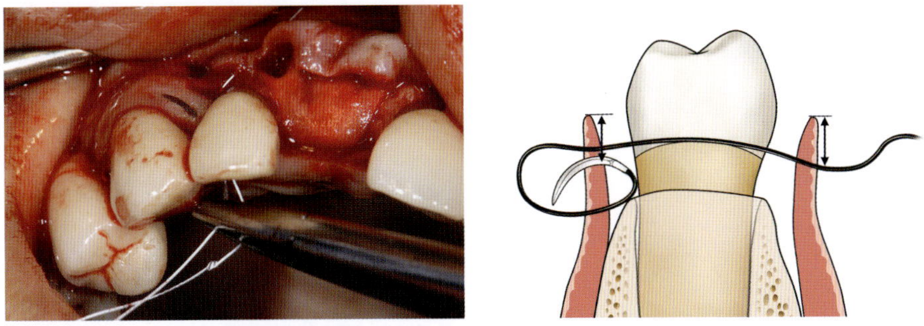

h：縫合針をフラップ内側より取り出し、はじめに刺入したほうに戻す

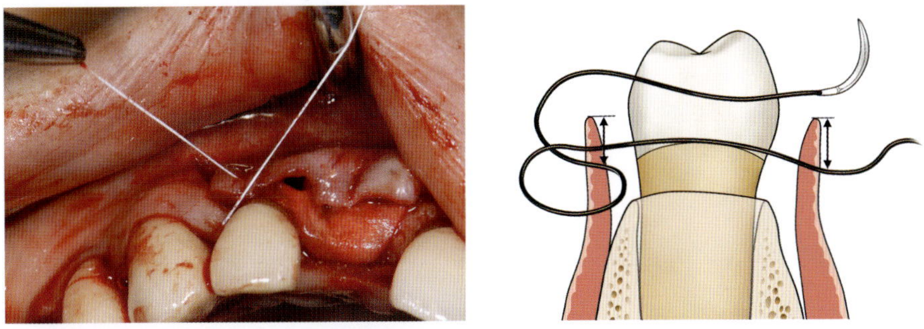

i：縫合糸は、スラップの断端より等距離に位置している

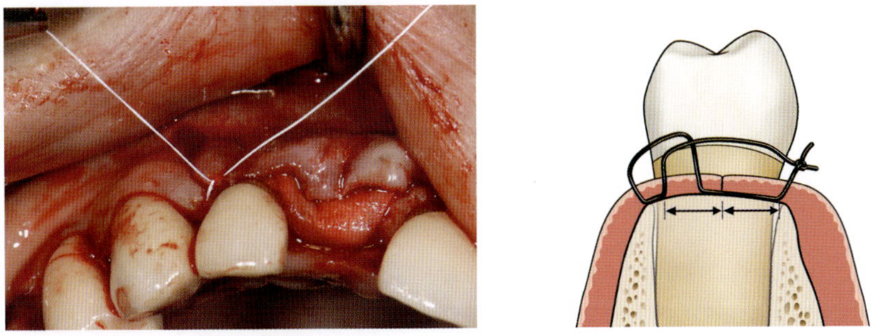

j：結紮を行い、縫合が完成する

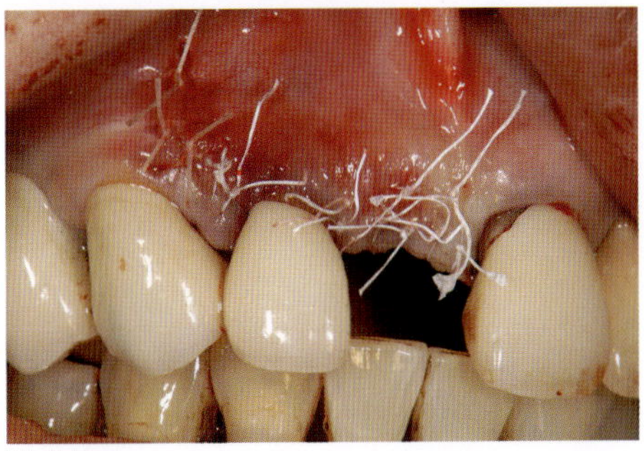

k：歯槽頂部は水平マットレス縫合とループ縫合。縦切開部はループ縫合を行っている

図❺　理想的な部位に刺入できないときの対応

①片側のフラップ（主として頬側・唇側）の外側（上皮側）、創縁の断端より2～3㎜程度のところから縫合針を直角に刺入する

②縫合針はコンタクトポイントの下を通す（歯のない部位であればフラップ内面を通す）

③反対側のフラップの内側で刺入しやすい（制約のためにその部位にしか刺入することができない）位置に縫合針を直角に刺入する

④縫合針をはじめに刺入した方向へ向け、同フラップの外側より刺入する

⑤理想的な断端からの位置へ内側より刺入する。コンタクトポイントの下を通す（歯のない部位であればフラップの上を通過させる）

⑥はじめに縫合針を刺入したほうで結紮する。結び目は切開線上・刺入部位にかからないようにする

⑦結び目から3㎜程度のところで縫合糸を切断する

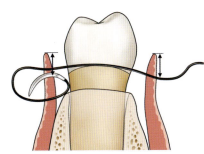

Dental Sutureing

2 マットレス縫合

マットレス縫合は、多くの臨床の場で使用される。一つの縫合で、片側の組織に２ヵ所の縫合針の刺入部位があり、フラップを広範囲に保持することができる。このため、動きがあり、縫合部に力のかかる部位や、術後の腫脹による内圧の高まりから縫合部に対して裂開させるような力がかかる部位で、より強固に接合させる目的に使用される。また、バリエーションも豊富で、さまざまな用途に使用できる。

切開線に対する縫合糸の位置の違いにより、水平マットレス縫合（Horizontal Mattress Suture）と、垂直マットレス縫合（Vertical Mattress Suture）に分類される（**図１**）。水平マットレス縫合は、切開線に対し垂直に２本、水平に２本で方形の縫合糸の位置づけとなる。一方、垂直マットレス縫合は、切開線に対し垂直に、２本の縫合糸が重なるように位置する。

さらに、縫合糸の通過状況によって周囲組織に対する力のかかり方が変わるために、縫合部を持ち上げるように縫合するエバーティングマットレス縫合（Everting Mattress Suture）と縫合部を骨面（フラップ内側）方向へ押しつけるように縫合するインバーティングマットレス縫合（Inverting Mattress Suture）がある（**図２**：水平マットレス縫合、**図３**：垂直マットレス縫合）。

水平マットレス縫合は、前述の２種類の他に、切開線部を通過する縫合糸が交叉する、交叉マットレス縫合（Cross Mattress Suture：**図４**）がある。交叉マットレス縫合は、遊離歯肉移植の際などに移植片を受容床に緊密に固定する際などに用いる。

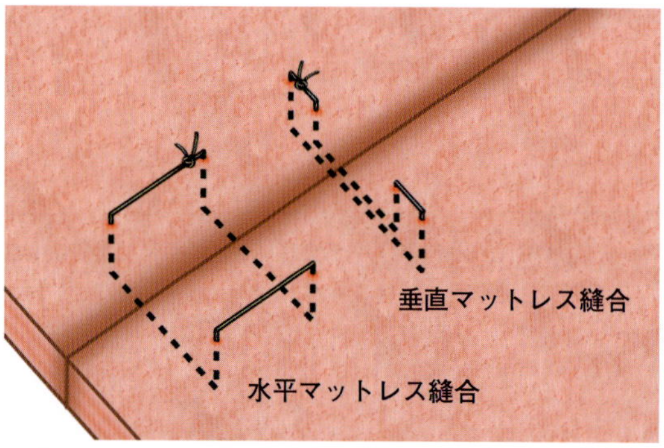

図❶　マットレス縫合

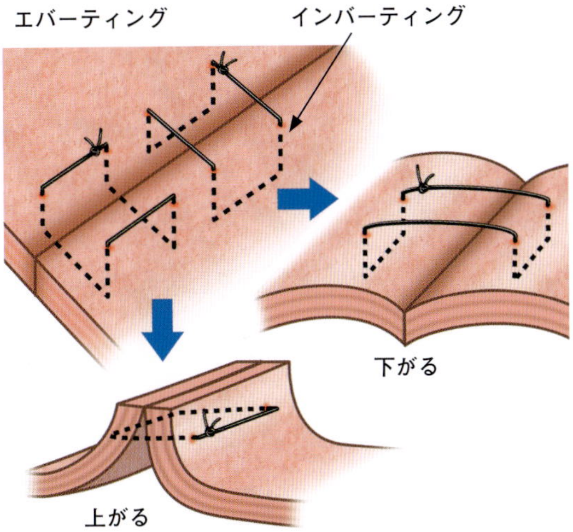

図❷　水平マットレス縫合

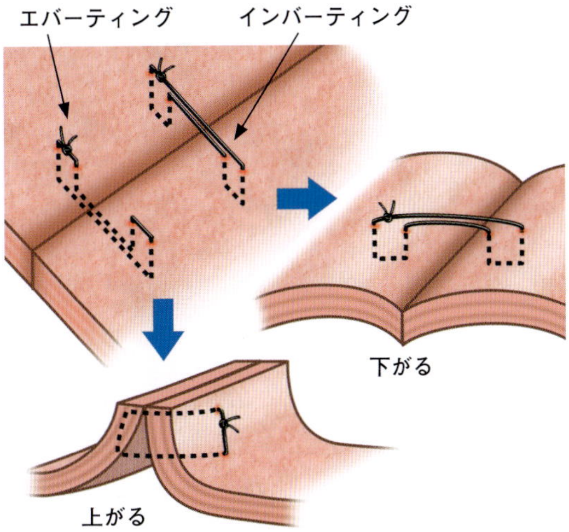

図❸　垂直マットレス縫合

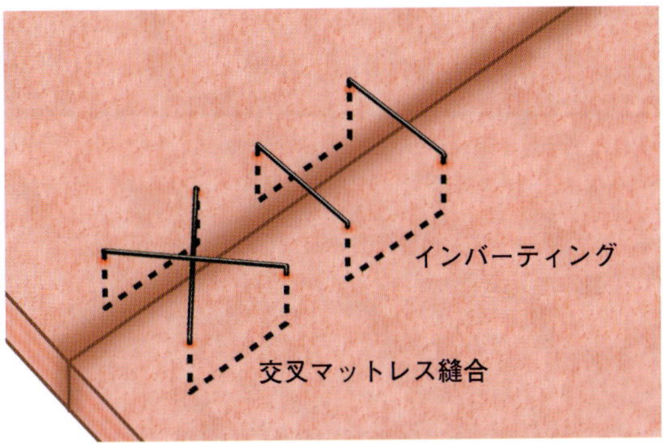

図❹　交叉マットレス縫合。切開線上を通る縫合糸が交叉する

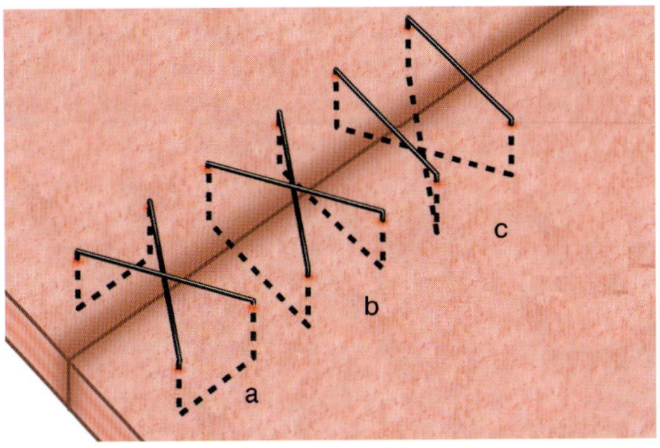

図❺　a：交叉マットレス縫合、b：Z縫合、c：８字縫合

さらに、交叉マットレス縫合（**図５ａ**）を90°回転させたように縫合し、交叉部がフラップの上方を通過するＺ縫合（**図５ｂ**）と交叉部がフラップの下を通過する８字縫合（**図５ｃ**）がある。

それぞれの縫合法の手順を解説する。

エバーティング水平マットレス縫合（図６）

エバーティング水平マットレス縫合は以下の手順で行う。

①片側のフラップ（主として頬側・唇側）の外側（上皮側）、創縁の断端より３～５㎜程度のところから縫合針を直角に刺入する。
②縫合針はフラップ内側を通す。
③反対側のフラップの内側より縫合針を直角に刺入し、上皮の外側に出す。
④縫合針を同側フラップの切開線に対して平行に、近心あるいは遠心５㎜程度の部位（縫合針が内側より出てきた距離と同程度）から縫合針を直角に刺入する。
⑤縫合針は、はじめに刺入した方向へフラップ内側を通す。

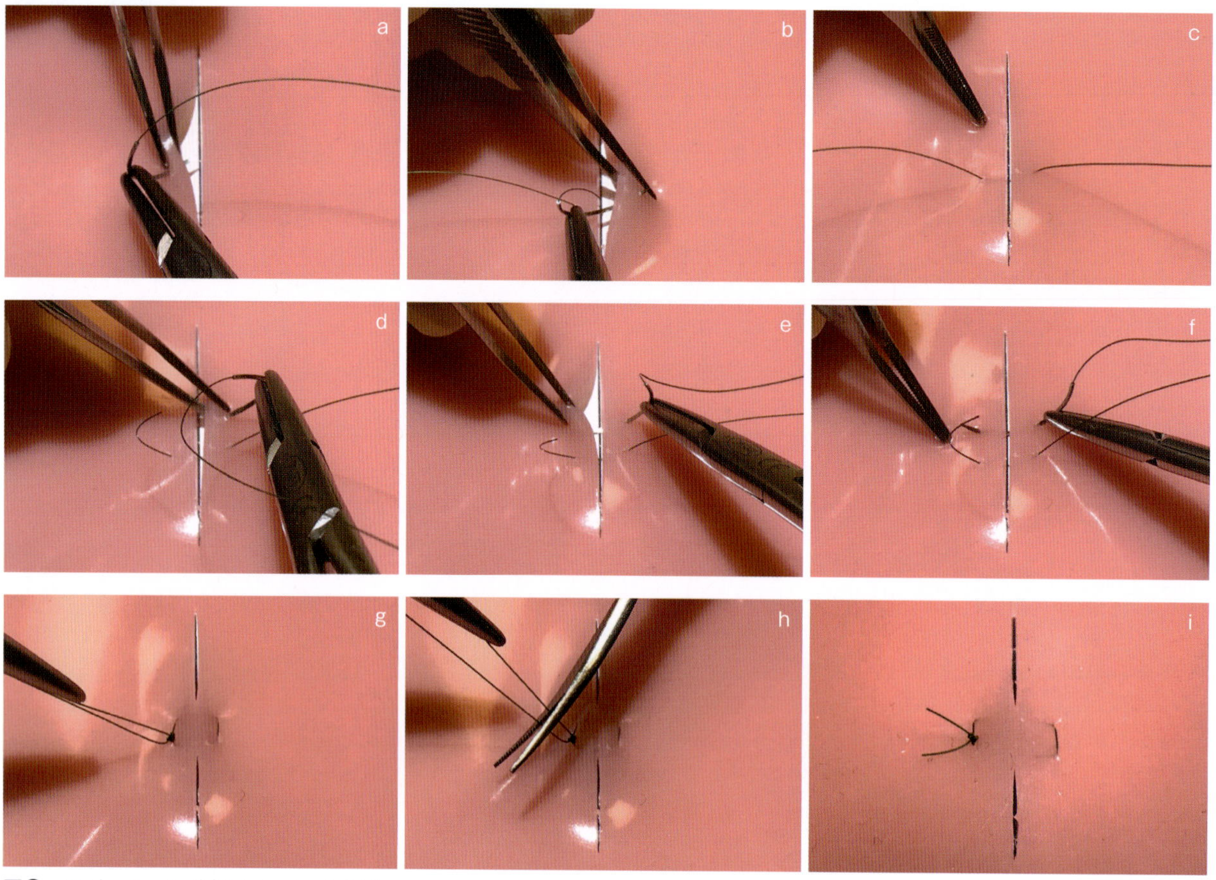

図❻　エバーティング水平マットレス縫合

⑥はじめに刺入した創縁の断端より同距離、３回目に近遠心に移動して刺入したのと同距離にて内側より刺入し、上皮の外側に出す。

⑦はじめに縫合針を刺入したほうで結紮する。結び目は切開線上・刺入部位にかからないようにする。

⑧結び目から３㎜程度のところで縫合糸を切断する。

インバーティング水平マットレス縫合（図７）

インバーティング水平マットレス縫合は以下の手順で行う。

①片側のフラップ（主として頬側・唇側）の外側（上皮側）、創縁の断端より３～５㎜程度のところから縫合針を直角に刺入する。

②縫合針はフラップ内側を通す。

③縫合針を同側フラップの切開線に対し平行に、近心あるいは遠心５㎜程度の部位の内側から縫合針を直角に外側に向け刺入する。

④縫合針はフラップ外側を通す。反対側のフラップの外側から創縁の断端より同距離の部位に縫合針を直角に刺入する。

⑤縫合針は内側を通し、同側フラップの切開線に対して平行に近心あるいは遠心５㎜程度（最初の刺入部位と同方向）の部位の内側から縫合針を直角に外側に向け

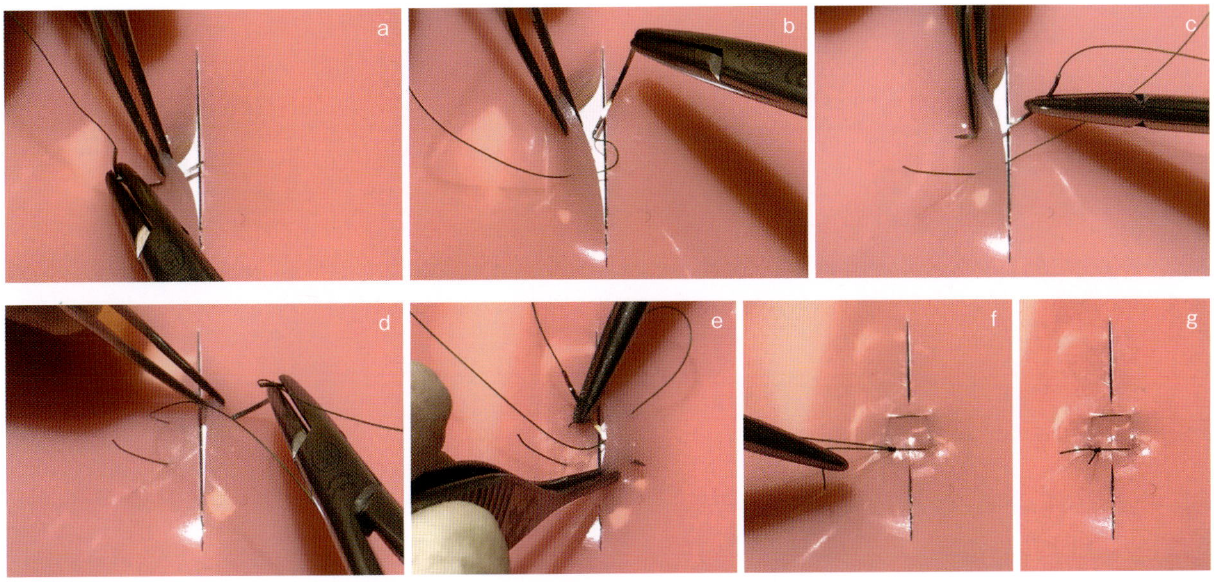

図❼　インバーティング水平マットレス縫合

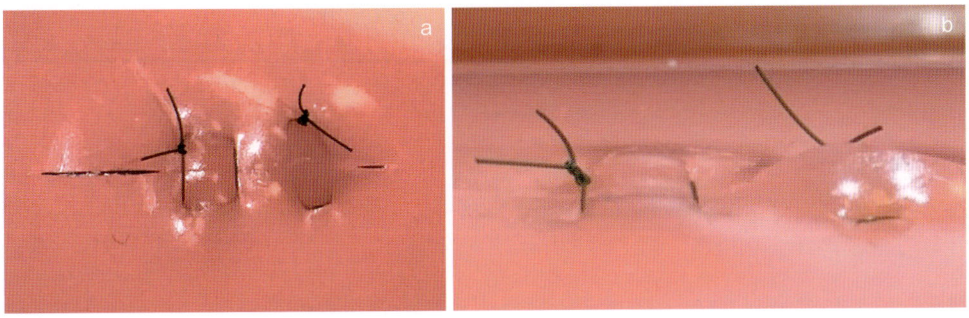

図❽　エバーティング・インバーティング水平マットレス縫合

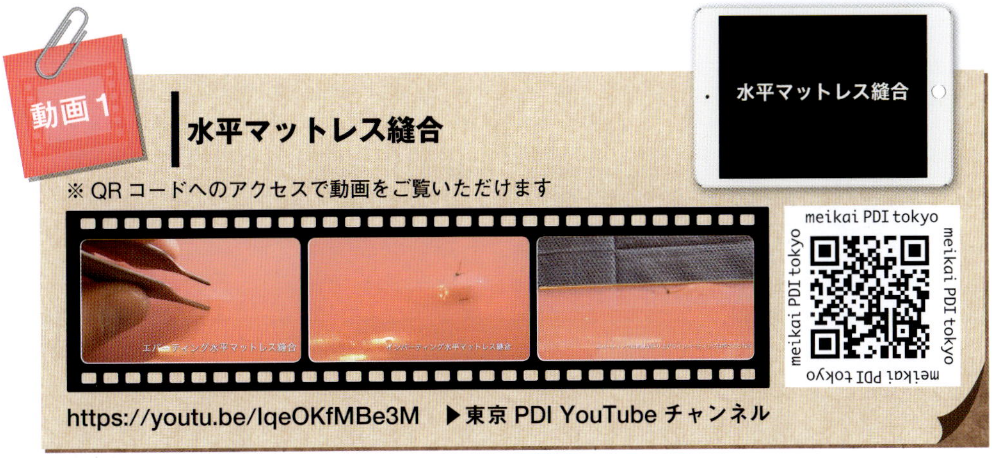

刺入する。

⑥はじめに縫合針を刺入したほうで結紮する。結び目は切開線上・刺入部位にかからないようにする。

⑦結び目から３㎜程度のところで縫合糸を切断する。

エバーティング・インバーティング水平マットレス縫合について、図８、動画１に示す。

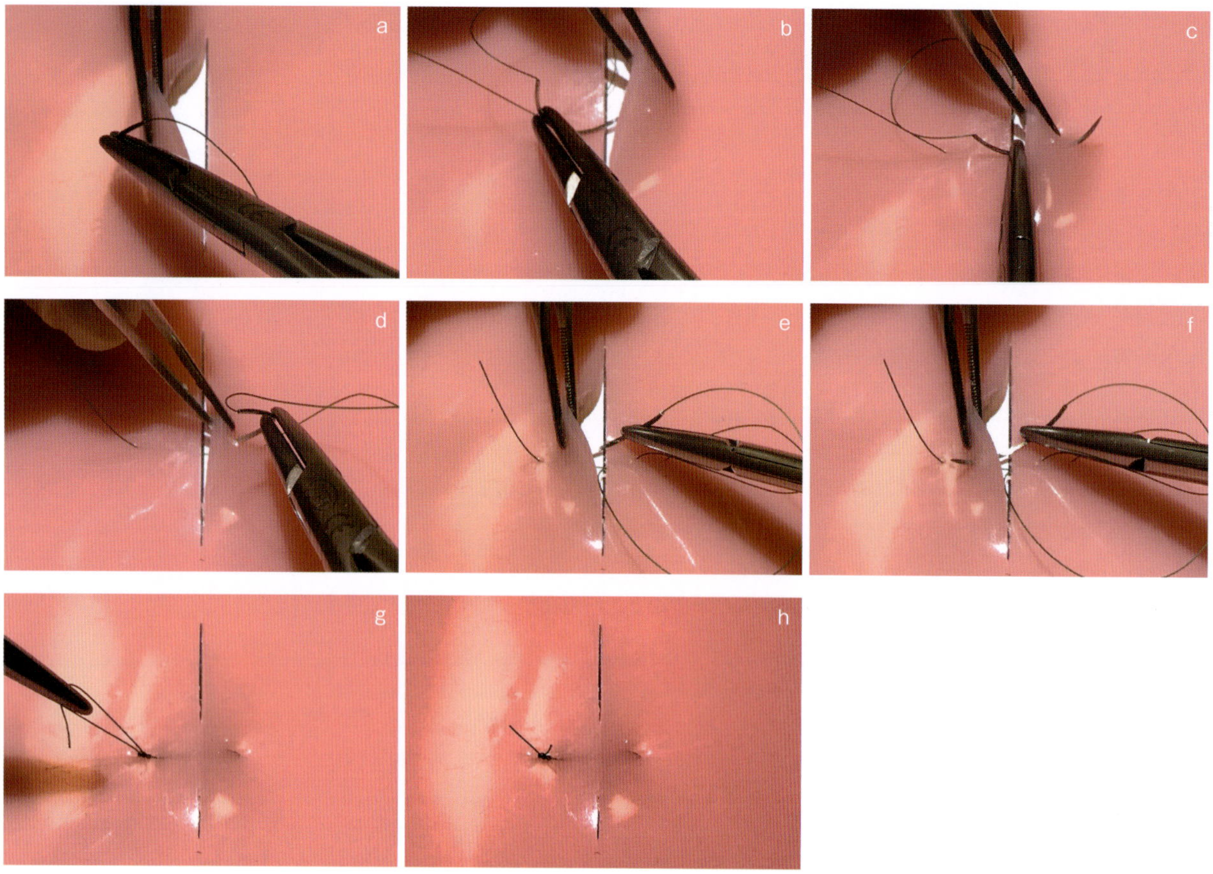

図❾　エバーティング垂直マットレス縫合

エバーティング垂直マットレス縫合（図９）

エバーティング垂直マットレス縫合は以下の手順で行う。

①片側のフラップ（主として頬側・唇側）の外側（上皮側）、創縁の断端より４～６㎜程度のところから縫合針を直角に刺入する。

②縫合針はフラップ内側を通す。

③反対側のフラップの内側、創縁の断端より４～６㎜程度の部位より縫合針を直角に刺入し、上皮の外側に出す。

④縫合針を同側フラップの切開線に対して垂直に創縁の断端より２～３㎜程度の部位から縫合針を直角に刺入する。

⑤縫合針は、はじめに刺入した方向へフラップ内側を通す。

⑥はじめに刺入したフラップの創縁の断端より２～３㎜程度の部位から内側より刺入し、上皮の外側に出す。

⑦はじめに縫合針を刺入したほうで結紮する。結び目は切開線上・刺入部位にかからないようにする。

⑧結び目から３㎜程度のところで縫合糸を切断する。

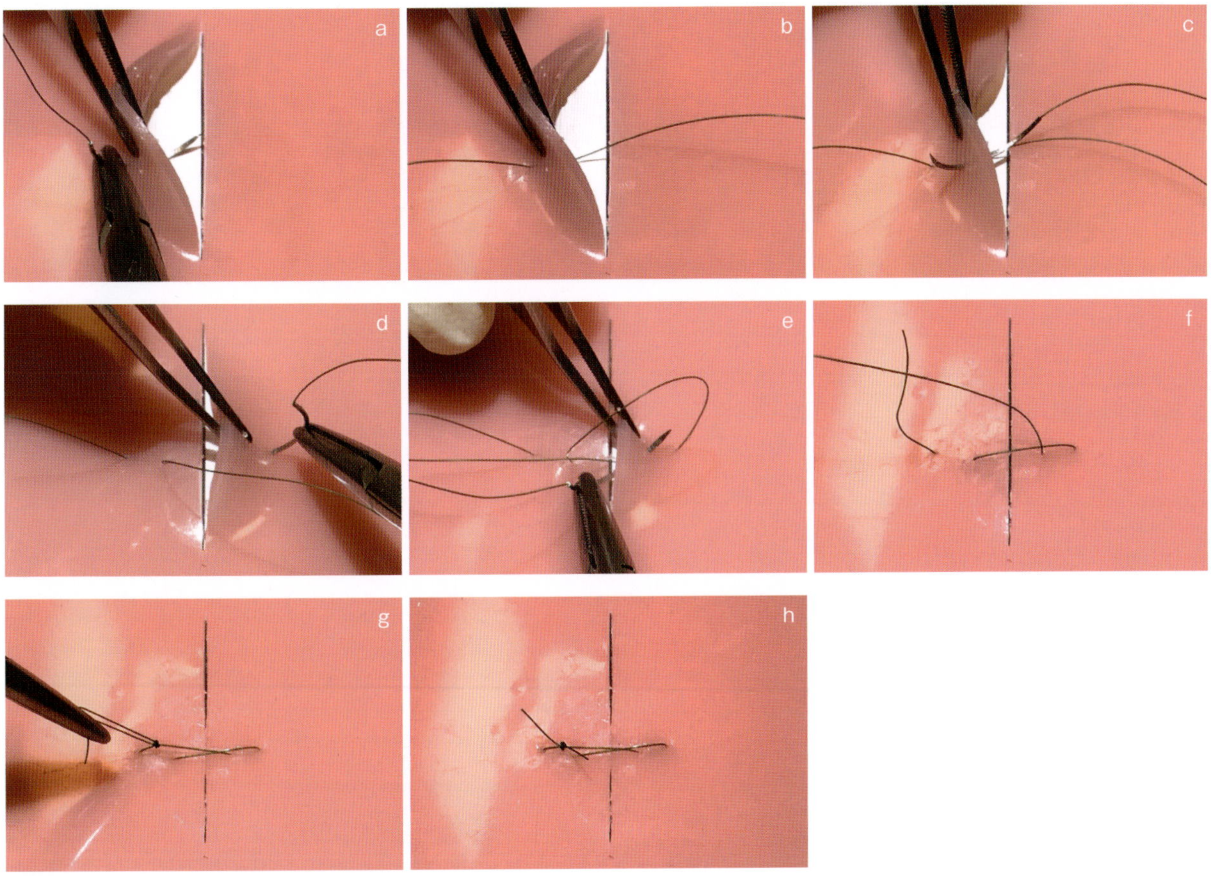

図⑩　インバーティング垂直マットレス縫合

インバーティング垂直マットレス縫合（図10）

インバーティング垂直マットレス縫合は以下の手順で行う。

①片側のフラップ（主として頬側・唇側）の外側（上皮側）、創縁の断端より４～６㎜程度のところから縫合針を直角に刺入する。

②縫合針はフラップ内側を通す。

③縫合針を同側フラップの断端より２～３㎜程度の部位から内側より刺入し、上皮の外側に出す。

④縫合針はフラップ外側を通す。反対側のフラップの外側から創縁の断端より４～６㎜程度の部位から縫合針を直角に刺入する。

⑤縫合針は内側を通し、同側フラップの創縁の断端より２～３㎜程度のところから外側に向け刺入する。

⑥はじめに縫合針を刺入したほうで結紮する。結び目は切開線上・刺入部位にかからないようにする。

⑦結び目から３㎜程度のところで縫合糸を切断する。

エバーティング・インバーティング垂直マットレス縫合について、**図11、動画２**に示す。

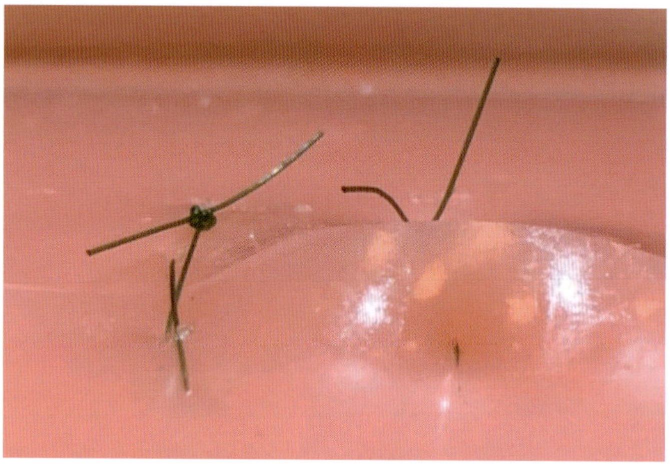

図⓫　エバーティング・インバーティング垂直マットレス縫合

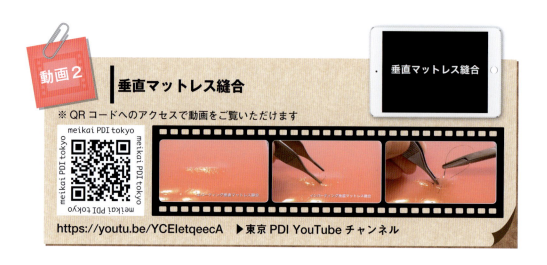

動画２

垂直マットレス縫合

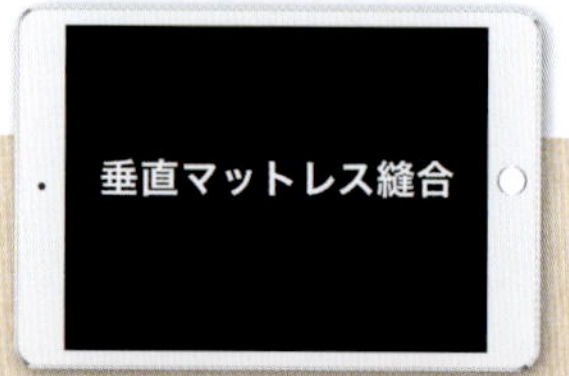

※ QR コードへのアクセスで動画をご覧いただけます

meikai PDI tokyo

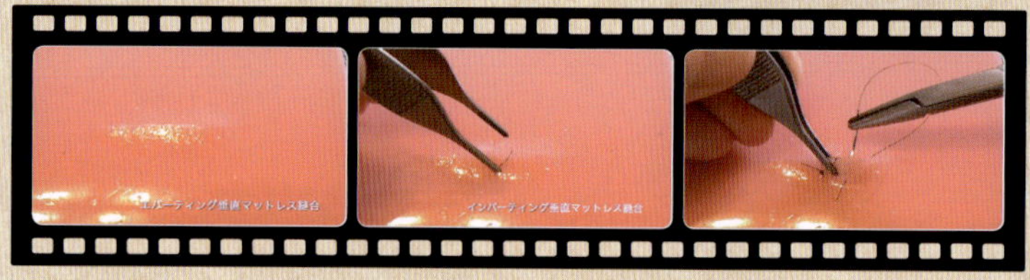

https://youtu.be/YCEletqeecA　▶東京 PDI YouTube チャンネル

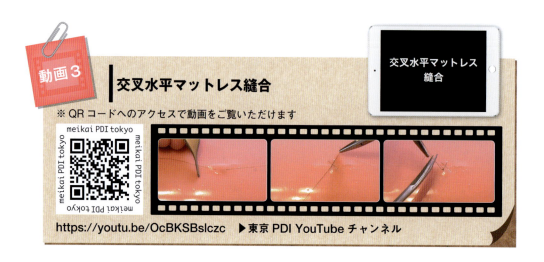

動画３

交叉水平マットレス縫合

※ QR コードへのアクセスで動画をご覧いただけます

meikai PDI tokyo

https://youtu.be/OcBKSBslczc　▶東京 PDI YouTube チャンネル

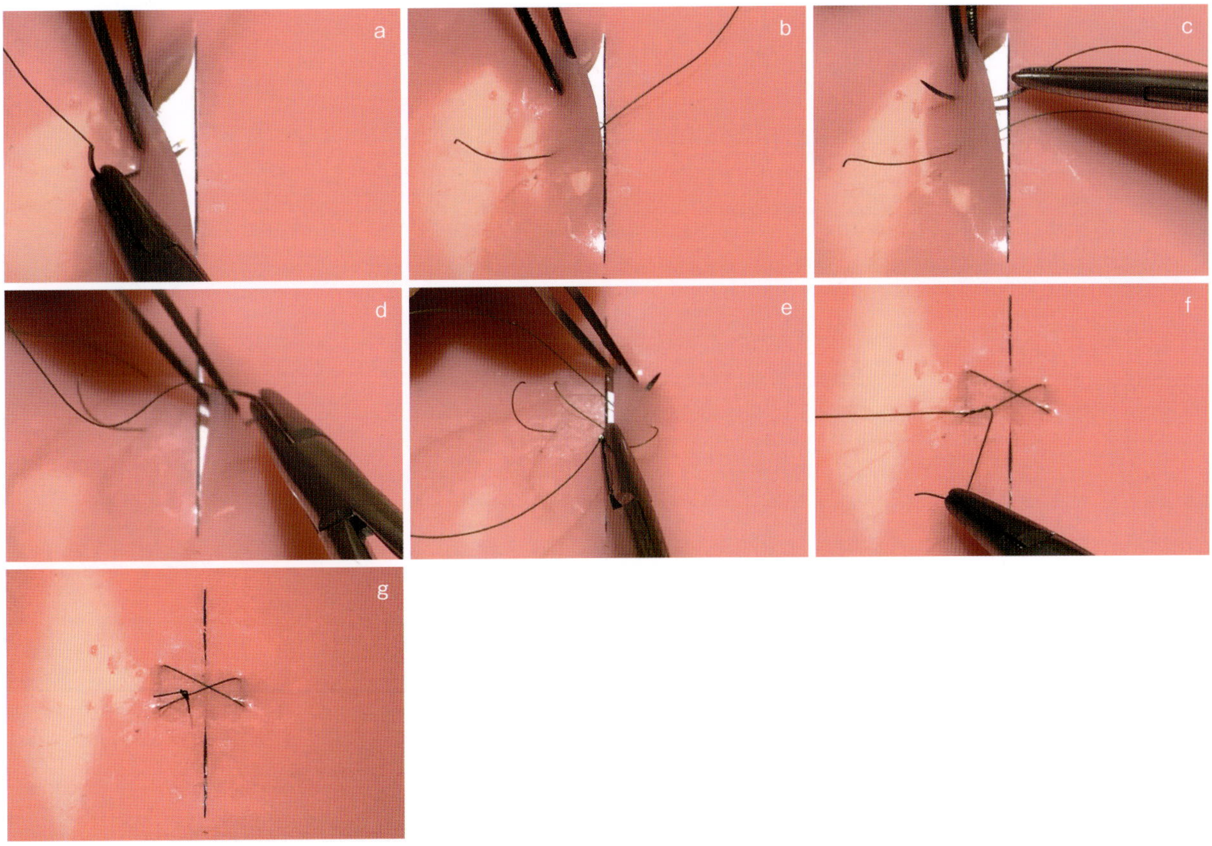

図⑫　交叉マットレス縫合

交叉マットレス縫合（図12、動画3）

交叉マットレス縫合は以下の手順で行う。

①片側のフラップ（主として頬側・唇側）の外側（上皮側）、創縁の断端より３～５㎜程度のところから縫合針を直角に刺入する。

②縫合針はフラップ内側を通す。

③縫合針を同側フラップの切開線に対して平行に近心あるいは遠心５㎜程度の部位の内側から縫合針を直角に外側に向け刺入する。

④縫合針はフラップ外側を縫合針が出てきたところと反対、はじめの刺入部位方向へ通す。反対側のフラップの外側から、はじめに刺入した部位の反対、創縁の断端より同距離の部位に縫合針を直角に刺入する。

⑤縫合針はフラップ内側を通し、同側フラップの切開線に対して平行に近心あるいは遠心５㎜程度（最初の刺入部位と同方向）の部位の内側から縫合針を直角に外側に向け刺入する。

⑥縫合針はフラップ外側を通し、はじめに縫合針を刺入した側で結紮する。フラップ外側には十字状に縫合糸が認められる。結び目は切開線上・刺入部位にかからないようにする。

⑦結び目から３㎜程度のところで縫合糸を切断する。

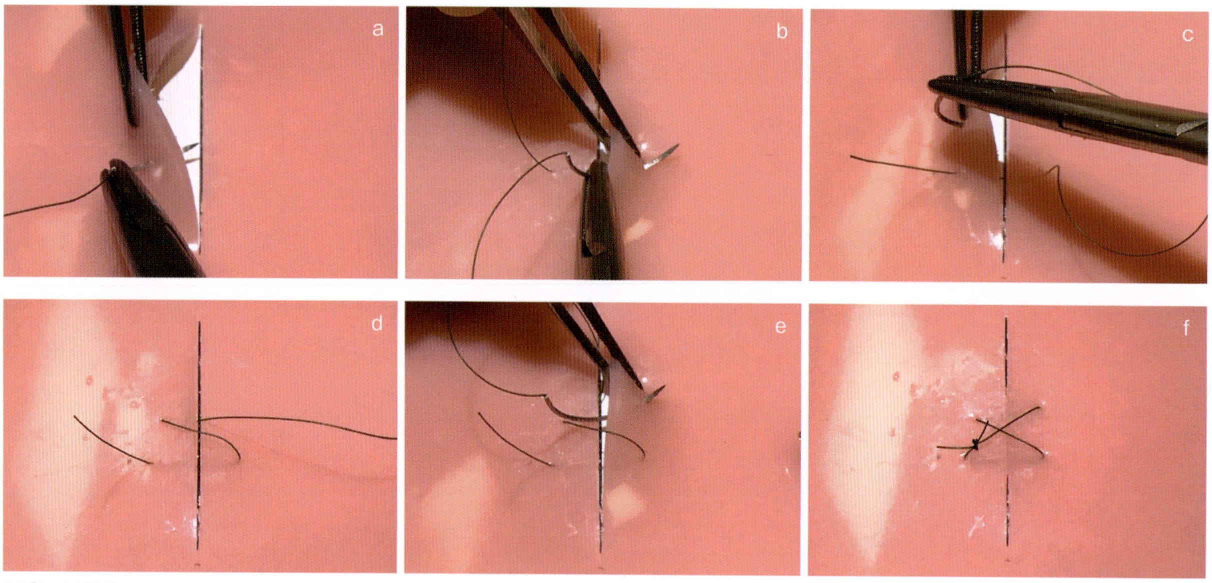

図⓭　Z縫合

Z縫合（図13）

Z縫合は以下の手順で行う。

①片側のフラップ（主として頬側・唇側）の外側（上皮側）、創縁の断端より3～5㎜程度のところから縫合針を直角に刺入する。縫合針はフラップ内側を通す。

②反対側のフラップの内側より縫合針を直角に刺入し、上皮の外側に出す。

③縫合針を反対側フラップの切開線に対して平行に、近心あるいは遠心5㎜程度の部位（縫合針が内側より出てきた距離と同程度）から縫合針を直角に刺入する。縫合糸は切開線を斜めに横断する形となる。

④縫合針は、反対側のフラップの内側より縫合針を直角に刺入し、上皮の外側に出す。

⑤はじめに縫合針を刺入した側で結紮する。結び目は切開線上・刺入部位にかからないようにする。フラップの外側には十字状の縫合糸が認められる。

⑥結び目から3㎜程度のところで縫合糸を切断する。

Z縫合の臨床応用を**図14**に示す。

8字縫合（図15）

8字縫合は以下の手順で行う。

①片側のフラップ（主として頬側・唇側）の外側（上皮側）、創縁の断端より3～5㎜程度のところから縫合針を直角に刺入する。

②縫合針はフラップ内側を通す。縫合針を反対側フラップの切開線に対して平行に、近心あるいは遠心5㎜程度の部位から内側より直角に刺入し、外側に出す。

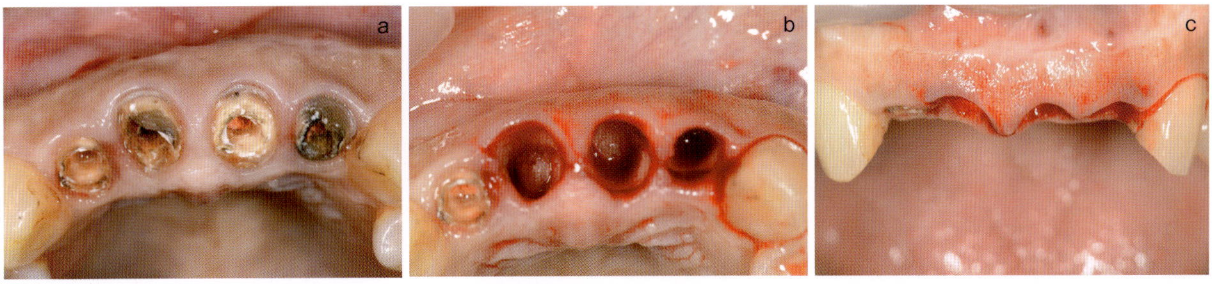

a：術前　　b、c：抜歯直後

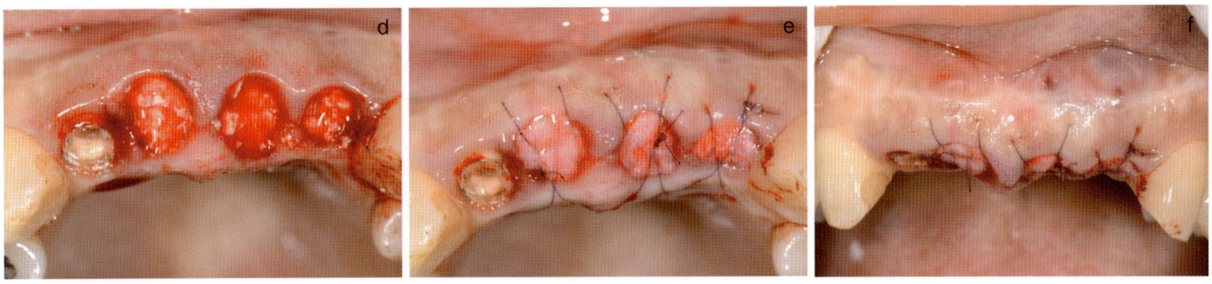

d：人工骨移植　　e、f：コラーゲンスポンジを設置し、Z縫合を行う

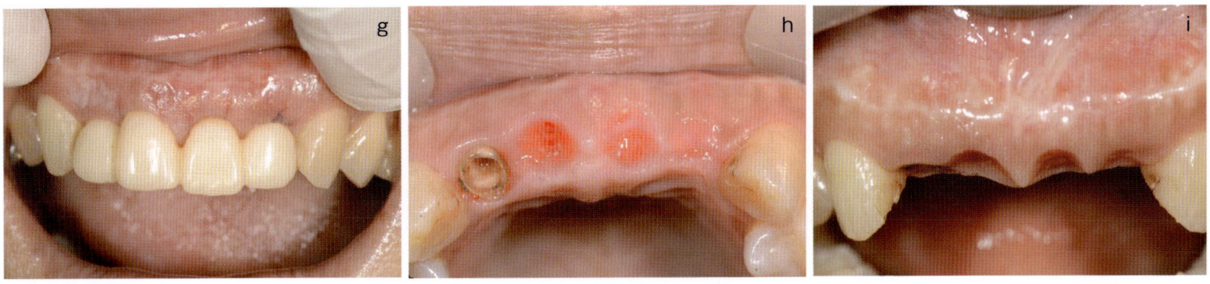

g：術後1週　　h、i：術後4週。良好な治癒を認める

図⑭　Z縫合の臨床応用

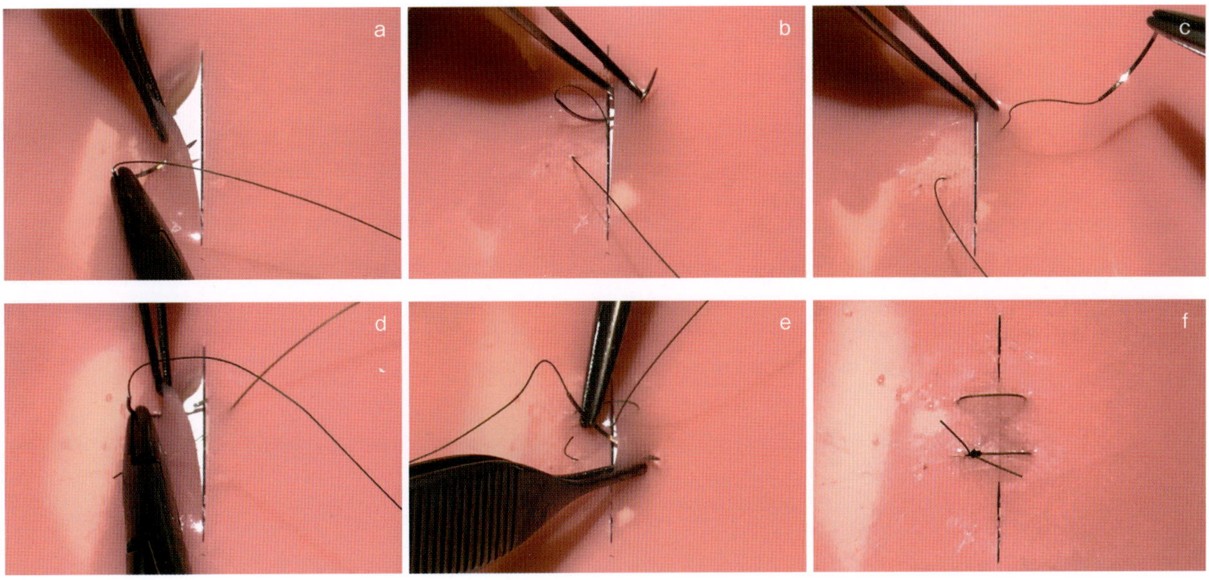

図⑮　8字縫合

動画４

Z 縫合・8字縫合

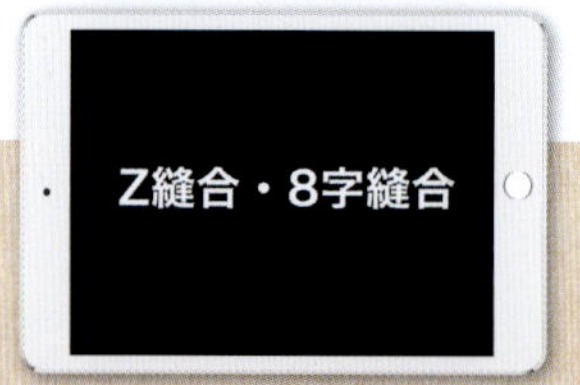

※ QR コードへのアクセスで動画をご覧いただけます

meikai PDI tokyo

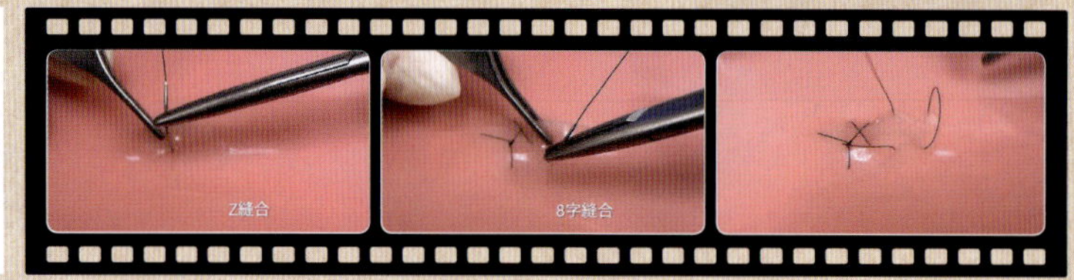

https://youtu.be/TNcuZOkalQs　▶東京 PDI YouTube チャンネル

③フラップ外側を縫合針が出てきたところと反対、はじめの刺入部位方向へ通す。はじめに刺入した部位の反対、創縁の断端より同距離の部位に縫合針を直角に刺入し上皮の外側に出す。

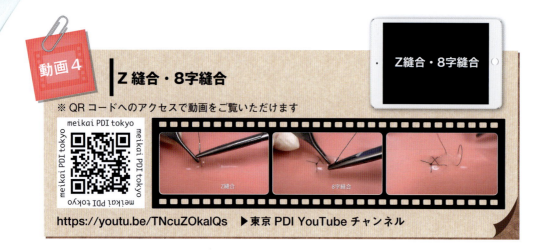

④縫合針を反対側フラップの切開線に対して平行に、近心あるいは２回目の刺入部位と同程度の位置から縫合針を直角に刺入する。縫合糸は内側にて切開線を斜めに横断する形となる。

⑤はじめに縫合針を刺入した側で結紮する。結び目は切開線上・刺入部位にかからないようにする。フラップの外側には切開線に平行な２本の縫合糸が認められる。

⑥結び目から３mm程度のところで縫合糸を切断する。

● ○ ● ○ ● ○

Ｚ縫合、８字縫合はソケットプリザベーションで抜歯窩にコラーゲンスポンジなどを固定する際に用いると有効である。

マットレス縫合には多くの種類があるために、その使用目的に応じて選択する。また、P. 48 Chapter 2-1「断続縫合と連続縫合」の図３、４、動画で紹介した８の字縫合と本項で紹介した８字縫合は、ほぼ同じ名称でも違う縫合法である。この他にも、縫合法には多くの名称があり、一つの縫合法に複数の名称があるものや、同じ名称でも違う縫合法のものもあるので注意が必要である。

COLUMN

私の趣味

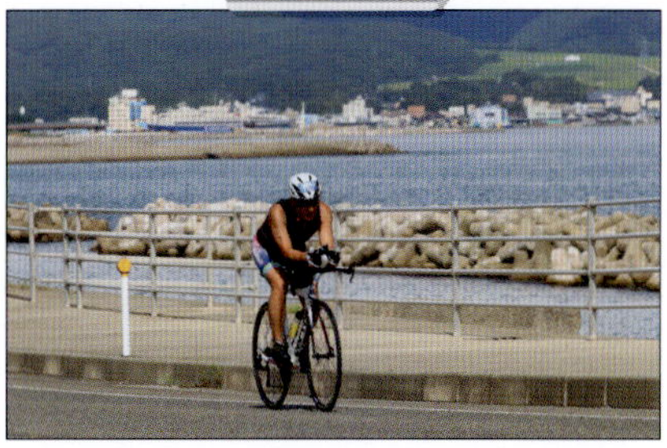

▲第30回佐渡国際トライアスロン大会。トライアスロンは長時間の運動のため、体は疲労するが、素晴らしい景観は日ごろの精神的な疲れを癒してくれるとともに、手術手技、治療計画の立案に際し新たな発想をもたらしてくれる

私は趣味でトライアスロンというスポーツをしています。トライアスロンという名前を聞いたことのある方のなかには、「とんでもない距離を泳いで自転車で走ったうえにマラソンまでする鉄人レースだ」と思っている方も多いかもしれません。

諸説ありますが、最初のトライアスロンは、1977年にアメリカ海軍の軍人たちが酒宴の席で「遠泳、長距離ロードレース、フルマラソンのどれが一番タフか？」という話になり、とても盛り上がったのでしょう。「それでは全部一度にやってしまおう」と、水泳3.8㎞、自転車180㎞、フルマラソン42.195㎞というアイアンマン・ディスタンスのトライアスロンが始まったとのことです。

さすがにこの距離の競技を１日でこなすのはものすごくタフなことで、鉄人レースといわれる所以でしょう。

現在では、アイアンマン・ディスタンスのおよそ半分の距離のミドル・ディスタンス、オリンピック競技にも入っている、オリンピック·ディスタンス（水泳1.5㎞、自転車40㎞、マラソン10㎞）、スプリント·ディスタンス（水泳700m、自転車20㎞、マラソン５㎞）など、さまざまな距離のレースがあり、少し練習すれば誰でも始められるようになりました。休日ともなれば日本各地で大会が開催され、多くの一般アスリートが参加しています。

普段、診療室の中で日光を浴びることの少ない私にとって、トライアスロン大会は1日中青空のもと、自然の空気のなかで遊べる大人の運動会。健康維持に、ストレス発散に最適です。いろいろなところで開催されているので、みなさんも始めてみてはいかがでしょうか？

3 インプラント・歯周外科に役立つマットレス縫合

ループ（単純結節）縫合では、フラップの断端同士を縫合により接合するのみであるが、エバーティング水平マットレス縫合は、フラップの両端を持ち上げて強固に保持する作用があり、さらに接合部ののりしろを広くすることができ、接合部での血液供給がループ縫合よりも多くなることが期待される。このため、フラップが安定し、より良好な治癒が見込まれる（**図1**）。

また、エバーティング水平マットレス縫合にループ縫合を組み合わせることにより、さらに確実な縫合を行うことが可能となる。この際のエバーティング水平マットレス縫合は、フラップ同士を強固に保持するために、ホールディングスーチャー（Holding Suture）、ループ縫合によりフラップの断端を閉鎖するためにクロージングスーチャー（Closing Suture）と呼ばれる（**図2**）。

エバーティング水平マットレス縫合とループ縫合の組み合わせは、術後の腫脹により内圧が高まり、縫合部を裂開させる力がかかりやすい２回法インプラントの埋入手術や骨移植、骨誘導再生法（GBR）などの際に用いることが多い（**図3、4**）。

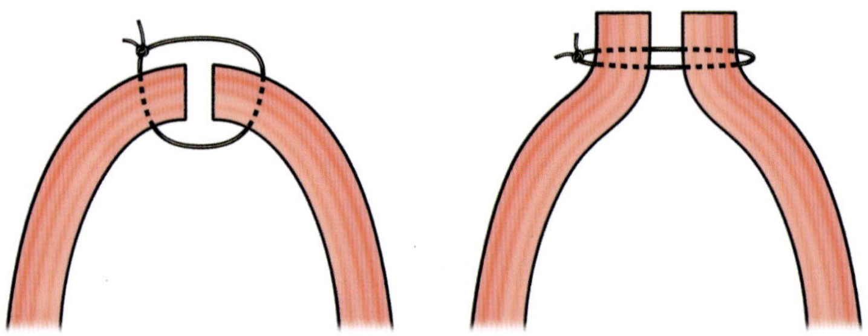

ループ縫合　　エバーティング水平マットレス縫合

図❶　ループ縫合とマットレス縫合

ホールディングスーチャー
水平マットレス縫合

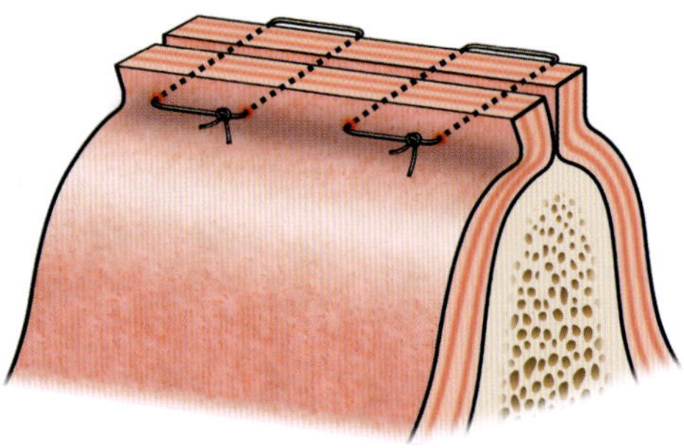

図❷　水平マットレス縫合

クロージングスーチャー
ループ縫合

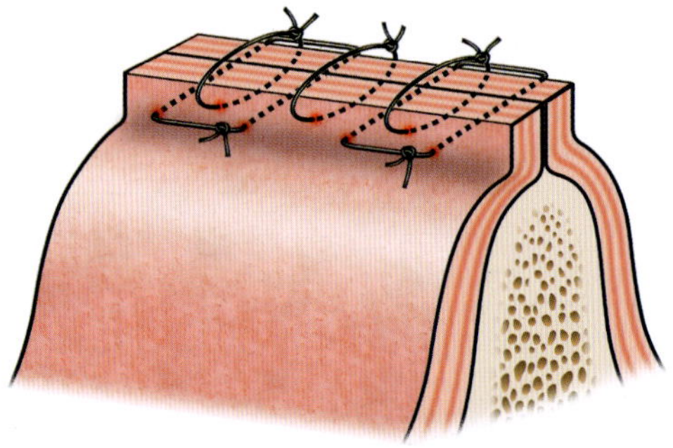

図❸　ループ縫合とマットレス縫合の組み合わせ

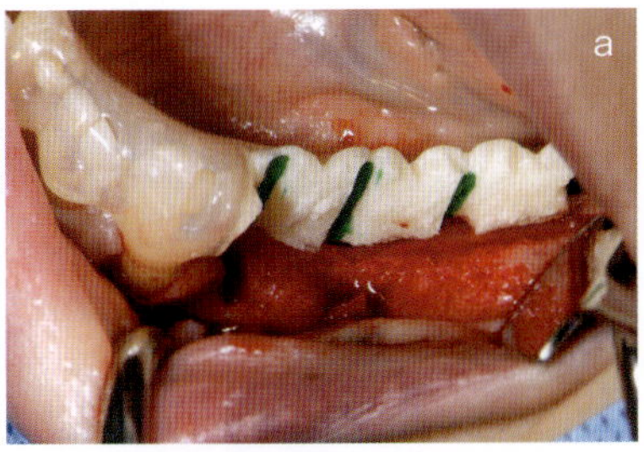

a：|4～7 欠損症例

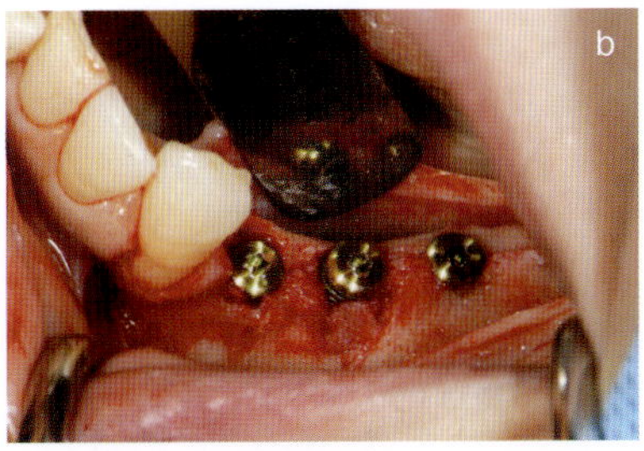

b：|4 5 部は骨移植を伴う GBR が必要と判断した

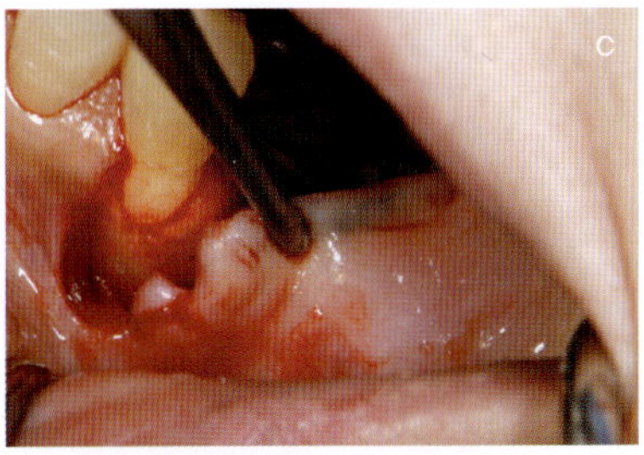

c：骨膜減張切開が必要である

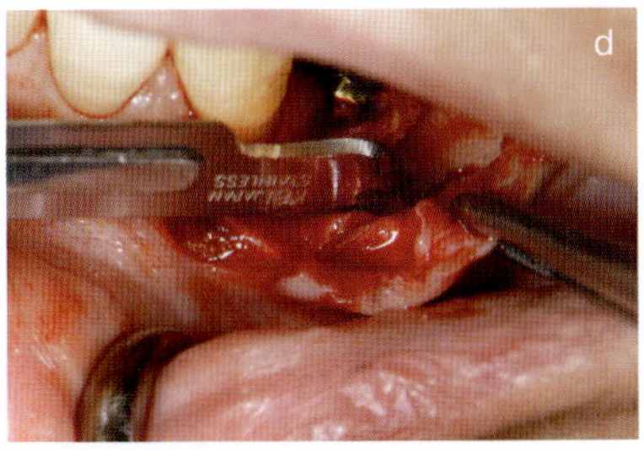

d：骨膜減張切開

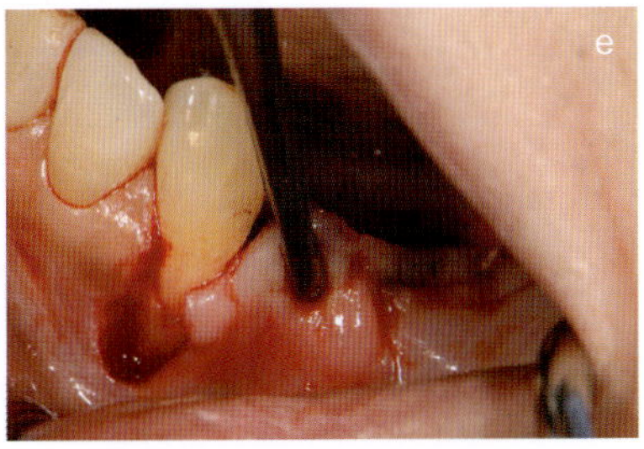

e：骨移植後に増大されたスペースを十分にカバーできるように減張された

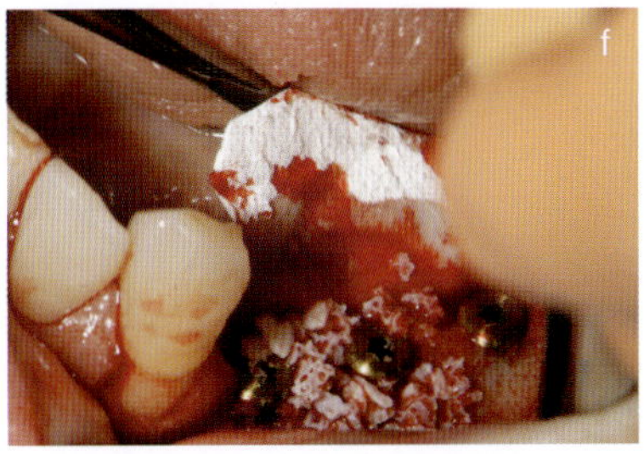

f：骨移植とメンブレンの設置

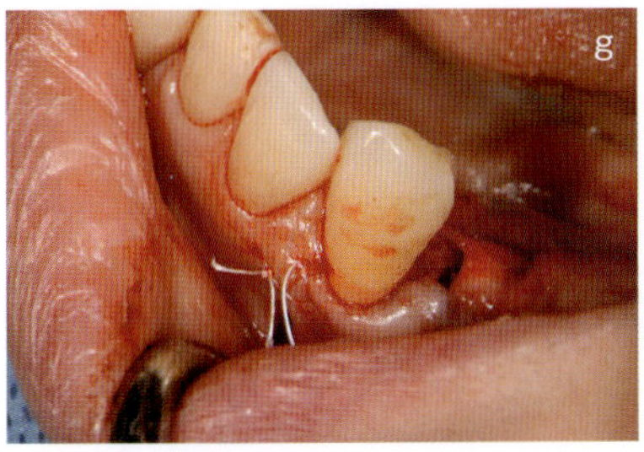

g：隣在歯歯頸ラインのズレを予防するため、縦切開の歯頸部より1～2糸を先に縫合する

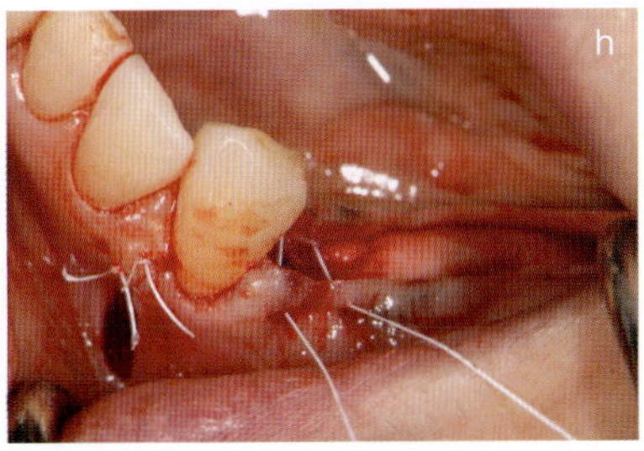

h：エバーティング水平マットレス縫合

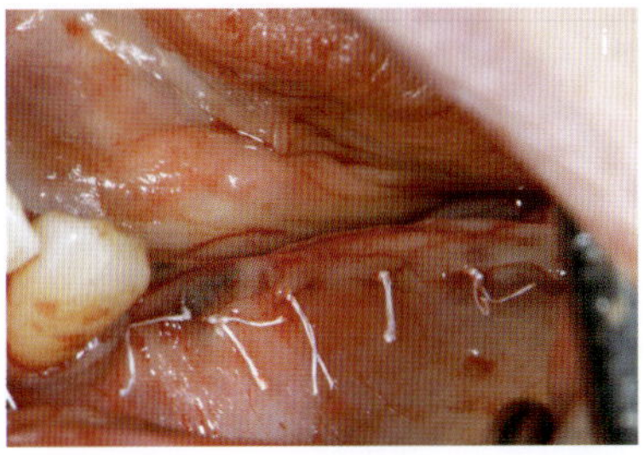

i：エバーティング水平マットレス縫合によるホールディングスーチャー

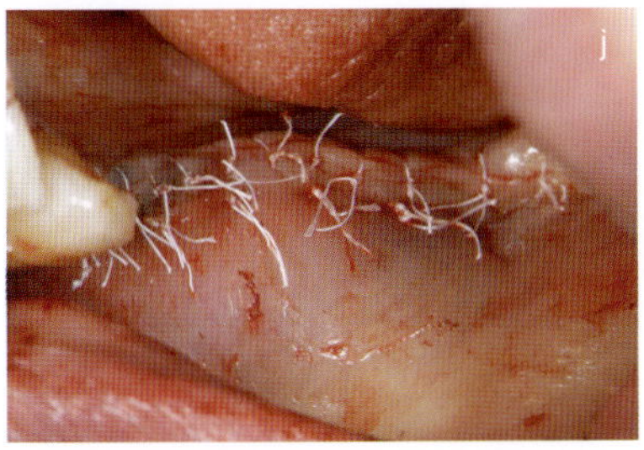

j：クロージングスーチャーとなるループ縫合を加え完全閉鎖創とする

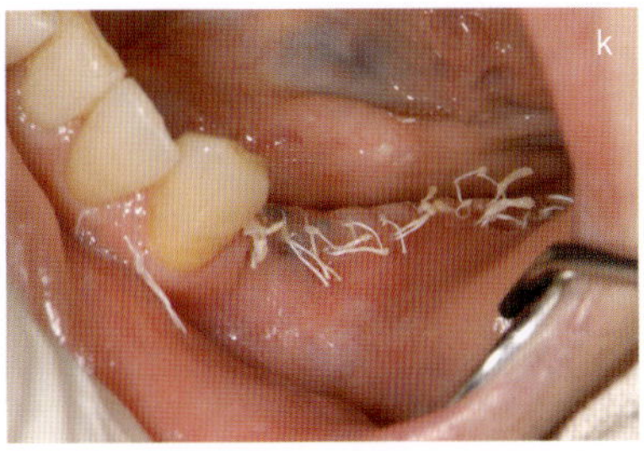

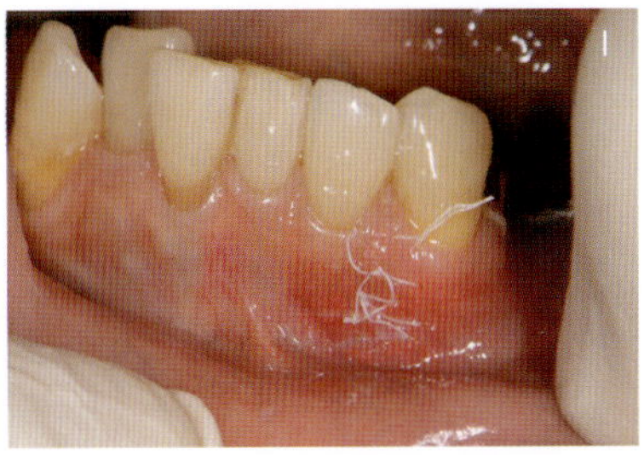

k、l：術後2週、抜糸時。PTFE 縫合糸周囲にはプラークによる汚染は認められない

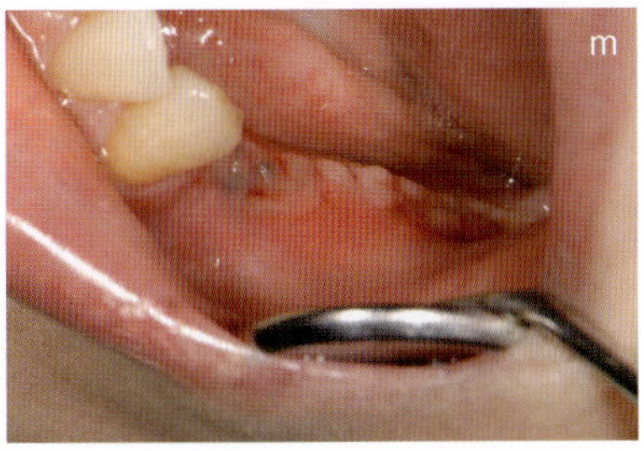

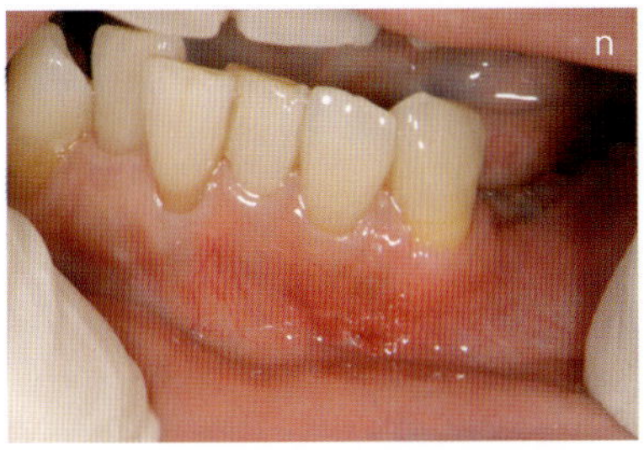

m、n：抜糸直後。良好な治癒を認める

図❹　臨床例：ループ縫合とマットレス縫合の組み合わせ

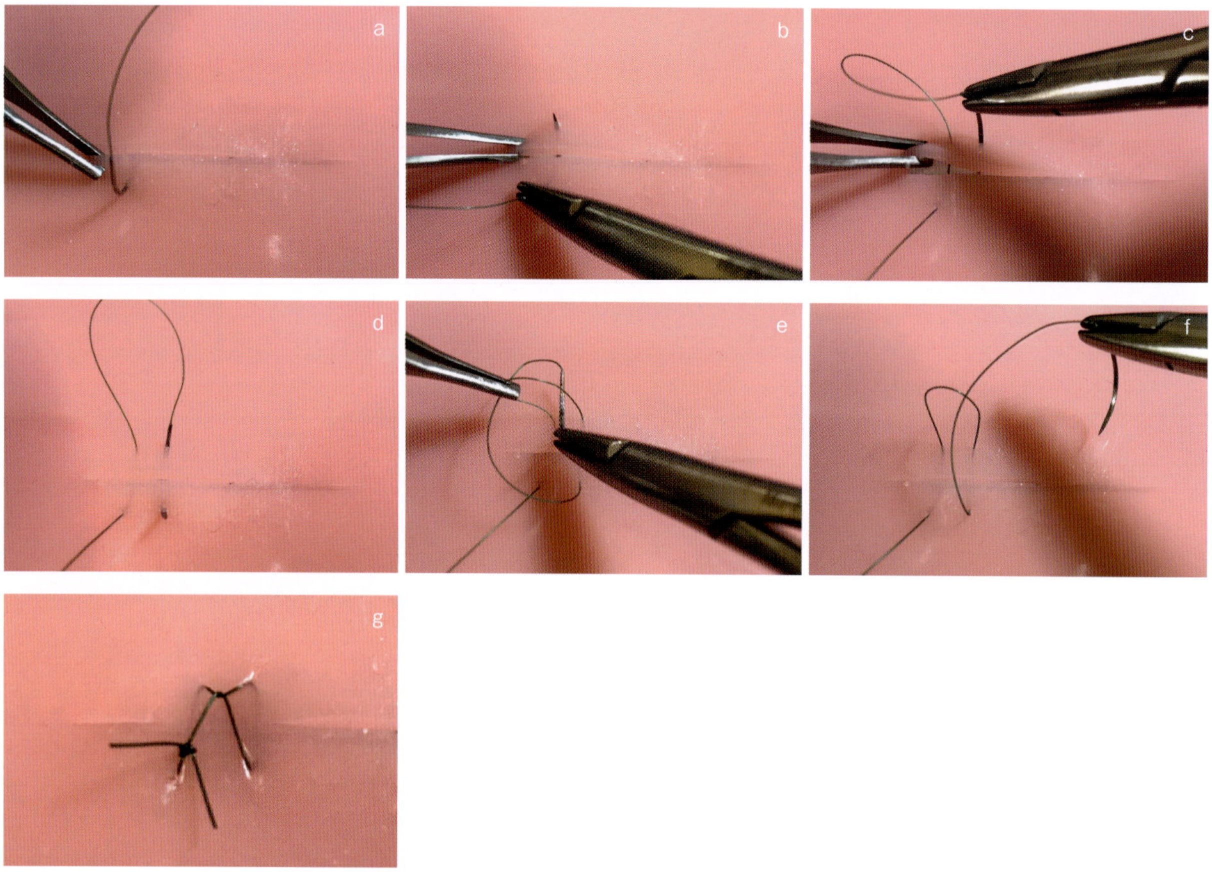

図❺　モディファイドエバーティング水平マットレス縫合

モディファイドエバーティング水平マットレス縫合（図5、6）

モディファイドエバーティング水平マットレス縫合は、一度の縫合でエバーティング水平マットレス縫合にループ縫合を組み合わせたものである。外科処置では、正確さはもちろんだが、短時間で行うことも重要である。

モディファイドエバーティング水平マットレス縫合は、適切に行うと大幅に手術時間を短縮することが可能である。筆者は、単純な２回法インプラント埋入手術など、術後の腫脹の程度が比較的少ないケースでは、モディファイドエバーティング水平マットレス縫合を選択し、GBR・骨膜減張切開などを併用した術後の腫脹が大きいと考えられるケースでは、エバーティング水平マットレス縫合とループ縫合の組み合わせを用いている。

モディファイドエバーティング水平マットレス縫合は以下の手順で行う（**動画**）。

①片側のフラップ（主として頬側・唇側）の外側（上皮側）、創縁の断端より３～５㎜程度のところから縫合針を直角に刺入する（**図５ａ**）。

②縫合針はフラップ内側を通し、反対側のフラップの内側より直角に刺入して外側に出す（**図５ｂ**）。

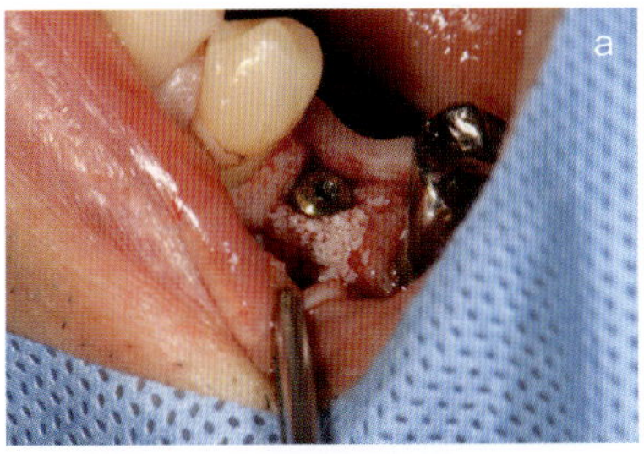

a：$\underline{5|}$部インプラント埋入手術

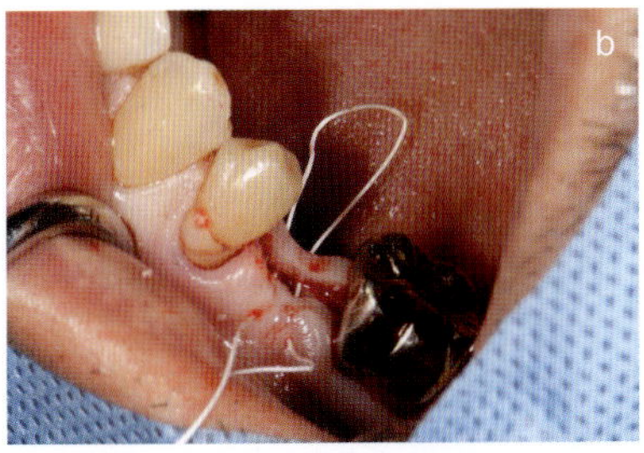

b：エバーティング水平マットレス縫合の基本形

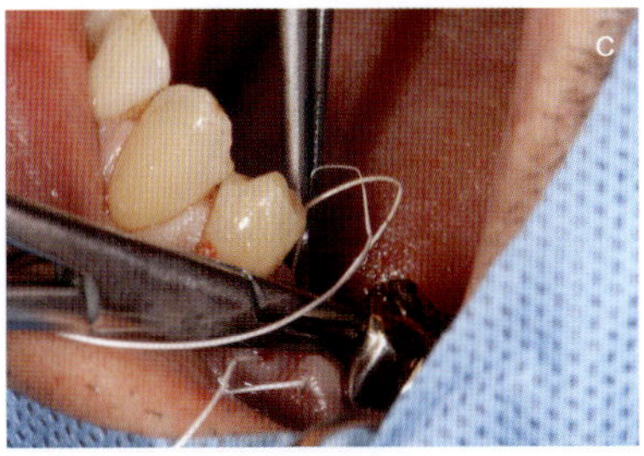

c：口蓋側のループに通す

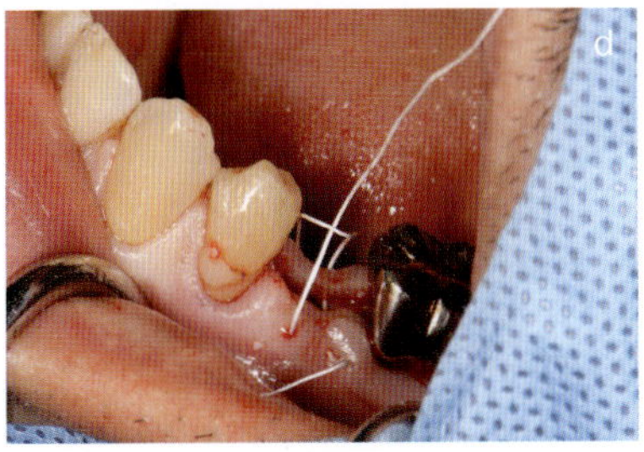

d：ループに通したところ

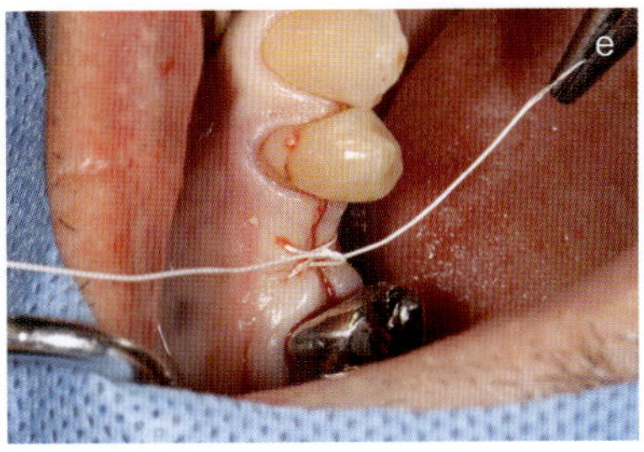

e：結紮を行う

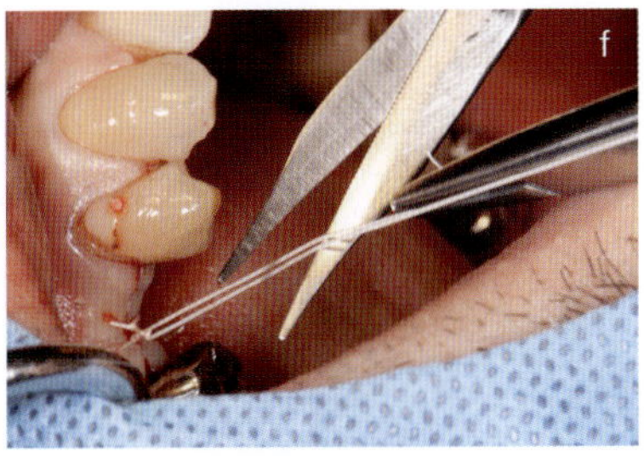

f：縫合糸切断の際は視認しやすいところからはさみの刃を縫合糸に当てながら切断ポイントまで進める

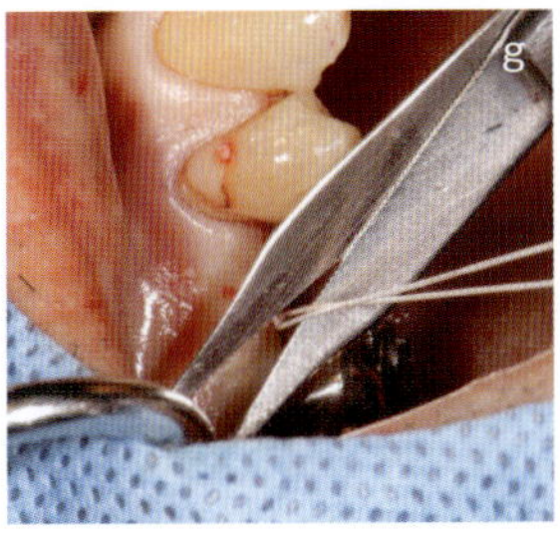

g：結び目より３㎜程度で切断する

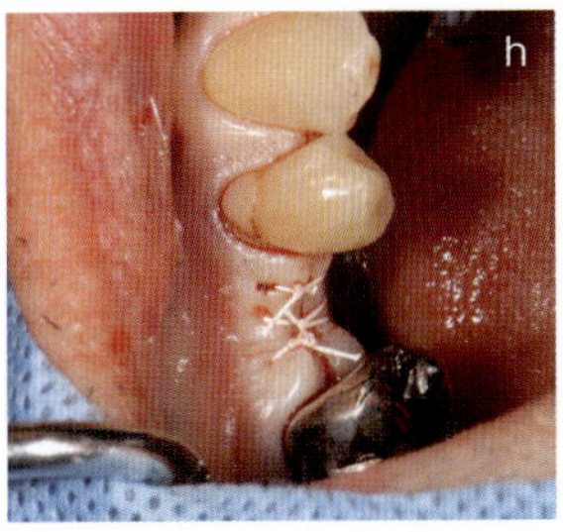

h：近心へのループ縫合の追加後、遠心にもループ縫合の追加が必要である

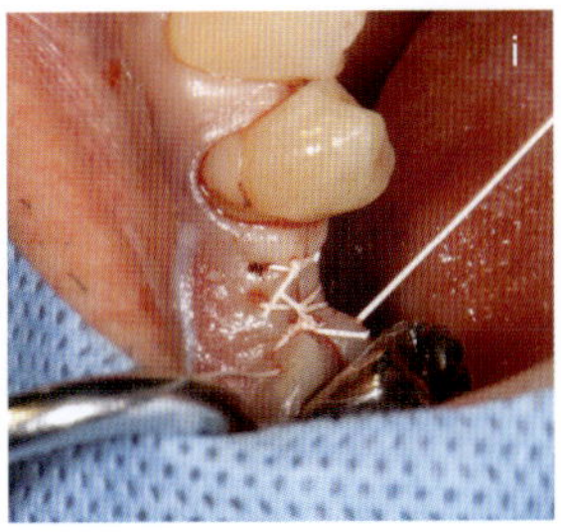

i：遠心へのループ縫合の追加

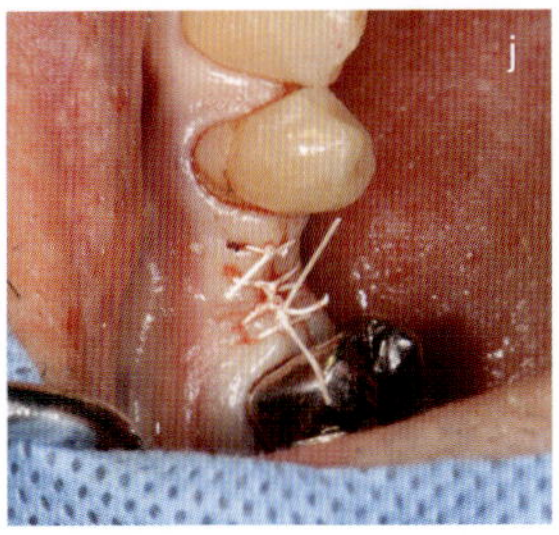

j：縫合終了

図❻　臨床例：モディファイドエバーティング水平マットレス縫合

③縫合針を、同側フラップの切開線に対し平行に近心あるいは遠心５㎜程度の部位（縫合針が内側より出てきた距離と同程度）から直角に刺入する（図５ｃ）。

④縫合針は、はじめに刺入した方向へフラップ内側を通す。この際、フラップ上でループ状に折り返している縫合糸はわずかにたるませておく（図５ｄ）。

⑤はじめに刺入した創縁の断端より同距離、３回目に近遠心に移動し刺入したと同距離にて内側より刺入、外側に出す（図５ｅ）。

⑥縫合糸は反対側のフラップ上で折り返している縫合糸のループの中を通過させる（図５ｆ）。

⑦はじめに縫合針を刺入した側で結紮する。結び目は切開線上・刺入部位にかからないようにする。結び目から３㎜程度のところで縫合糸を切断する（図５ｇ）。

モディファイドエバーティング水平マットレス縫合の臨床例を図６に示す。

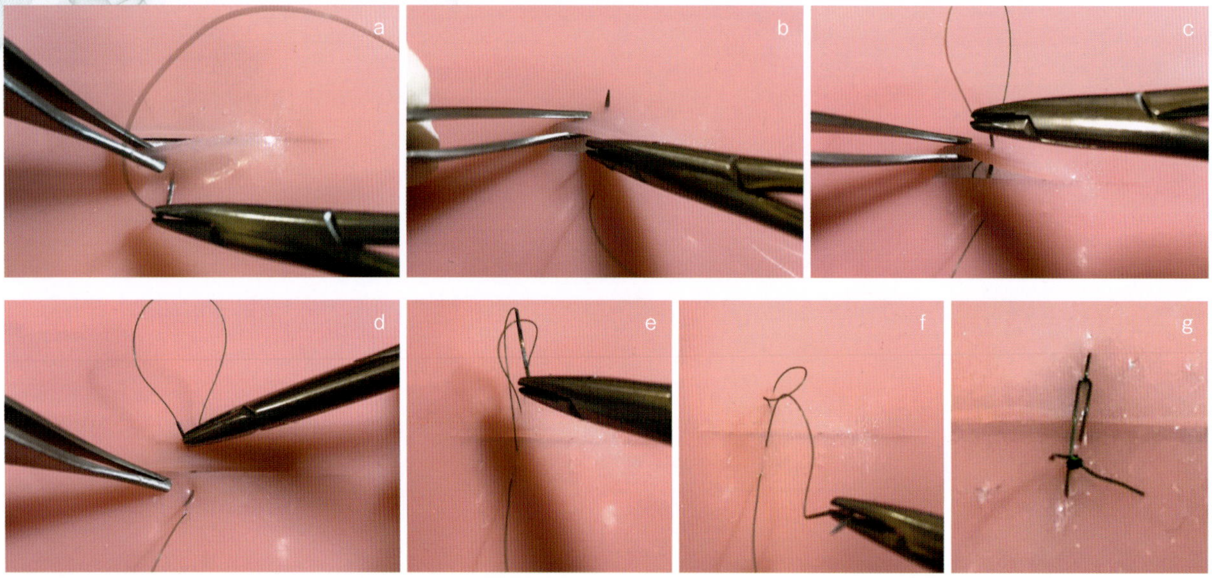

図❼　モディファイドエバーティング垂直マットレス縫合

モディファイドエバーティング垂直マットレス縫合（図７、８）

エバーティング垂直マットレス縫合においても、先のモディファイドエバーティング水平マットレス縫合を応用することが可能である。この縫合法は、モディファイドエバーティング垂直マットレス縫合、または垂直懸垂マットレス縫合（Vertical sling mattress suture）と呼ばれる。近遠心的に狭いスペースや、歯周組織再生療法時の歯間乳頭部の縫合に用いる。

モディファイドエバーティング垂直マットレス縫合は、以下の手順で行う。

①片側のフラップ（主として頬側・唇側）の外側（上皮側）、創縁の断端より４～６㎜程度のところから縫合針を直角に刺入する（図７ａ）。

②縫合針はフラップ内側を通し、反対側の創縁の断端より４～６㎜程度のフラップ内側より直角に刺入して外側に出す（図７ｂ）。

③縫合針を同側フラップの切開線に対して垂直に、創縁の断端より２～３㎜程度の部位から直角に刺入する（図７ｃ）。

④縫合針は、はじめに刺入した方向へフラップ内側を通す。この際、フラップ上でループ状に折り返している縫合糸はわずかにたるませておく。はじめに刺入したフラップの創縁の断端より２～３㎜程度の部位から内側より刺入し、外側に出す（図７ｄ）。

⑤縫合糸は、反対側のフラップ上で折り返している縫合糸のループの中を通過させる（図７ｅ、ｆ）。

⑥はじめに縫合針を刺入した側で結紮する。結び目は切開線上・刺入部位にかからないようにする。結び目から３㎜程度のところで縫合糸を切断する（図７ｇ）。

モディファイドエバーティング垂直マットレス縫合の臨床例を図８に示す。

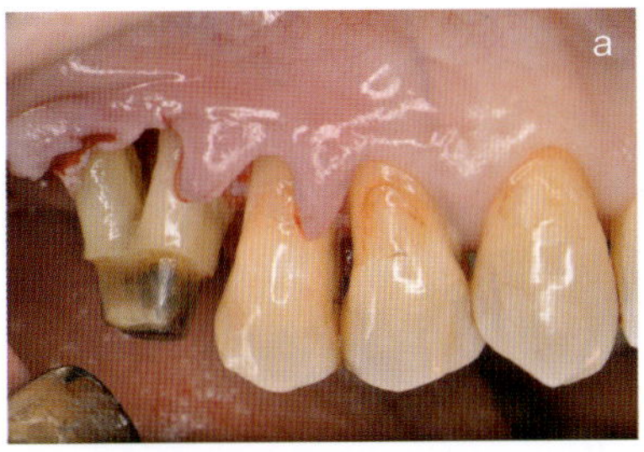

a：上顎右側臼歯部への FOP。5 4|間の歯間乳頭は高い位置に温存する必要がある。モディファイドエバーティング垂直マットレス縫合の適応である

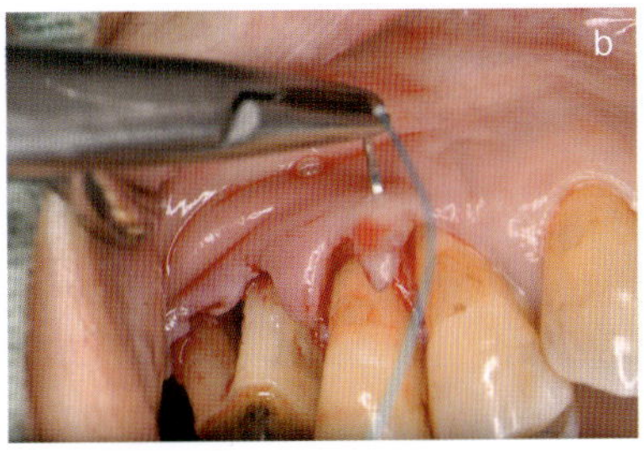

b：頬側フラップへの刺入

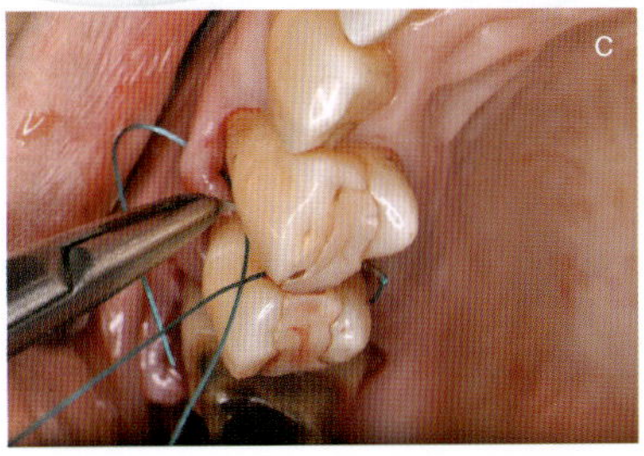

c：スウェッジよりコンタクトを通過させる

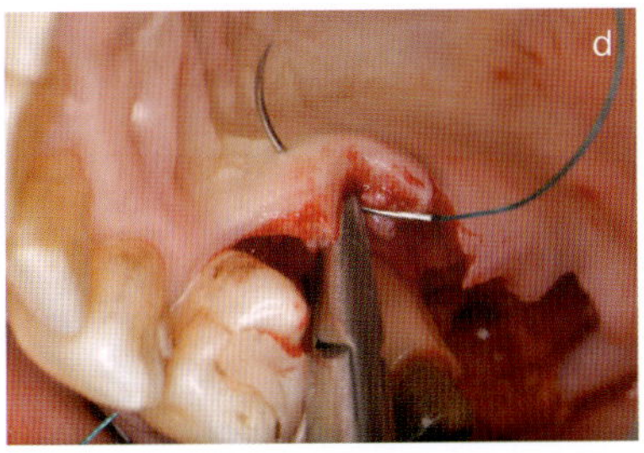

d：口蓋側フラップ内面から外側へ刺入

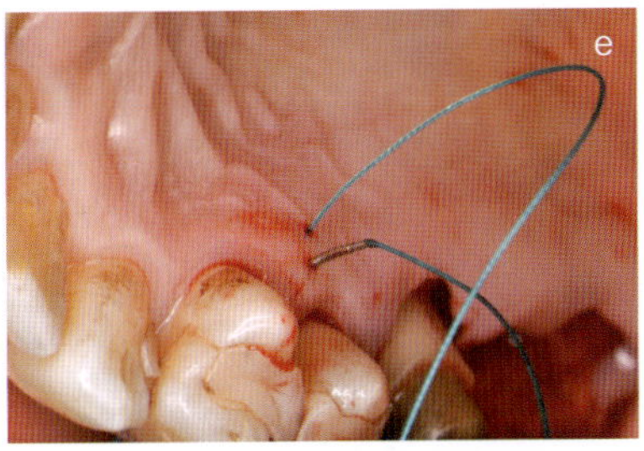

e：口蓋側フラップ外側からの刺入

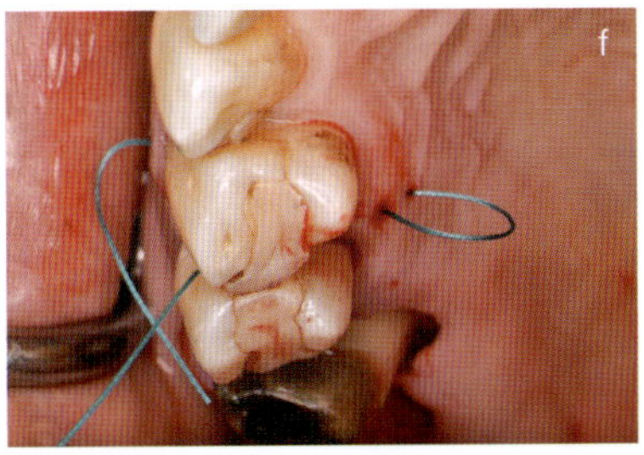

f：口蓋側フラップ外側から刺入し、コンタクト下を頬側へ通過させる。口蓋側にはループを残す

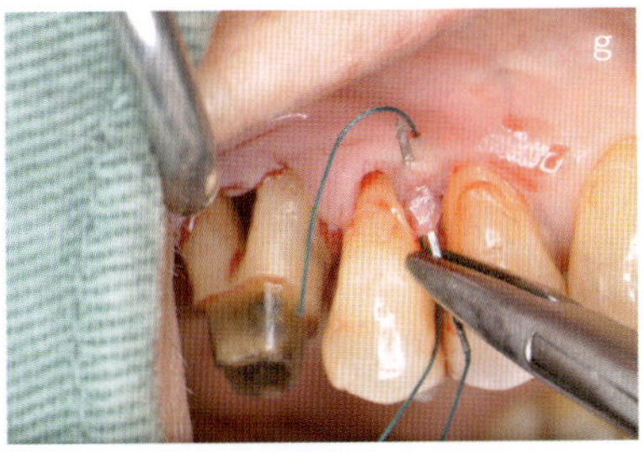

g：頬側フラップ内面より刺入。エバーティング垂直マットレスの基本形

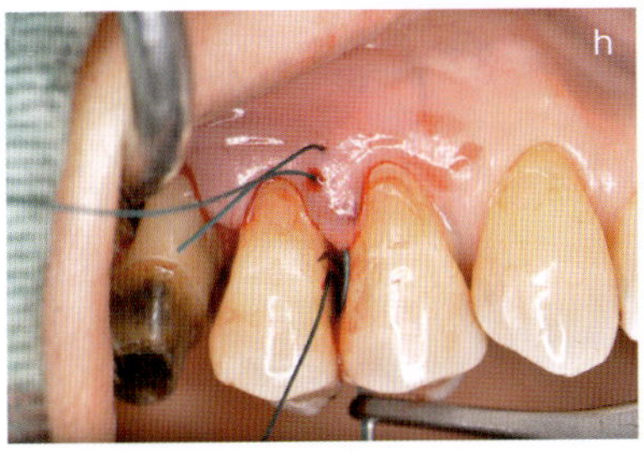

h：スウェッジを先にコンタクト下を通過させる

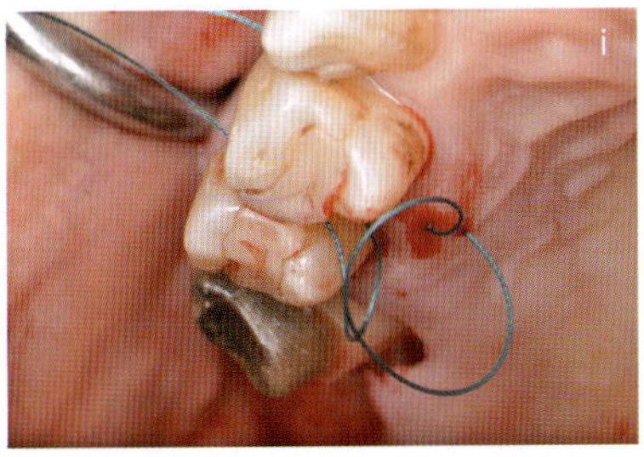

i：口蓋側のループの中を通し頬側へ戻す

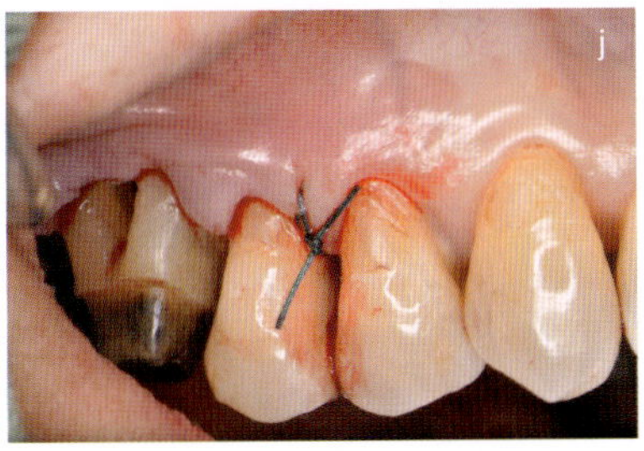

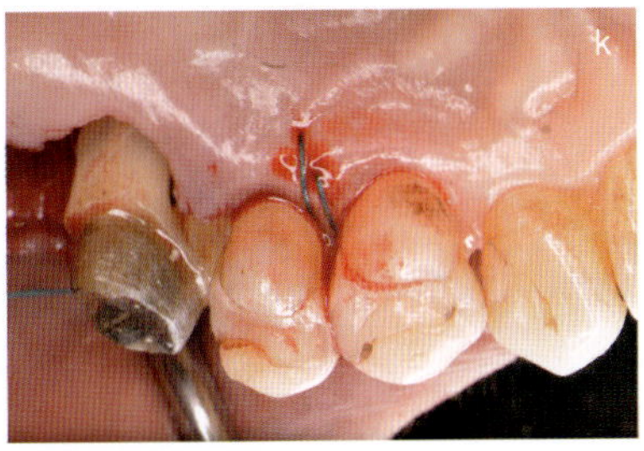

j、k：モディファイドエバーティング垂直マットレス縫合の完成

図❽　臨床例：モディファイドエバーティング垂直マットレス縫合（写真は、東京都・つばき歯科クリニック：小倉佳代子先生［WDC 所属］のご厚意による）

動画

モディファイドエバーティングマットレス縫合

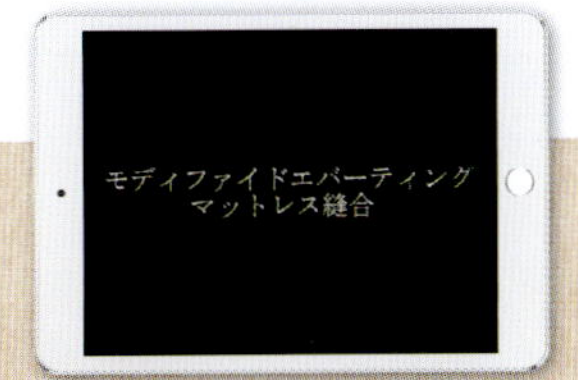

※ QR コードへのアクセスで動画をご覧いただけます

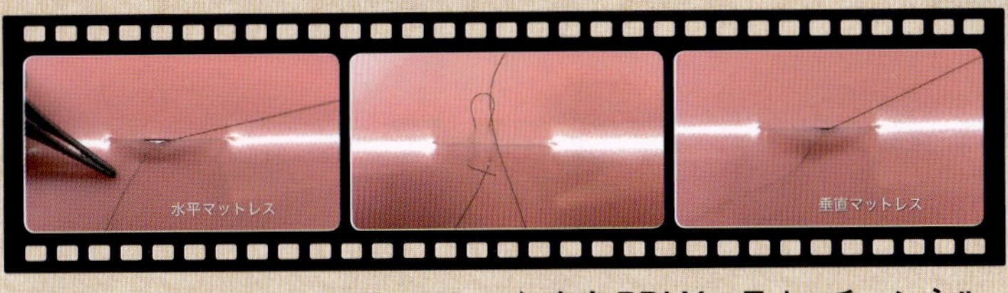

meikai PDI tokyo

https://youtu.be/WccojbxAl3c　▶東京 PDI YouTube チャンネル

Dental Sutureing

4 連続縫合

Chapter 2-1~3では、おもに一つの縫合に対してそれぞれ結紮を行う断続縫合（結節縫合：Interrupted Suture）を解説してきた。本項では、１本の縫合糸を用い、複数の縫合を連続して行う連続縫合（Continuous ／ Running Suture）について解説する。

連続縫合は、多くの臨床の場で使用される。結紮には時間を要するために、長い切開線や広範囲に及ぶフラップの固定の際に複数回縫合と結紮を繰り返すと、手術時間の延長と縫合糸を余計に消耗することに繋がる。このようなシチュエーションで連続縫合を行うことにより、結紮時間と縫合糸の節約に繋がる。しかしながら、連続縫合では一部で縫合糸が切れた場合や刺入部の軟組織が切れた際などに、縫合糸がほどけたり、フラップの固定が緩んでしまう欠点もある。このため、縫合時により丁寧な操作を行う必要があるとともに、縫合後に腫脹や可動により縫合部に大きな力がかかるおそれのある部位は避けたほうがよい。

連続縫合にはさまざまな種類がある。大きく分けると、歯根端切除のパルチの弧状切開や複数歯に及ぶ欠損部において、フラップを固定する際に切開線を基準にフラップ同士を接合させる連続縫合と、歯周外科における歯肉剝離掻爬術などの際に、頰舌側に開いたフラップをそれぞれ歯に対し固定する際に用いる連続懸垂縫合（Continuous Sling Suture）がある。この違いは、縫合の際にフラップ同士を接合(固定）させるか、フラップを歯に固定するかの違いである。

フラップ同士を固定する連続縫合には、連続してループ縫合を行う連続縫合、連続マットレス縫合（Continuous Mattress Suture)、水平・垂直、ループごとにロックする連続ロック縫合・連続かがり縫い（Continuous Locking Suture)、連続ロック縫合の変法（Modified Continuous Locking Suture）がある。

連続縫合（図１、動画１）

連続縫合は以下の手順で行う。

①片側のフラップ（主として頰側・唇側）の外側（上皮側)、創縁の断端より３㎜程度のところから縫合針を直角に刺入し、反対側のフラップの内側より創縁の断端より３㎜程度のところから縫合針を直角に刺入しフラップの外側に出す（図１a)。

②はじめに縫合針を刺入した側で結紮し、断続縫合を行う（ここではループ縫合で解説しているが、他の縫合でもよい：図１b)。

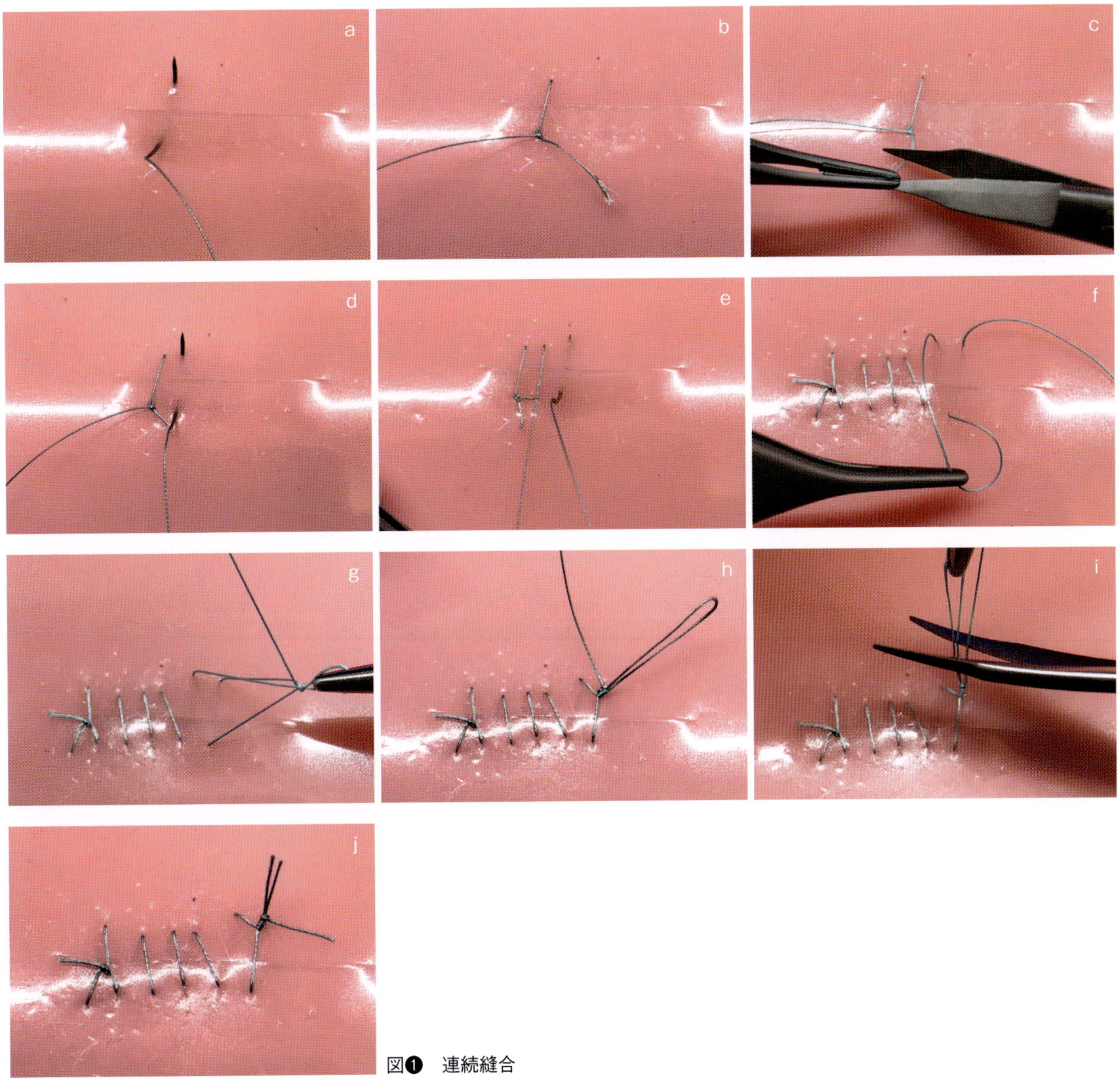

図❶　連続縫合

③縫合糸の縫合針のついていないほうを、結び目より３㎜程度で切断する（図１ｃ）。

④はじめに縫合針を刺入した部位より側方に３～５㎜離し、創縁の断端より３㎜程度のところから縫合針を直角に刺入する。反対側のフラップの内側の創縁の断端より３㎜程度のところから縫合針を直角に刺入し、フラップの外側に出す（図１ｄ）。

⑤縫合針を反対側に戻し、先に刺入した部位より側方に３～５㎜離す。創縁の断端より３㎜程度のところから縫合針を直角に刺入して、反対側のフラップの内側より創縁の断端より３㎜程度のところから縫合針を直角に刺入し、フラップの外側に出す（図１ｅ）。

⑥縫合を行う範囲で⑤を繰り返し行う。最後の縫合のループは緩めておく（図１ｆ）。

⑦結紮は、最後の縫合のループと縫合針のついている縫合糸で行う（図１ｇ～ｊ）。

連続マットレス縫合（図２、動画２）

連続マットレス縫合は以下の手順で行う。

①片側のフラップ（主として頬側・唇側）の外側（上皮側）、創縁の断端より３㎜程度のところから縫合針を直角に刺入し、反対側のフラップの内側の創縁の断端より３㎜程度のところから縫合針を直角に刺入して、フラップの外側に出す（図２ａ）。

②はじめに縫合針を刺入した側で結紮し、断続縫合を行う。縫合糸の縫合針のついていないほうを結び目より３㎜程度で切断する。はじめに縫合針を刺入した部位より側方に３～５㎜離し、創縁の断端より３㎜程度のところから縫合針を直角に刺入する。反対側のフラップの内側の創縁の断端より３㎜程度のところから縫合針を直角に刺入し、フラップの外側に出す（図２ｂ）。

③縫合針を同側フラップの側方へ３～５㎜離し、創縁の断端より３㎜程度のところから縫合針を直角に刺入する。反対側のフラップの内側の創縁の断端より３㎜程度のところから縫合針を直角に刺入し、フラップの外側に出す（図２ｃ）。

動画１

連続縫合

※ QR コードへのアクセスで動画をご覧いただけます

meikai PDI tokyo

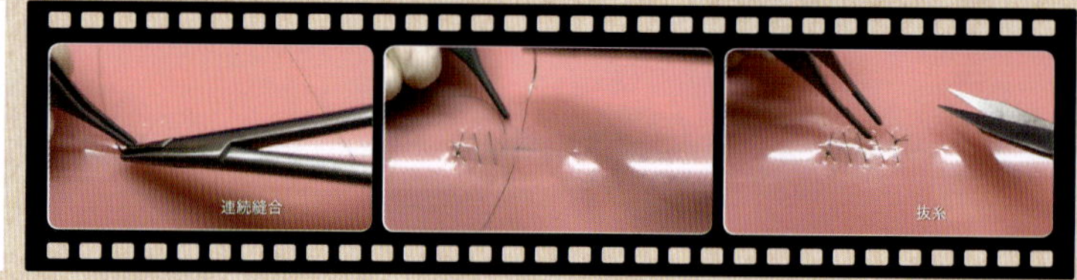

https://youtu.be/T1PBIh6mdd4　▶東京 PDI YouTube チャンネル

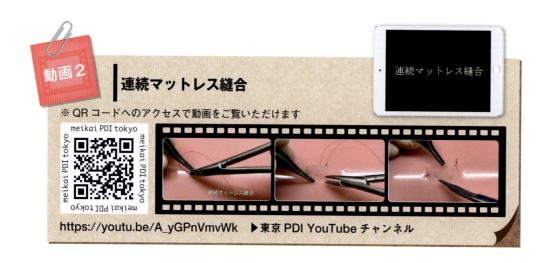

動画２

連続マットレス縫合

※ QR コードへのアクセスで動画をご覧いただけます

meikai PDI tokyo

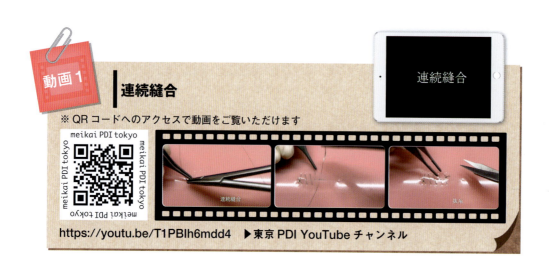

https://youtu.be/A_yGPnVmvWk　▶東京 PDI YouTube チャンネル

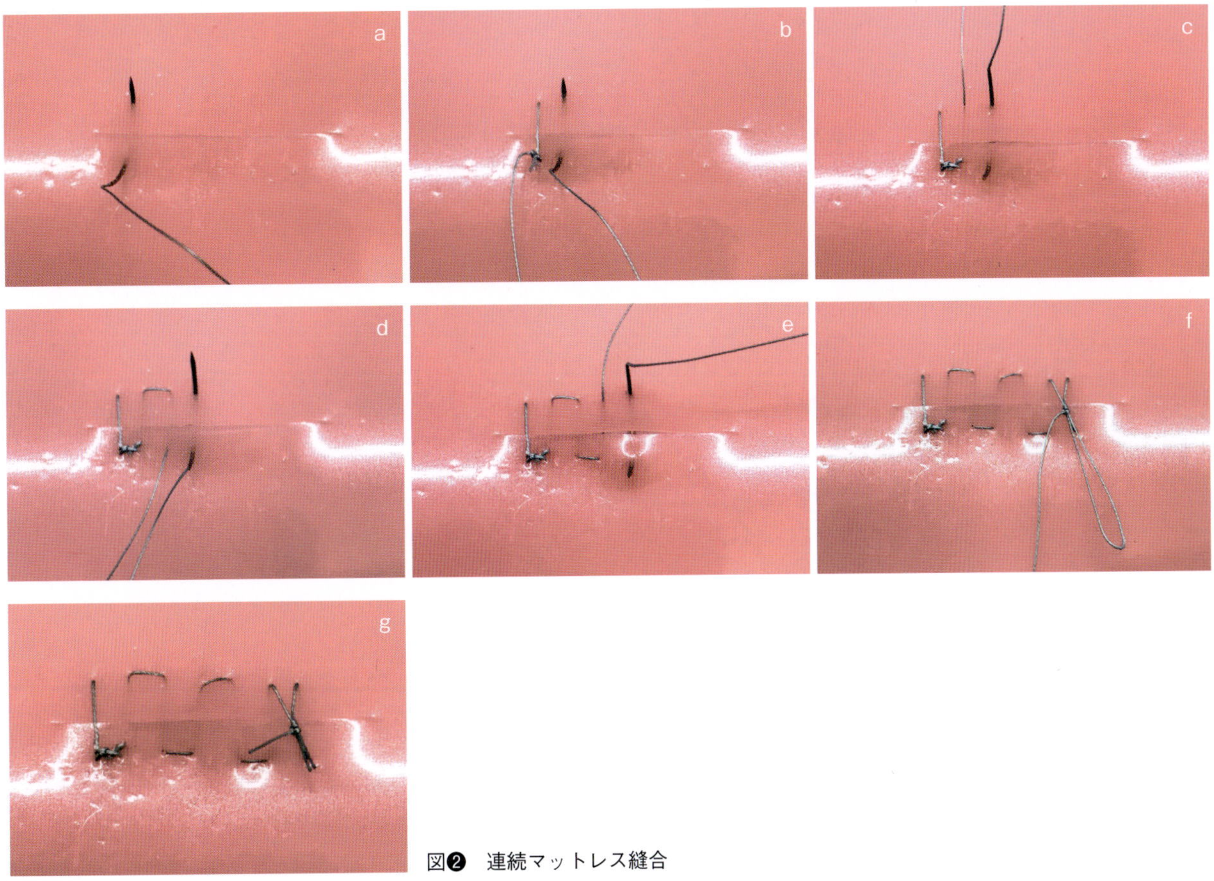

図❷　連続マットレス縫合

④縫合を行う範囲で③を繰り返し行う。最後の縫合のループは緩めておく（**図２ｄ**）。

⑤結紮は、最後の縫合のループと針のついている縫合糸で行う（**図２ｅ～ｇ**）。

連続マットレス縫合は、水平も垂直も可能である。縫合後、フラップの断端は外反していることが多く、必要に応じてループ縫合を追加することもある。

連続ロック縫合（図３、動画３）

連続ロック縫合は以下の手順で行う。

①片側のフラップ（主として頬側・唇側）の外側（上皮側）、創縁の断端より３㎜程度のところから縫合針を直角に刺入する。反対側のフラップの内側の創縁の断端より３㎜程度のところから縫合針を直角に刺入し、フラップの外側に出す。はじめに縫合針を刺入した側で結紮し、断続縫合を行う。縫合糸の縫合針のついていないほうを結び目より３㎜程度で切断する（**図３ａ**）。

②はじめに縫合針を刺入した部位より側方に３～５㎜離し、創縁の断端より３㎜程度のところから縫合針を直角に刺入する。反対側のフラップの内側の創縁の断端より３㎜程度のところから縫合針を直角に刺入し、フラップの外側に出す。ループは緩めておく（**図３ｂ**）。

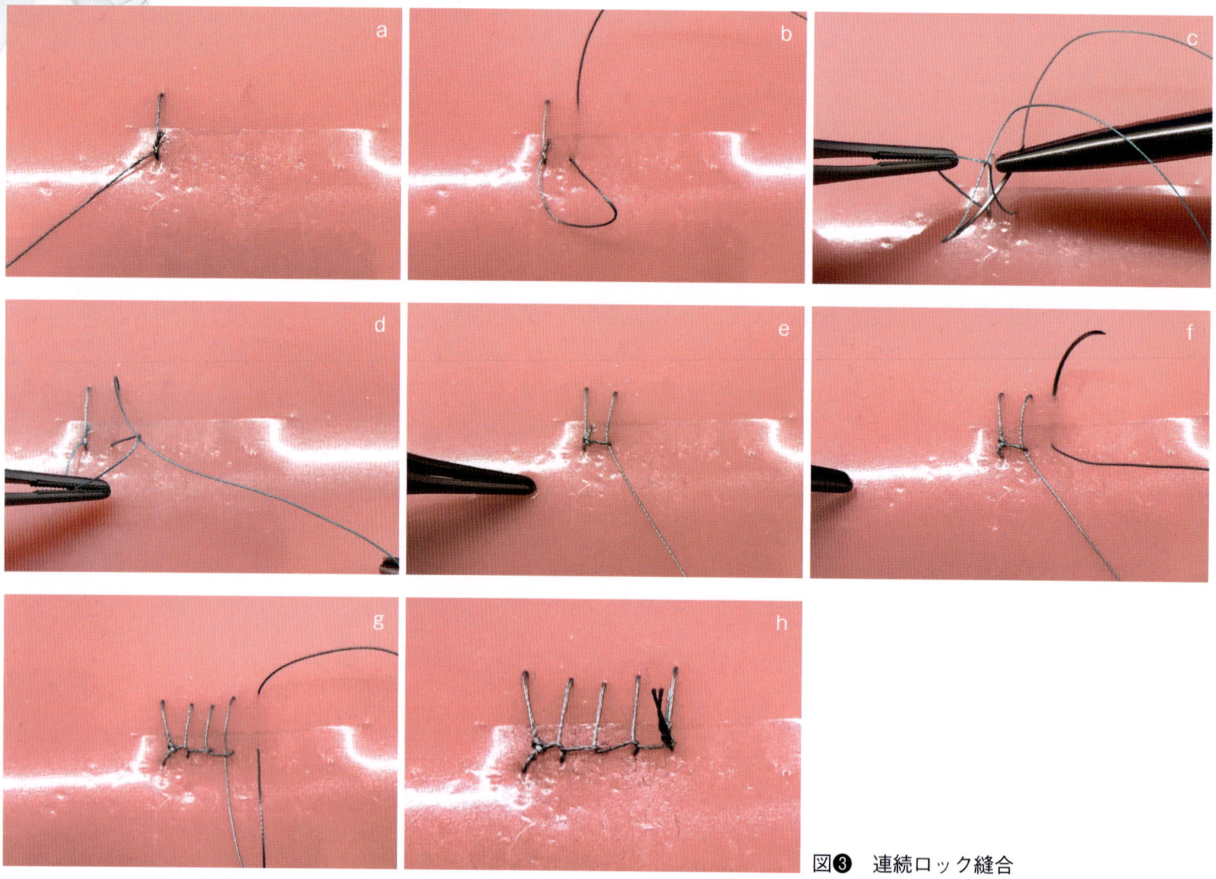

図❸　連続ロック縫合

動画３

連続ロック縫合

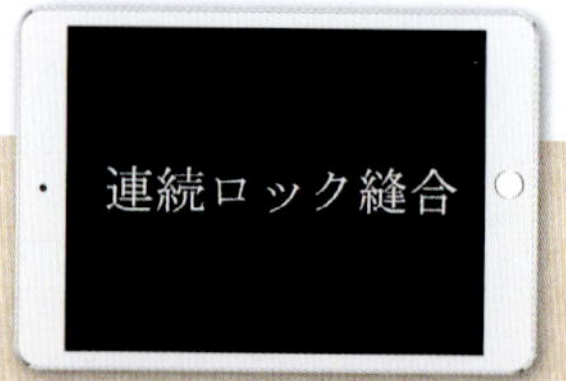

※ QR コードへのアクセスで動画をご覧いただけます

meikai PDI tokyo

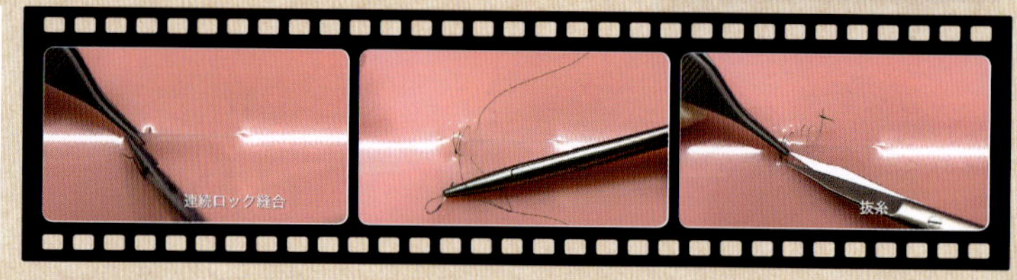

https://youtu.be/thimGBJVlto　▶東京 PDI YouTube チャンネル

③縫合針を反対側に戻し、ループの中をくぐらせる。縫合糸をしっかりと引っ張り、解けないようにロックする（図３ｃ～ｅ）。

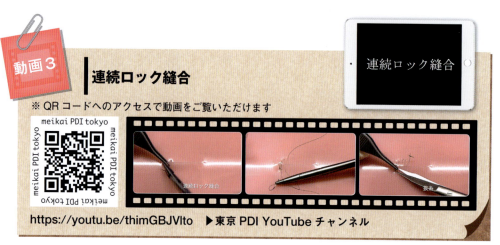

④先に刺入した部位より側方に３～５㎜離し、創縁の断端より３㎜程度のところから縫合針を直角に刺入する。反対側のフラップの内側の創縁の断端より３㎜程度のところから縫合針を直角に刺入し、フラップの外側に出す（図３ｆ）。

⑤縫合を行う範囲で③～④を繰り返し行う。最後の縫合のループは緩めておく（図３ｇ）。

⑥結紮は、最後の縫合のループと縫合針のついている縫合糸で行う（図３ｈ）。

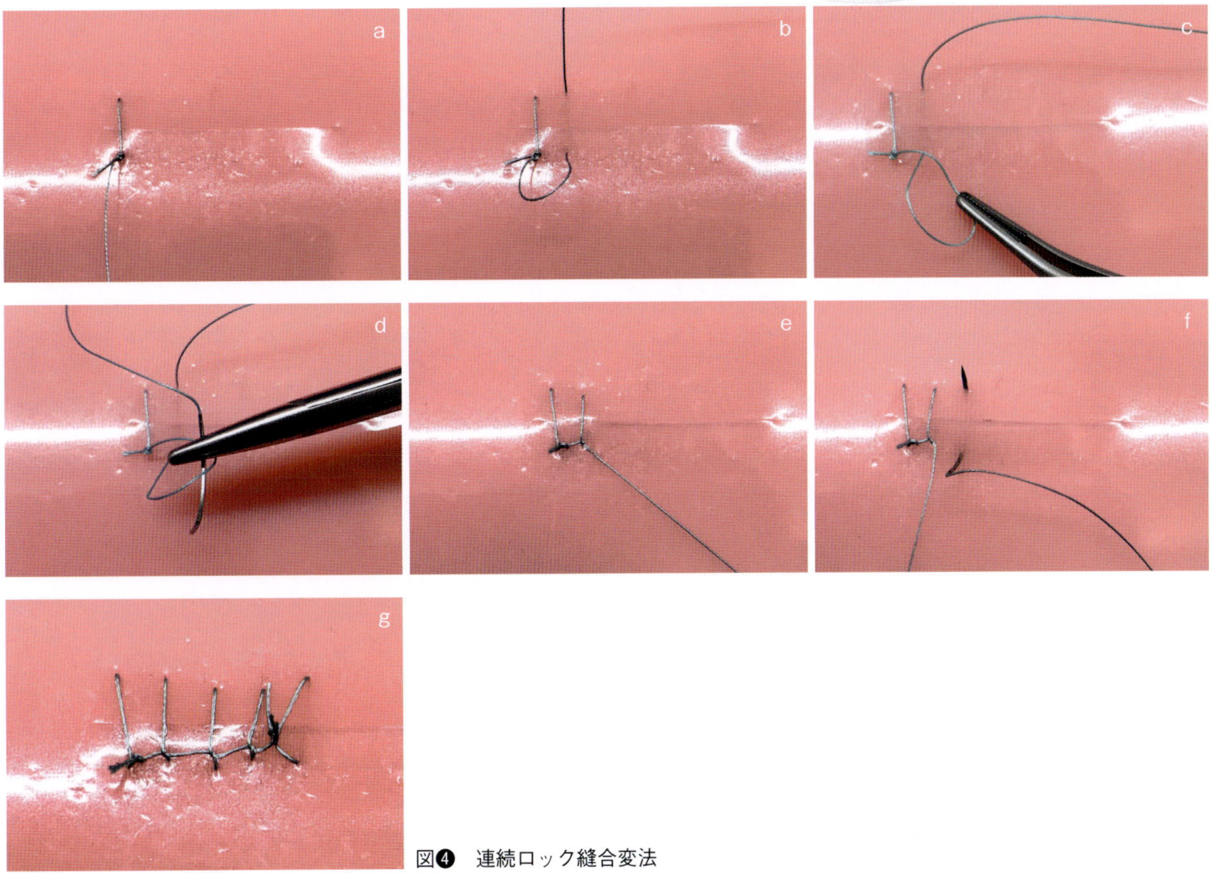

図❹　連続ロック縫合変法

連続ロック縫合変法（図４、動画４）

連続ロック縫合変法は以下の手順で行う。

①片側のフラップ（主として頬側・唇側）の外側（上皮側）、創縁の断端より３㎜程度のところから縫合針を直角に刺入する。反対側のフラップの内側の創縁の断端より３㎜程度のところから縫合針を直角に刺入し、フラップの外側に出す。はじめに縫合針を刺入したほうで結紮し、断続縫合を行う。縫合糸の縫合針のついていないほうを結び目より３㎜程度で切断する（図４ａ）。

②はじめに縫合針を刺入した部位より側方に３～５㎜離し、創縁の断端より３㎜程度のところから縫合針を直角に刺入する。反対側のフラップの内側の創縁の断端より３㎜程度のところから縫合針を直角に刺入し、フラップの外側に出す。ループは緩めておく（図４ｂ）。

③ループにひねりを加えておく（図４ｃ）。

④縫合針を反対側に戻し、ひねりを加えたループの中をくぐらせる。縫合糸をしっかりと引っ張り、解けないようにロックする（図４ｄ、ｅ）。

⑤先に刺入した部位より側方に３～５㎜離し創縁の断端より３㎜程度のところから縫合針を直角に刺入する。反対側のフラップの内側の創縁の断端より３㎜程度のところから縫合針を直角に刺入し、フラップの外側に出す（図４ｆ）。

⑥縫合を行う範囲で④を繰り返し行う。最後の縫合のループは緩めておく。

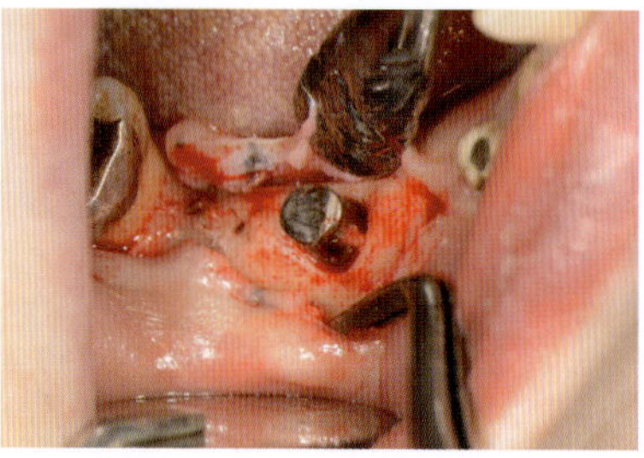

a：経過不良インプラントの撤去手術。十分な範囲のフラップを開き、術野を確保する

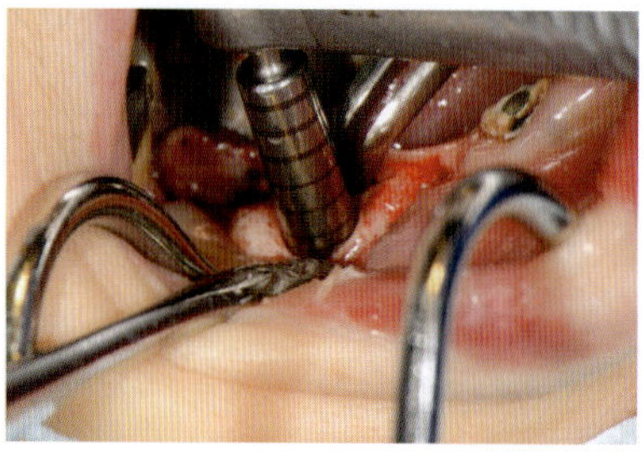

b：トレフィンバーでインプラント体周囲骨を削合

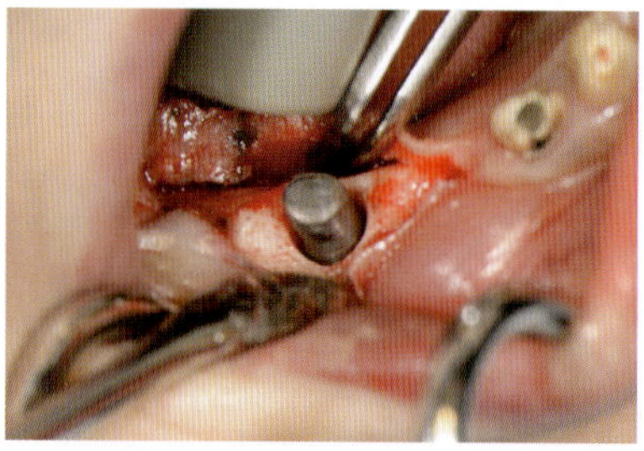

c：長径の3/4程度の深さまで周囲骨は削合されている

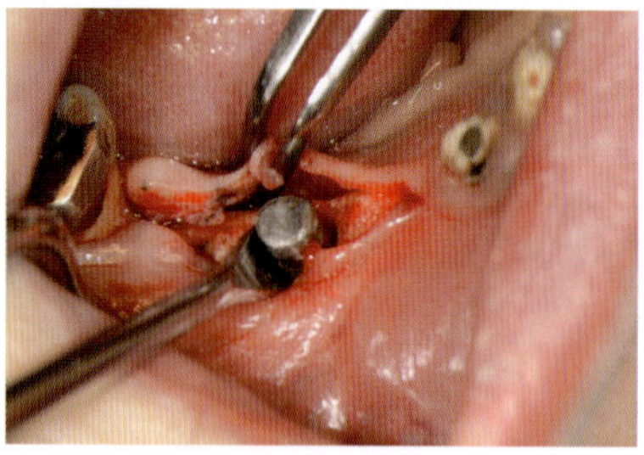

d：ヘーベルにて先端部の骨接合を破壊する

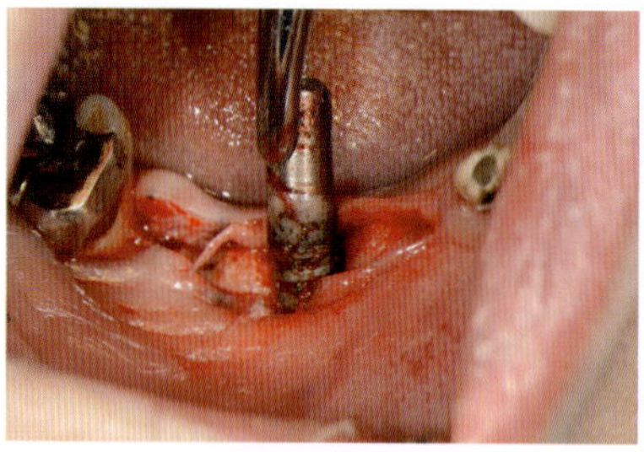

e：撤去されたインプラント体

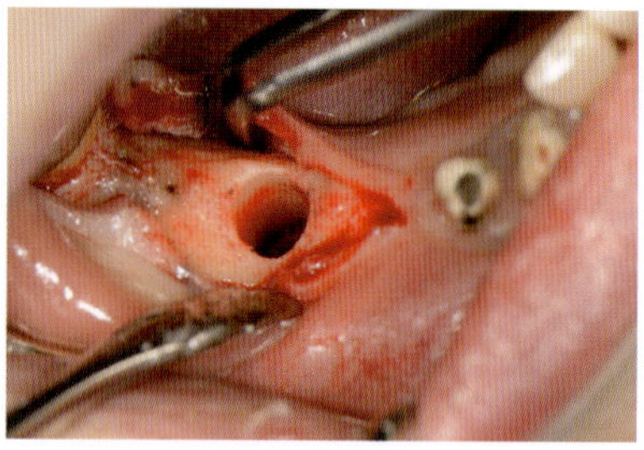

f：撤去後の歯槽骨。ダメージを最小に抑える

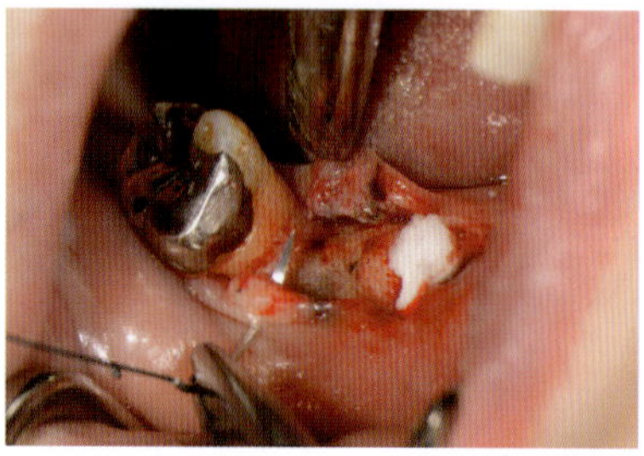

g：最初の縫合結紮はアンカー縫合を用いた

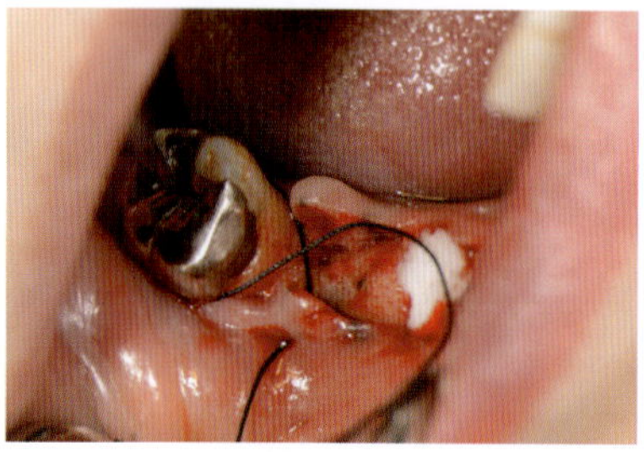

h：7|部に縫合糸を回しアンカーとする

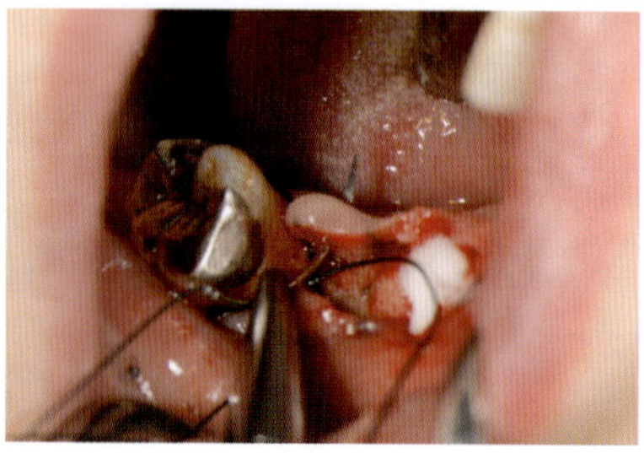

i：対側フラップへの刺入

図❺　臨床例：連続縫合①

動画 4

連続ロック縫合変法

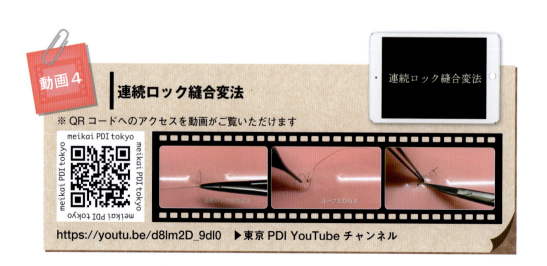

※ QR コードへのアクセスを動画がご覧いただけます

meikai PDI tokyo

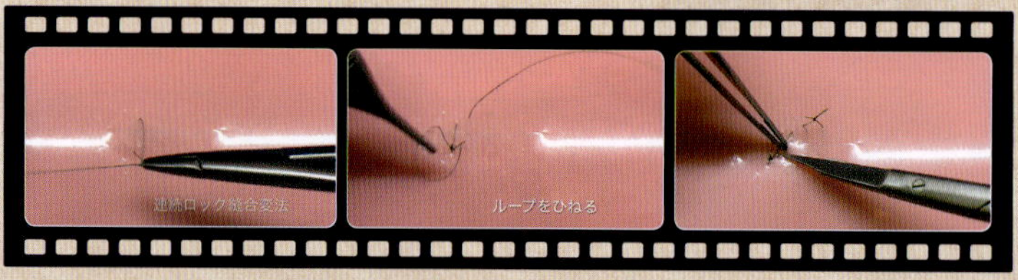

https://youtu.be/d8lm2D_9dl0　▶東京 PDI YouTube チャンネル

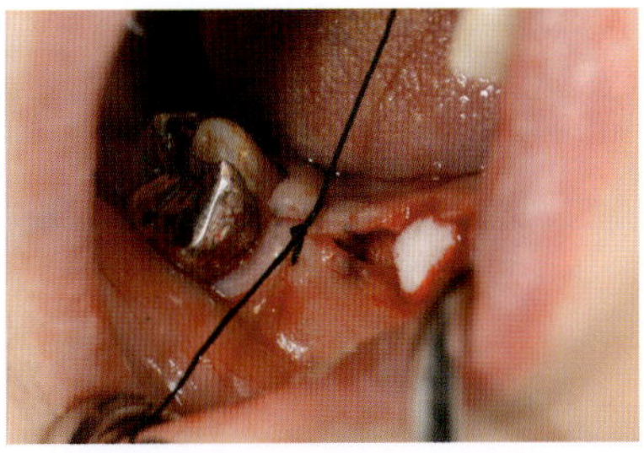

j：結紮を行い、短いほうの縫合糸は切断する

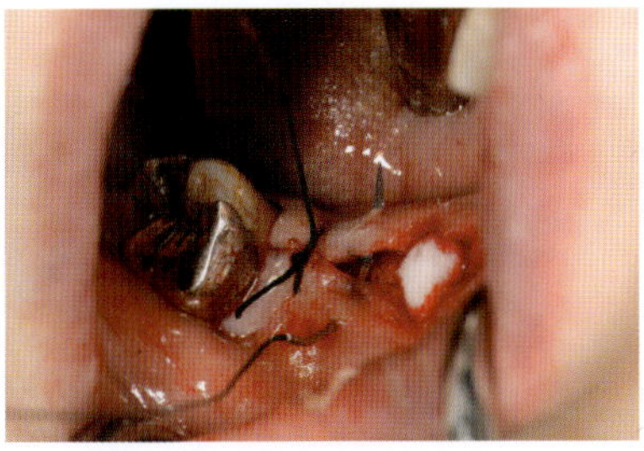

k：連続ロック縫合を行う

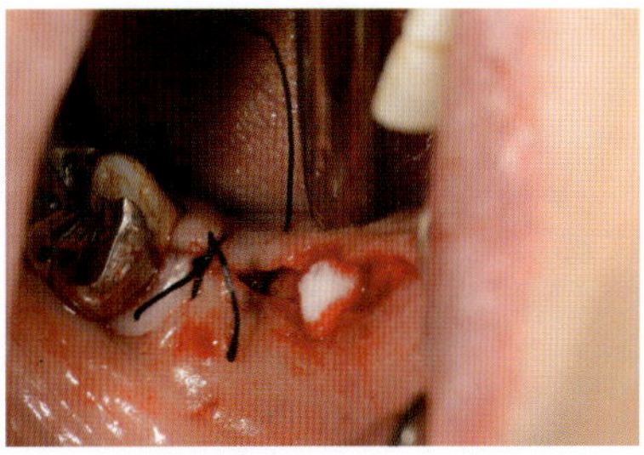

l：ループは緩めておく

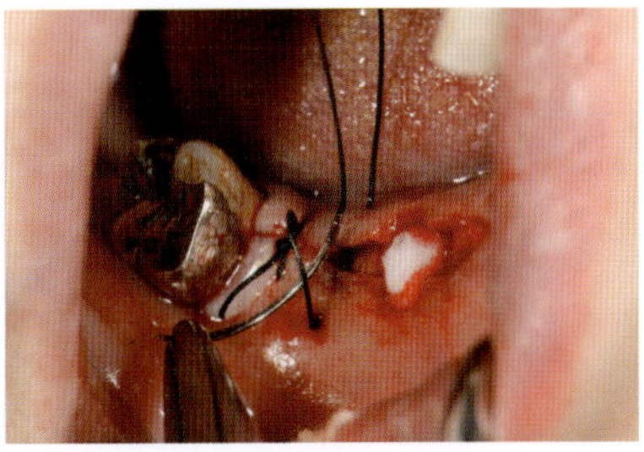

m：ループの中を通す

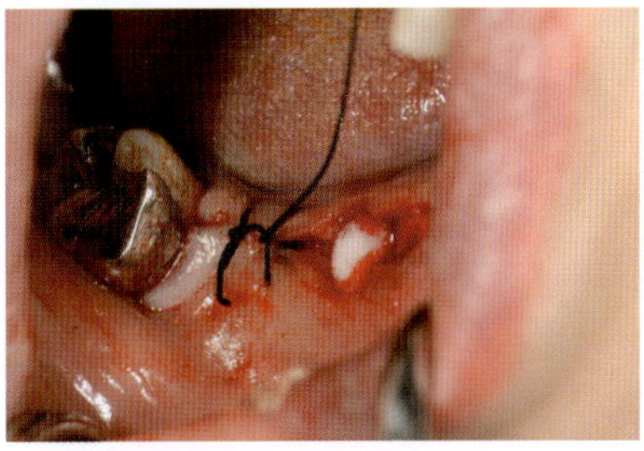

n：縫合糸をしっかりと引き、ロックする

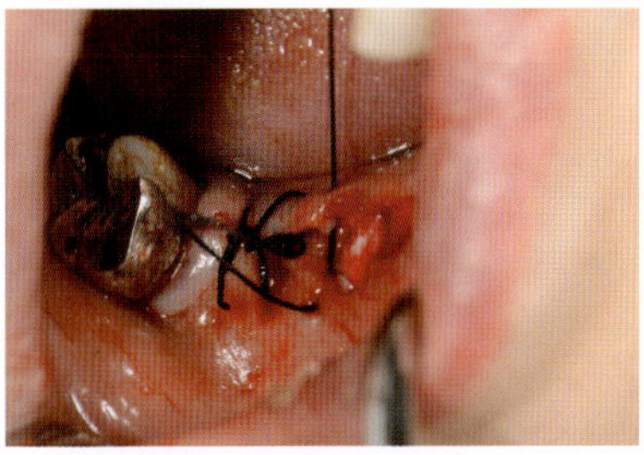

o：2つ目は連続ロック縫合変法を行う

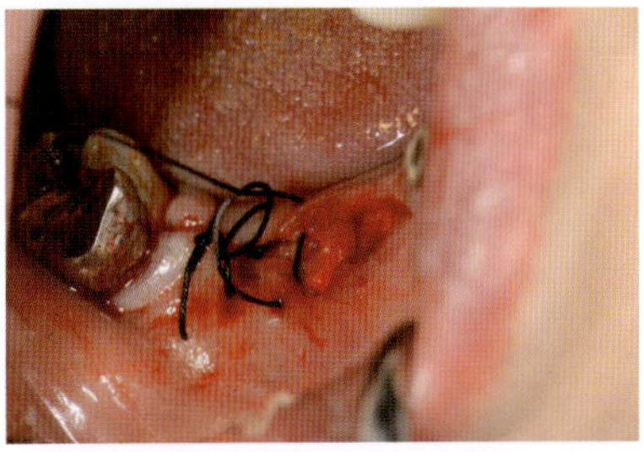

p：ループにひねりを加え縫合糸を通す

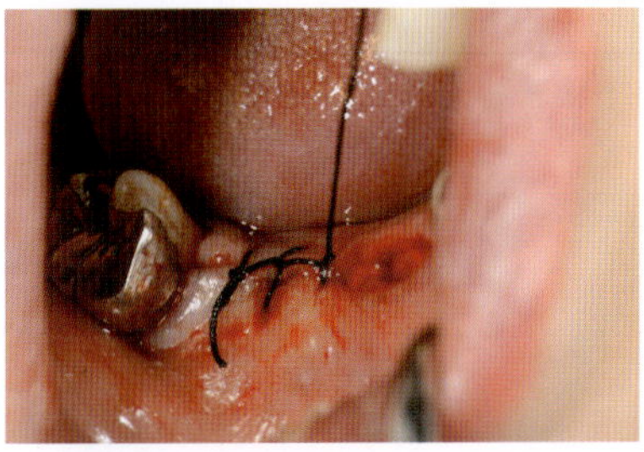

q：縫合張力の確実なコントロールを行った

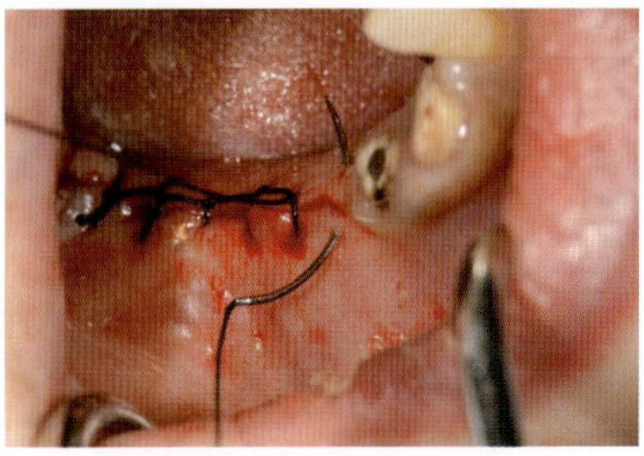

r：ロック縫合を繰り返す

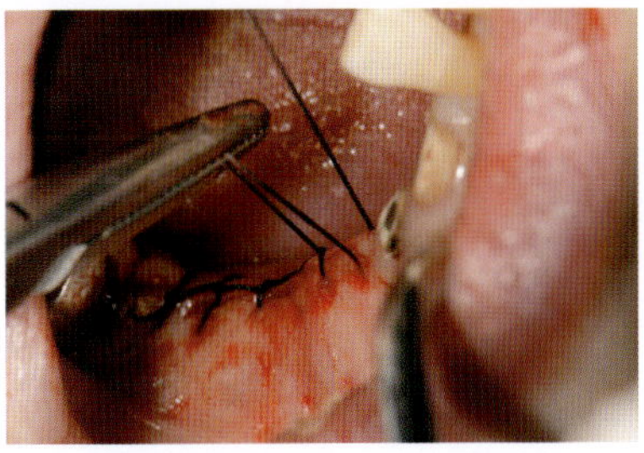

s：最後の結紮はループと縫合針のついている縫合糸で行う

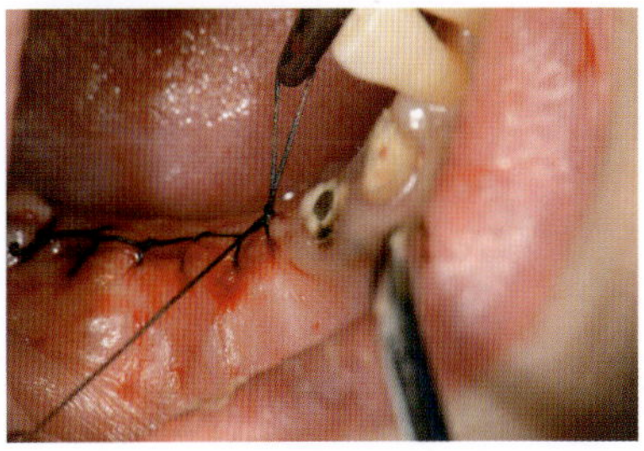

t：ループの中央を持つことが肝心である

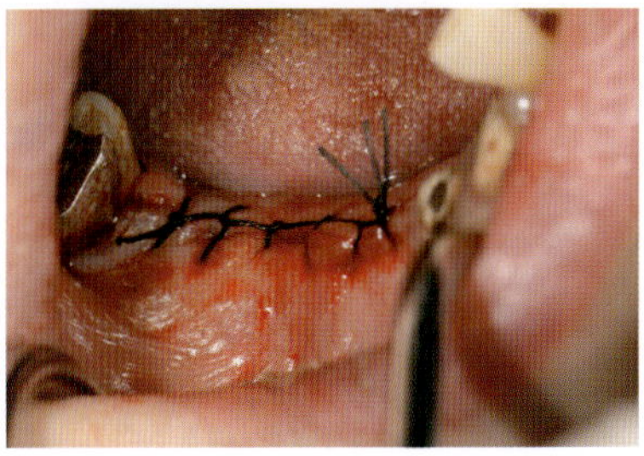

u：縫合の完成

図❺　臨床例：連続縫合②

⑦結紮は、最後の縫合のループと縫合針のついている縫合糸で行う（図４ｇ）。

連続ロック縫合変法は、ロックするループにひねりを加えるため、ロック縫合よりも緩みにくい縫合法である。臨床的にはロック縫合時に数回に１回の割合でロック縫合変法を入れると、緩みにくい縫合結紮がスピーディーにできる。

●　○　●　○　●　○

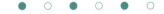

最後に、連続縫合の臨床例を示す（図５）。

Dental Suturing

5 歯を固定源とした縫合

フラップとフラップ（軟組織と軟組織）を固定する縫合の他に、フラップと歯根を縫合糸により固定する縫合がある。歯根という強固な固定源を利用することにより、フラップ同士を固定する縫合と比較し、フラップをより強固に固定することが可能であり、さらにフラップを移動した状態で固定することもできる。

歯に隣接する部分のフラップでは、縫合時にフラップを歯根面に密着させることが重要になる。

ループ（単純結節）縫合ではフラップの断端同士を縫合により接合するのみであり、歯根面方向へフラップを固定する働きはない。歯肉溝内切開から歯槽頂切開など、歯根より連続する切開を行った場合は、フラップ同士の一次治癒のみならず歯根面とフラップの再付着・新付着を達成することも考慮する必要がある。

アンカー縫合（図1、2）

アンカー縫合（Anchor Suture）は、歯根をアンカーとして利用し、フラップを縫合糸で歯根へ引き寄せ、密接させる縫合法である。

アンカー縫合は以下の手順で行う。

①歯根に隣接する片側のフラップ（主として頬側・唇側）の外側（上皮側）、創縁の断端より３～５㎜程度のところから縫合針を直角に刺入する（図１ａ）。
②縫合糸は舌側のフラップには通さず、フラップの外側に出し、隣接する歯根に歯根周囲を１周するように回す（図１ｂ～ｄ）。
③反対側フラップの内側、創縁の断端より３～５㎜程度のところから縫合針を直角に刺入し外側に出す（図１ｅ、ｆ）。
④はじめに縫合針を刺入したほうで結紮し、結び目から３㎜程度のところで縫合糸を切断する。結び目は、切開線上・刺入部位にかからないようにする（図１ｇ）。

アンカー縫合は、ウェッジ手術や埋伏歯の抜歯の際などに用いると効果的である（図２）。

クローズドアンカー縫合（図3、4）

類似の縫合法に、クローズドアンカー縫合がある。これはフラップをループ縫合にて閉創し、その後隣接する歯根に縫合糸を回し、歯根にフラップを密接する縫合法である。

クローズドアンカー縫合は以下の手順で行う。

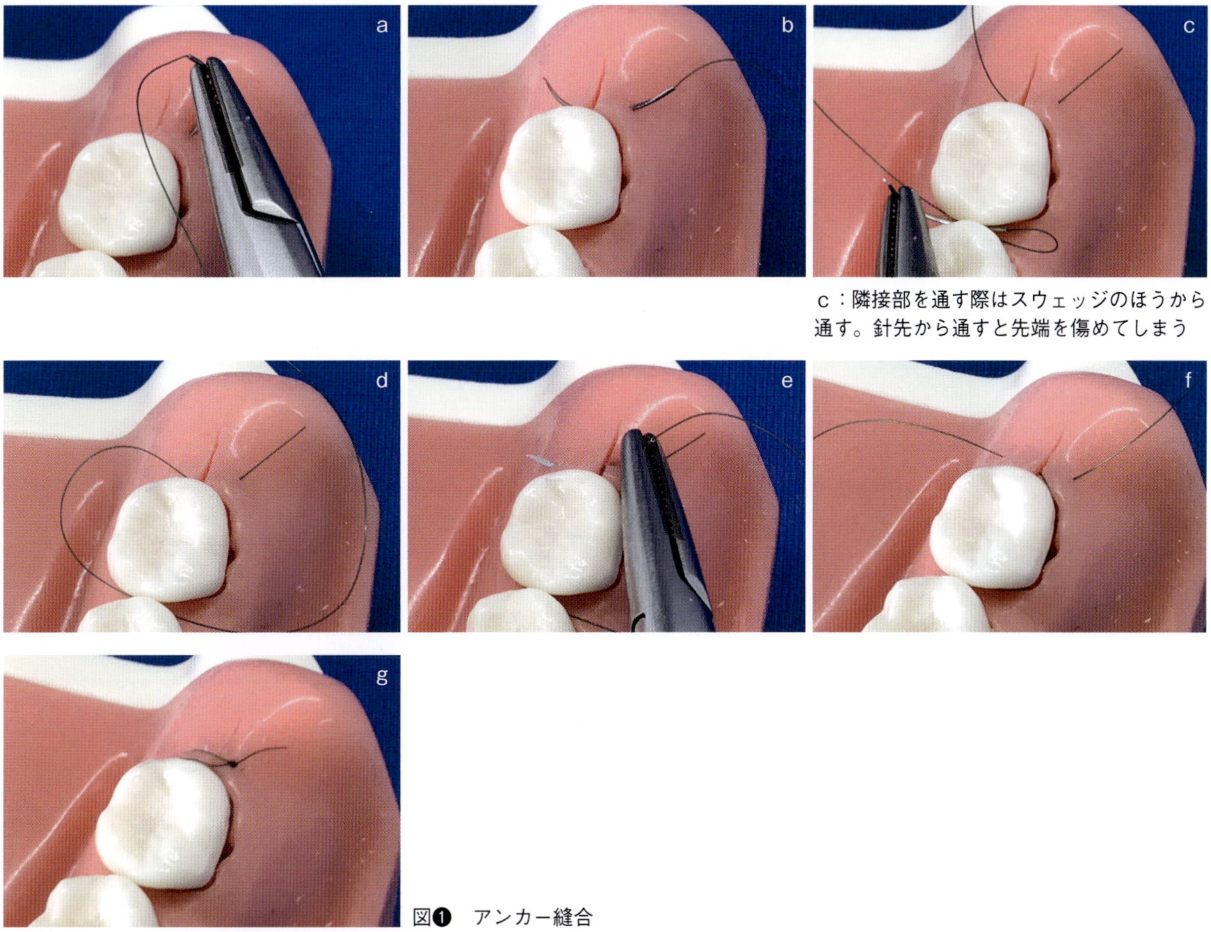

c：隣接部を通す際はスウェッジのほうから通す。針先から通すと先端を傷めてしまう

図❶　アンカー縫合

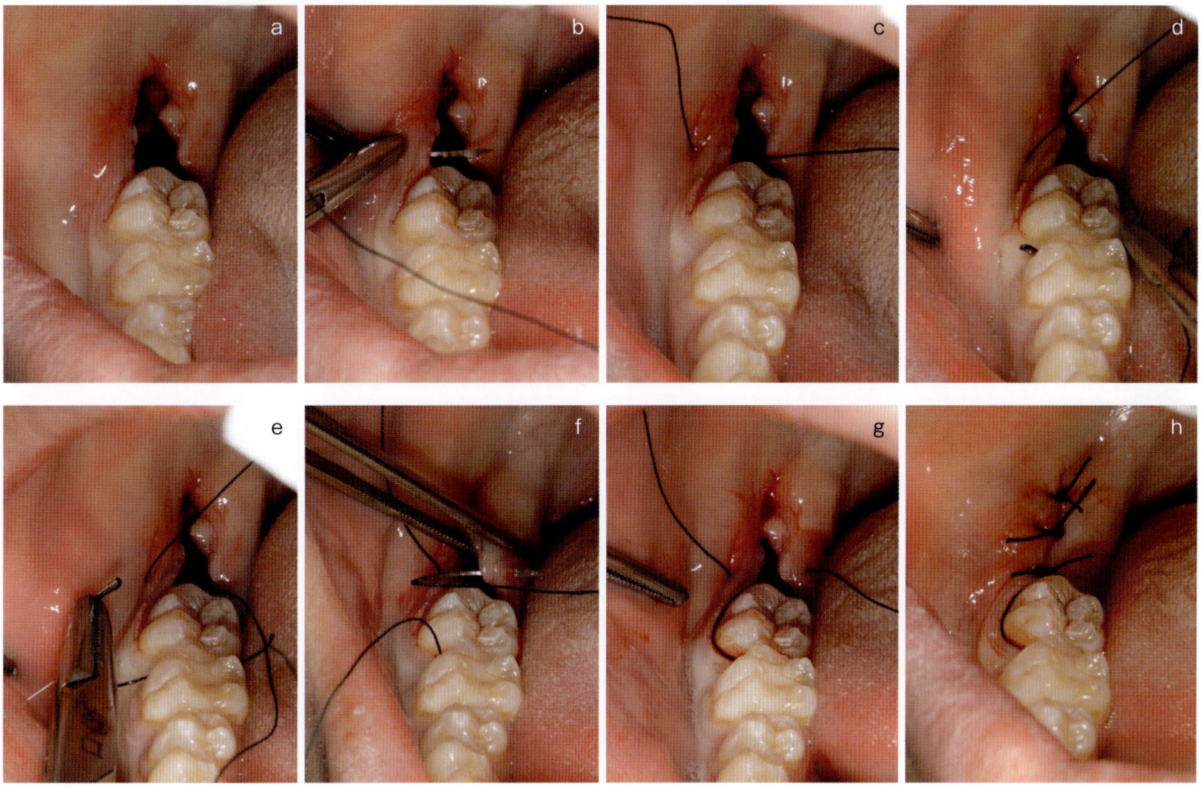

図❷　アンカー縫合：臨床例

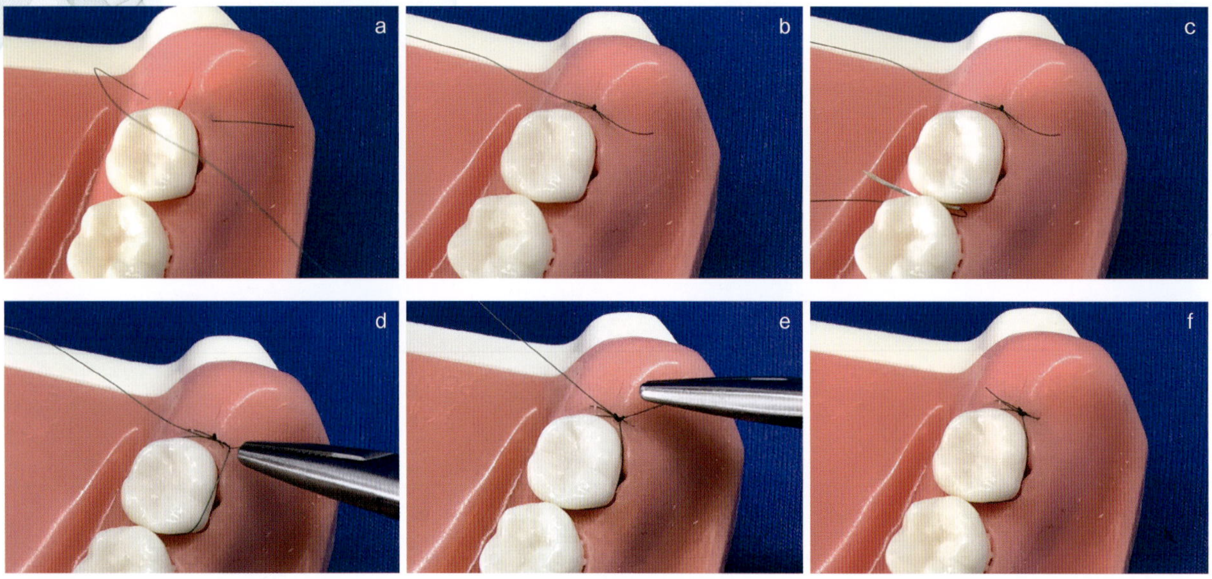

図❸　クローズドアンカー縫合

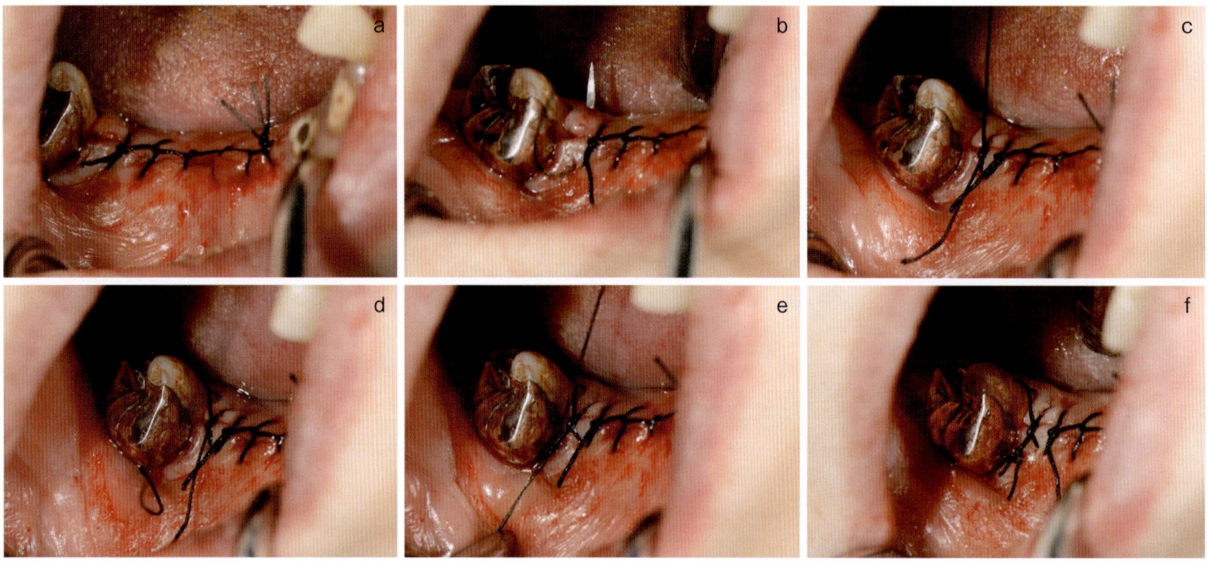

図❹　クローズドアンカー縫合：臨床例

①歯根に隣接するフラップにループ縫合を行う。※短いほうの縫合糸も針についているほうの縫合糸も切ってはいけない（図３ａ、ｂ）。
②隣接する歯根に歯根周囲を１周するように回す（図３ｃ）。
③はじめに縫合針を刺入したほうで結紮し、結び目から３mm程度のところで縫合糸を切断する。結び目は、切開線上・刺入部位にかからないようにする(図３ｄ～ｆ)。

歯根に縫合糸を回す際の縫合糸の位置の違いにより、アンカー縫合のほうがフラップを歯槽骨（根尖）方向へ押さえる効果が高く、クローズドアンカー縫合はフラップを歯根方向へ引き寄せる効果が高くなる。

図４に示す臨床例では、歯槽頂切開部に連続縫合とクローズドアンカー縫合を行った。クローズドアンカー縫合を行うことにより、大臼歯近心部において歯肉が緊密に閉鎖し、歯根へ固定されていることがわかる。

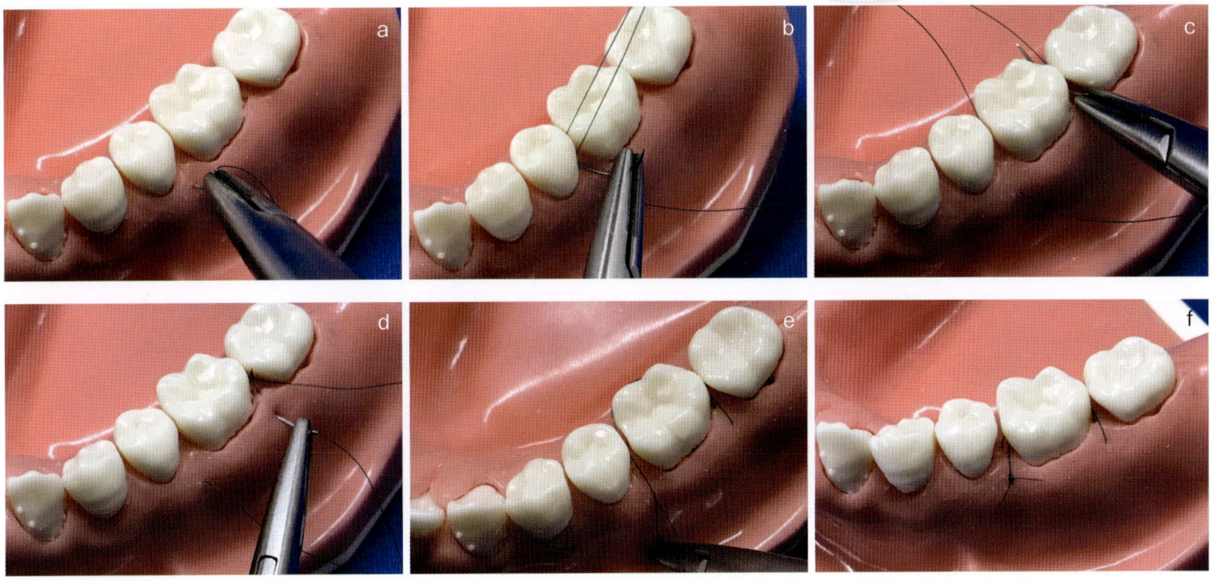

図❺　断続懸垂縫合

1本の歯に対する単独の断続懸垂縫合（図5）

アンカー縫合は、歯肉溝内切開を含み、歯の近・遠心の欠損部へ延長された切開に対する縫合だが、歯の頬側あるいは口蓋側に開いたフラップに対し、歯を固定源として固定する縫合法が懸垂縫合（Sling Suture）である。懸垂縫合は、1本の歯のフラップに対しても、複数歯の連続したフラップにも応用できる。また、頬側・口蓋側のいずれか一方、あるいは両側に開いたフラップにも応用できる。さらに、縫合時の張力を調整し、張力を強めにすると、歯根面にフラップを緊密に固定、あるいは張力を弱め、歯周パックと併用することによりフラップを根尖側へ移動することも可能となる。

1本の歯に対する単独の断続懸垂縫合（Single Interrupted Sling Suture）は、以下の手順で行う。

①近心（基本的に）の歯間乳頭の頂点より外側3～5㎜程度のところから縫合針を直角に刺入する（図5a）。

②縫合糸は近心コンタクトを通過させ、遠心側へ歯根周囲を半周するように回す(図5b、c)。

③遠心コンタクトを通過させ、同じ歯のフラップの歯間乳頭頂点より内側3～5㎜程度のところから縫合針を直角に刺入し、外側に出す（図5d）。

④もう一度遠心コンタクトを通過させ、近心側へ歯根周囲を半周するように回す(図5e)。

⑤近心コンタクトを通過させ、はじめに縫合針を刺入したほうで結紮し、結び目から3㎜程度のところで縫合糸を切断する。結び目は、切開線上・刺入部位にかからないようにする（図5f）。

懸垂縫合は、歯周外科処置には必須の縫合法である。断続で行う他に、連続で行う方法もある。

歯根を固定源にする縫合法は、効果的で応用範囲が広い。本項で解説した他にもさまざまな方法があるので、ぜひとも習得し、臨床応用していただきたい。

Dental Sutureing

6 ウェッジ

一般臨床においてウェッジは、歯冠修復の際に歯間隣接面部に使用する三角錐の即時型歯間分離器・セパレーターを指す。

歯周外科の基本処置の一つにも、ウェッジオペレーションがある。おもに最後方大臼歯において、遠心の軟組織が厚く、ポケットを形成している場合や、補綴時に歯肉が厚すぎることにより歯冠高径が不足する際などに、軟組織の厚みを減ずる処置である。

ウェッジの語源は、歯肉をウェッジ状に切除することに由来している。ウェッジオペレーションにおいても、ウェッジ切開のデザイン、縫合法によって、一次治癒となるか、二次治癒となるかの違いが生じる。もちろん術者の技量により左右されることではあるが、切開のデザイン縫合法による影響が大きい。

ウェッジオペレーションはさまざまな書物でも紹介されているが、切開のデザインは、上皮層より歯に接する部分が広く、歯から離れるにつれて狭くなるV字状や、遠心歯肉を平行四辺形のように切開するデザインを紹介しているものが多い(**図1**)。

このような切開デザインでは、歯肉を切除した後の挙動が把握しにくく、よほど熟達した術者でなければ、切除後の歯肉の挙動を正確に予想し、切開、歯肉切除を行ったのち、切開部を緊密に接合させ縫合し、一次治癒を達成することは困難である。多くの場合、骨頂部や切開部の結合組織が露出するなどして二次治癒の経過となることが多い。

一方、1本線の切開デザインによるウェッジオペレーションは、切除する歯肉の範囲や、切除後の歯肉の取り扱いなどにおいて調整範囲が広く、歯肉切除を行ったのちの切開部を緊密に接合させて縫合し、一次治癒を達成しやすい。

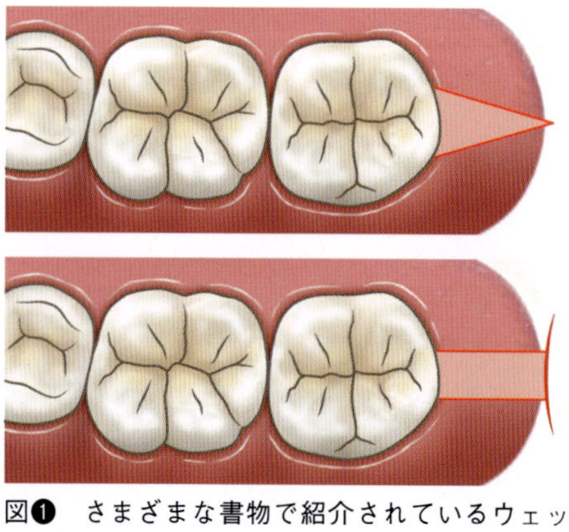

図❶　さまざまな書物で紹介されているウェッジオペレーション

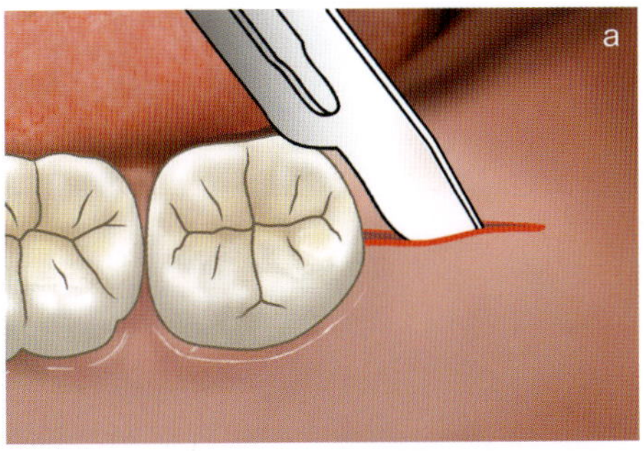

図❷a　第２大臼歯遠心歯槽頂部より遠心側に垂直に切開を入れる。この切開は歯槽骨面に触れる必要はない

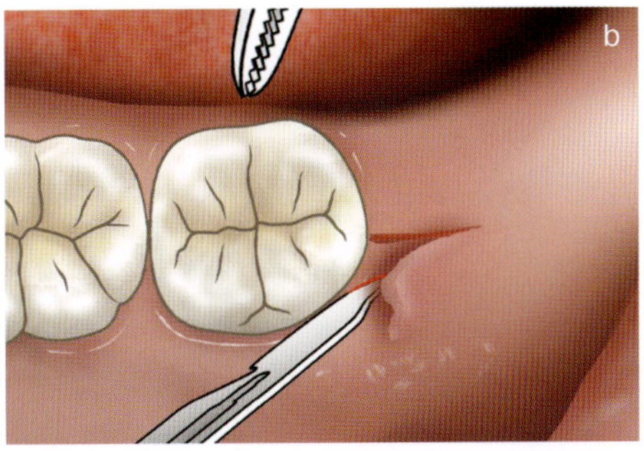

図❷b　垂直に入れた切開の内面から頬側に骨面に向かって斜めの切開を入れる。この切開は、第２大臼歯歯頸部で広く遠心に進むほど狭くなる

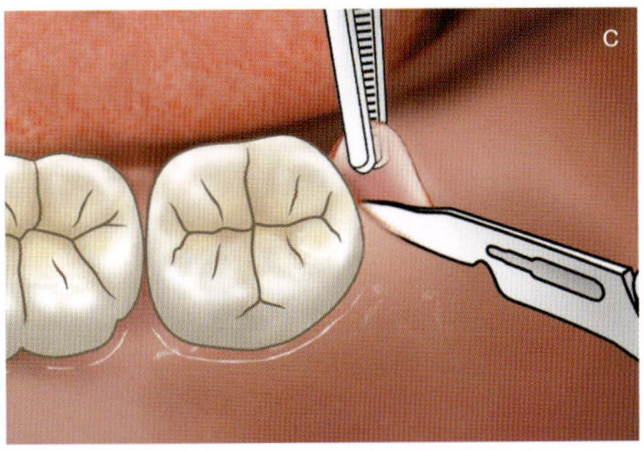

図❷c　垂直に入れた切開の内面から、舌側・口蓋側に骨面に向かって斜めの切開を入れる。この切開は第２大臼歯歯頸部で広く、遠心に進むほど狭くなる

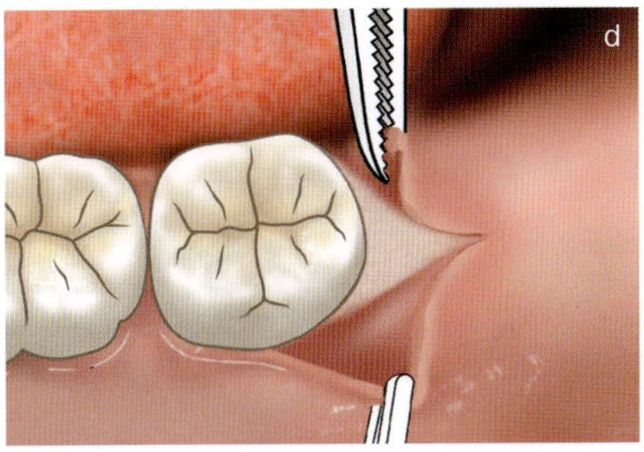

図❷d　頬側と口蓋側に進めた切開は結果として最初に入れた１本線を頂点とし、頬側・口蓋側方向に二等辺三角形を形成することとなる。立体的にみると、第２大臼歯遠心歯頸部で広く、遠心にいくに従って先細りになるウェッジ状の三角錐を形成する

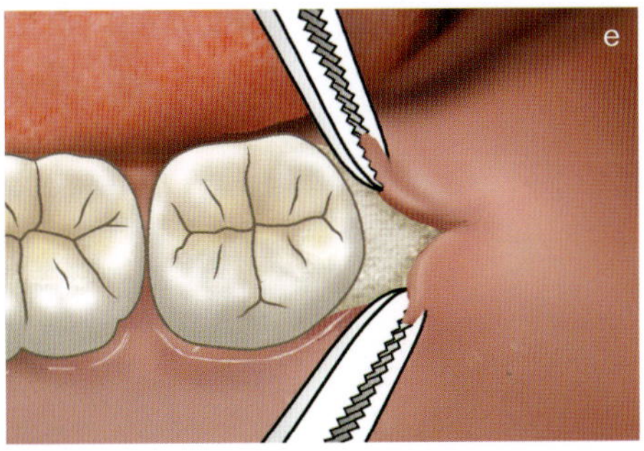

図❷e　ウェッジ状の軟組織を全層弁にてすべて切除する

図❷a～i　１本線の切開デザインによるウェッジオペレーション①

1本線の切開デザインによるウェッジオペレーションの術式は、**図2a～i**のとおりである（第２大臼歯遠心を想定して解説する）。このように、１本線の切開デザインによるウェッジオペレーションでは、最終的に上皮側での切除範囲をコントロールできるため、頬舌的なフラップを正確に過不足なく縫合することが可能となり、一次治癒を達成しやすくなる。この際の縫合がとても重要である。第２大臼歯遠心に最も近い部位では、断続縫合の一つであるアンカー縫合を行う。

この縫合法は、頬舌的に切開したフラップを歯頸部に密接させるとともに、より根尖側へ縫合固定することができ、早期の治癒と術後のポケット形成を最小限に抑えることが可能となる。

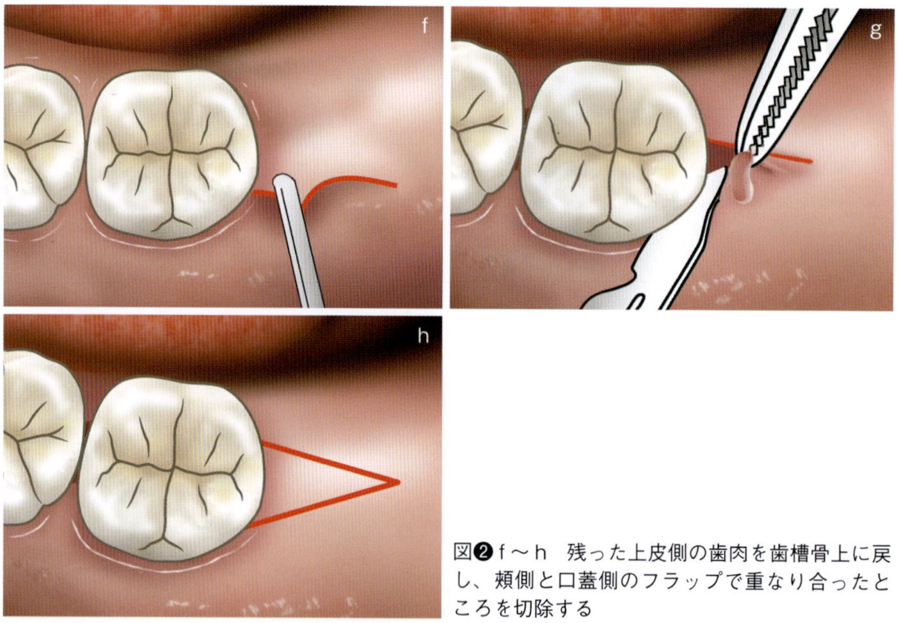

図❷ f～h　残った上皮側の歯肉を歯槽骨上に戻し、頬側と口蓋側のフラップで重なり合ったところを切除する

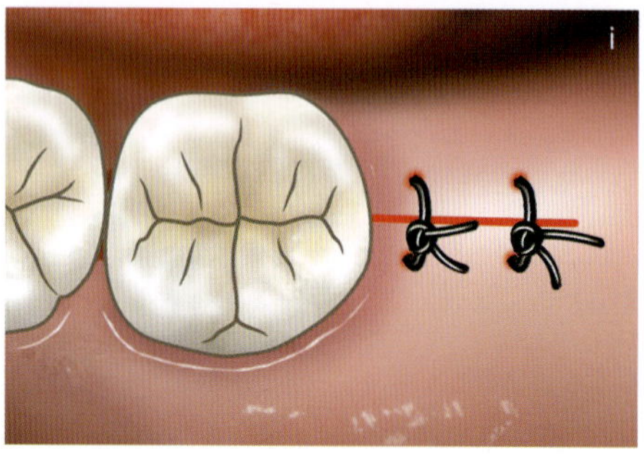

図❷ i　頬側と口蓋側のフラップを緊密に縫合し、ウェッジオペレーションが完了する

図❷ a～i　1本線の切開デザインによるウェッジオペレーション②

動画

豚顎で行ったディスタルウェッジ

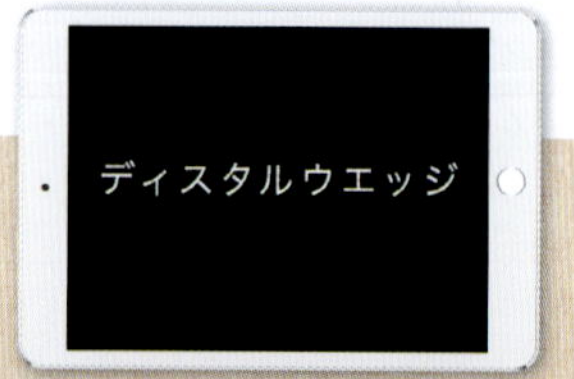

※ QR コードへのアクセスで動画をご覧いただけます

meikai PDI tokyo

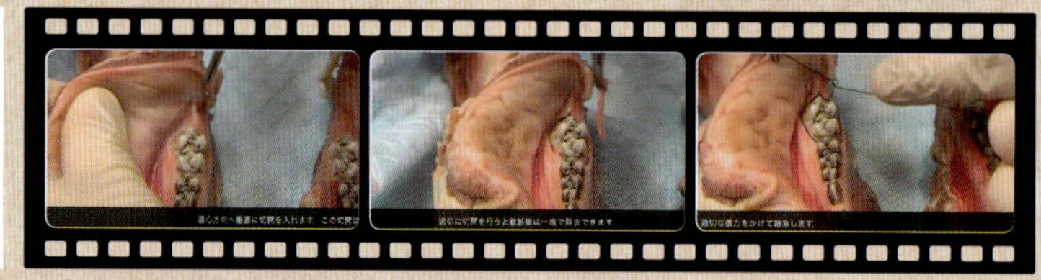

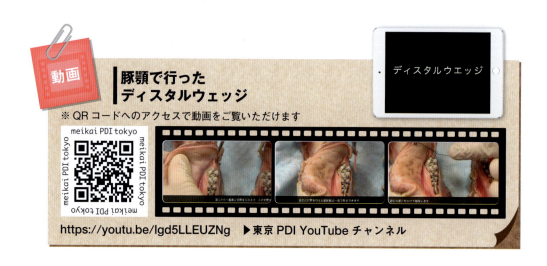

https://youtu.be/lgd5LLEUZNg　▶東京 PDI YouTube チャンネル

COLUMN

丸坊主とミズクラゲ

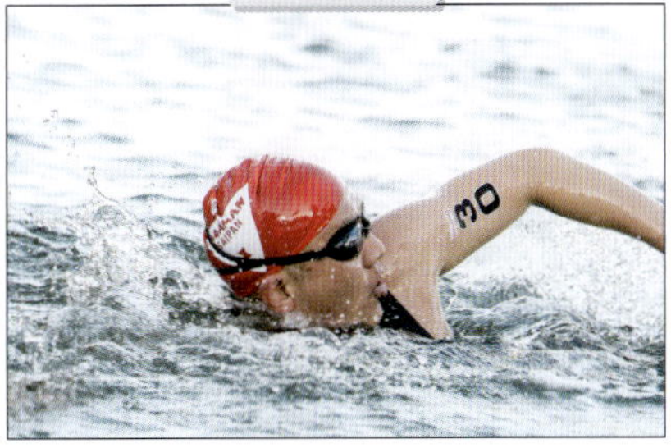

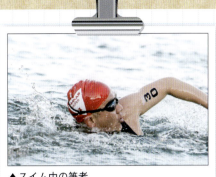

▲スイム中の筆者

トライアスロン大会のスイムでの出来事です。

スイム会場周囲は防波堤のような壁で囲われていたため波などはなかったのですが、天候の影響でミズクラゲが発生していました。スイムでは、大勢の選手が一度にスタートするため、大会によっては、隣の選手とぶつかってしまうこともあります。その大会でも、混雑したスタートで、周囲の選手と接触しながら泳いでいました。

すると、クロールで手を伸ばしたときに、手のひらで誰かの頭頂部を思いっきり摑んでしまいました。一瞬でしたが、その感触はとても滑らかで、大会で着用するスイムキャップの感触ではありませんでした。脂ぎったつるっ禿げの選手がスイムキャップを外してしまったのかとも思いましたが、皮膚の感触とも違い、とても滑らかで手のひらからするりと逃れました。前方を確認すると、びっくりです。数匹のミズクラゲが私の前に浮いていました。私が手のひらで摑んだのは、選手の頭ではなく、ミズクラゲのカサの部分でした。

ミズクラゲのカサの部分は、水中で漂いやすいようにとても滑らかにできているようです。水の抵抗を減らしているのかと思います。

抵抗というと、トライアスロンや自転車のロードレースの選手は、空気抵抗を減らすためと、怪我をしたときの治癒のために、すね毛を剃っています。実験では、7%も抵抗が減ったそうです。スイムでも、髪の毛ぼうぼうで泳ぐよりも、シリコーンキャップを被ったほうが水の抵抗が減り、早く泳げるような気がします。この話、何かに似ています。そうです「縫合糸」!

私の感覚でたとえると、ブレイド・シルクは天然素材のマルチフィラメント=髪の毛ぼうぼうで泳いでいるような状態。ブレイド・シルクで縫合すると、組織通過時に大きな抵抗を感じます。抵抗の少ないシリコーンキャップはモノフィラメント縫合糸。

さて、PTFE縫合糸はというと、まさに「ミズクラゲ」、縫合針を軟組織から引き抜いた途端に、縫合糸の抵抗感がなくなります。引っ張りすぎて糸が抜けたかと勘違いすることもあります。

PTFE縫合糸は比較的新しい縫合糸ですが、優れた表面性状で今後多くの臨床の場で使用されると期待されます。最近、練習時間がほとんどとれないにもかかわらず、スイムのタイムが短縮されてきました。おそらく、加齢により私のマルチフィラメントの本数が減少し、抵抗が少なくなったからかと思われます（**写真**）。

Dental Suturing

7 さまざまな縫合

連続懸垂縫合

懸垂縫合は複数歯においても連続して応用できる。連続懸垂縫合（Continuous Sling Suture）は頬側（唇側）あるいは舌側（口蓋側）の片側におけるフラップにも両側のフラップにも応用することが可能である。片側における連続懸垂縫合の始まりと終わりは連続縫合に類似する。

片側の連続懸垂縫合は、以下の手順で行う（**図１**）。

①遠心（基本的に）の歯間乳頭の頂点より外側３～５㎜程度のところから縫合針を刺入し、断続縫合を行い結紮する。短いほうの縫合糸は切断する。針についているほうの縫合糸は切ってはならない（**図１a～d**）。

②縫合糸はコンタクトを通過させ、近心側へ歯根周囲を半周するように回す（**図１e**）。

③近心コンタクトを通過させ、同じ歯のフラップの歯間乳頭頂点より外側３～５㎜程度のところから縫合針を直角に刺入し、内側に出す（**図１f、g**）。

④もう一度近心コンタクトを通過させ、近心隣在歯の歯根周囲を半周するように回し、近心隣在歯の近心コンタクトを通過させる（**図１h**）。

⑤近心隣在歯のフラップの歯間乳頭頂点より外側３～５㎜程度のところから縫合針を直角に刺入し、内側に出す（**図１i**）。

⑥もう一度近心コンタクトを通過させ、近心隣在歯の歯根周囲を半周するように回す。該当するフラップの範囲だけ③～⑥を繰り返す。

⑦結紮は連続縫合と類似している。最後の歯間乳頭の刺入の際、歯根周囲を回した縫合糸を緩くしておき、１本の縫合糸の断端として結紮する。結紮の前に縫合全体の張力のコントロールを忘れてはならない（**図１j～l**）。

頬舌側同時の連続懸垂縫合

連続懸垂縫合を用いて頬舌側両側のフラップを同時に縫合する場合、片側に行う連続懸垂縫合を両側に行うが、フラップ片端で折り返す必要がある。近心より縫合を開始し遠心で折り返し、近心で結紮し縫合を完成する。縫合開始の際、断続縫合を行うと縫合途中に抜けてしまうことを予防できるが、頬舌側で縫合のテンションを変える場合、断続縫合ではなく最近心の歯根へ縫合糸を巻きつけ、アンカーとすることも可能である。また、折り返しの方法は複数あるが、目的に応じて行うとよい。

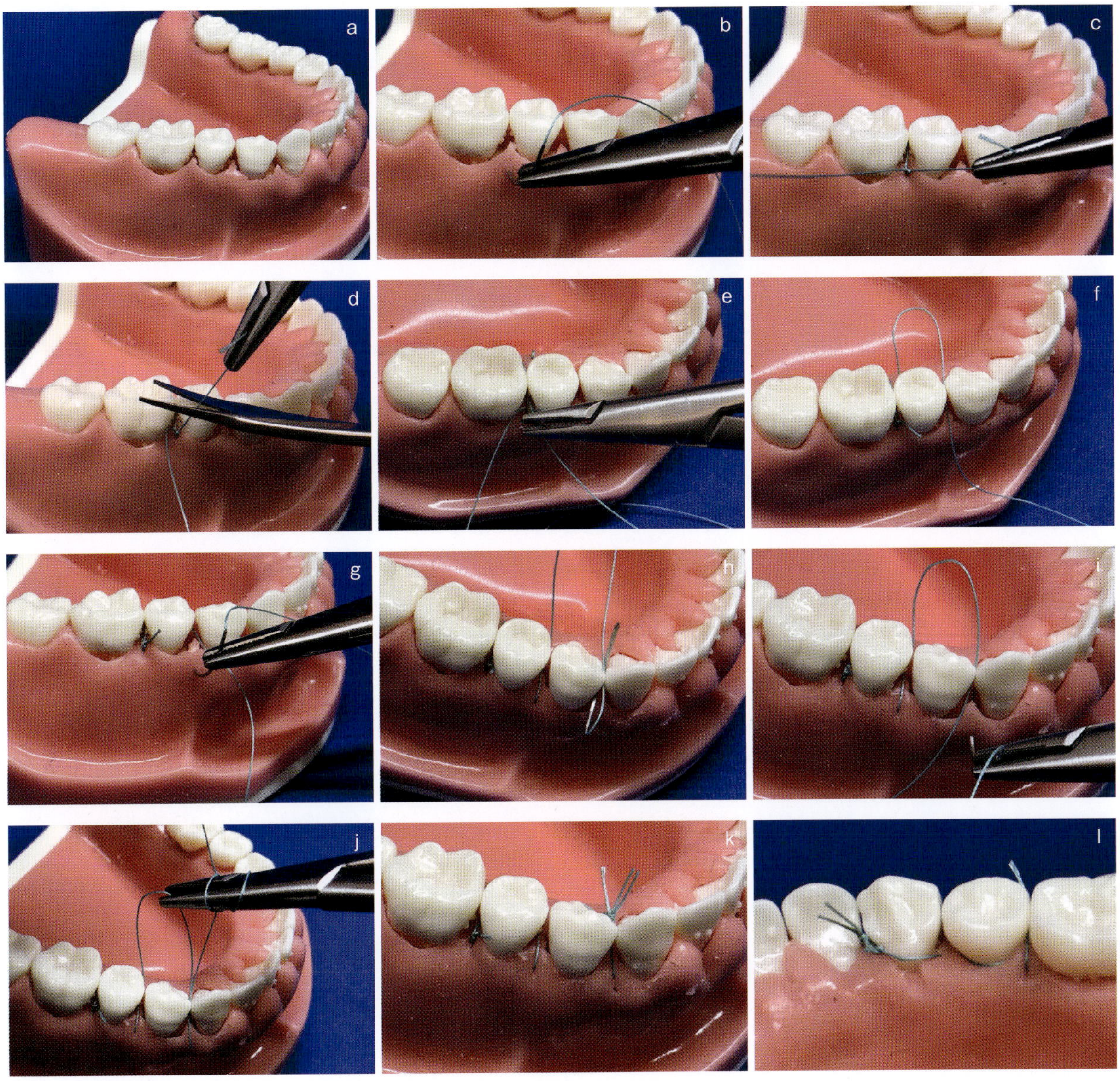

図❶　連続懸垂縫合

基本的な頬舌側同時の連続懸垂縫合は、以下の手順で行う（図２）。

①頬側フラップの最近心歯間乳頭の頂点より外側３～５㎜程度のところから縫合針を刺入し、断続縫合を行い結紮する。※短いほうの縫合糸も針についているほうの縫合糸も切ってはならない。

②連続懸垂縫合をフラップ最遠心の歯の近心頬側歯間乳頭まで行う（図２a～d）。

③最遠心の歯の近心コンタクトを通過させ、歯根周囲を遠心方向へ半周するように回す。

④遠心頬側フラップの外側３～５㎜程度のところから縫合針を直角に刺入し、内側に出す（図２ｅ）。

⑤縫合糸を外側に出し、歯根周囲を１周するように回す（図２ｆ、ｇ）。

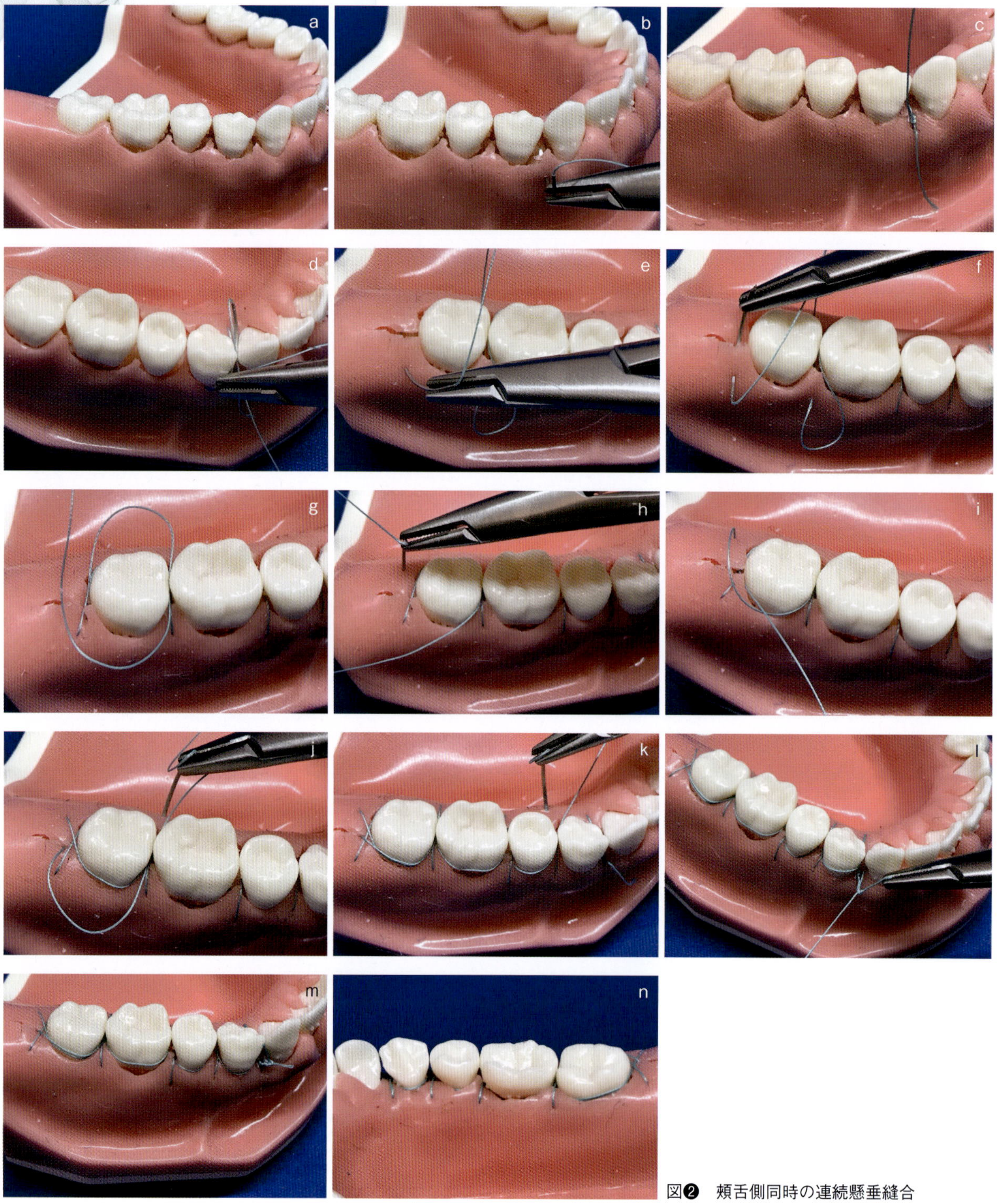

図❷　頬舌側同時の連続懸垂縫合

⑥遠心舌側フラップの外側３～５㎜程度のところから縫合針を直角に刺入し、内側に出す（図２h、ｉ）。

⑦歯根周囲を半周するように回す。該当する舌側フラップの最近心歯間乳頭より一つ前の歯間乳頭まで連続懸垂縫合を行う（図２j、ｋ）。

⑧最初に行った結紮の短いほうの縫合糸と結紮し、完成する（図２ｌ～ｎ）。

以上が基本形となる。連続懸垂縫合の歯間乳頭刺入の際、外側からの刺入でなく

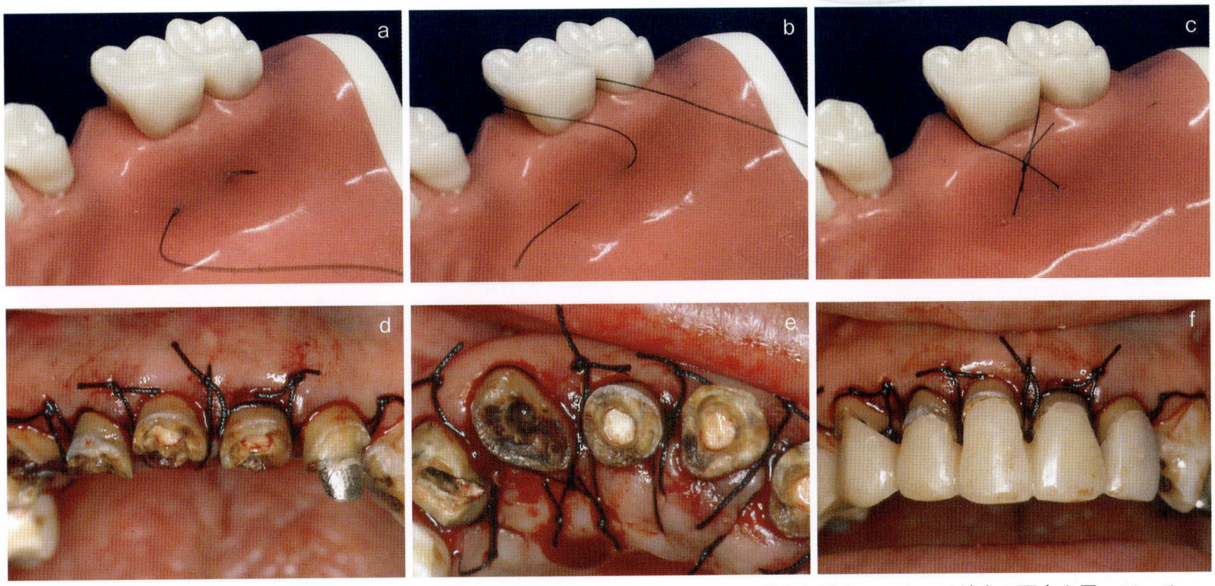

図❸　口蓋側クロスマットレス縫合。d～f：臨床例。口蓋側はクロスマットレス縫合と垂直マットレス縫合の両方を用いている

内側から外側への刺入でも同様の効果が得られる。折り返しの際も同様である。また、折り返しの際、⑤にて縫合糸を歯根に２周すると、頬舌側のフラップに対する張力をコントロールしやすくなる。作業領域の狭い口腔内であるため、運針の際に軟組織に無理な力をかけないように刺入方向を調整するとよい。

連続懸垂縫合は長い縫合糸が必要になることが多い。術前にフラップの範囲を確認し、必要十分な長さの縫合糸を選択する。

口蓋側クロスマットレス縫合

歯根をインバーティングクロスマットレス縫合の固定源に用いることにより、強固にフラップを固定することが可能となる。切除型のフラップにおいて、上顎口蓋部は軟組織が厚いため、フラップを薄く形成することが多い。薄くすることにより、フラップはしなやかにコントロールしやすくなるが、不適切な縫合は骨面とフラップの間に死腔を形成し、治癒に悪影響を与える。そこで、口蓋側クロスマットレス縫合を行うことにより、フラップを骨面へ正確に固定できる。また、口蓋側クロスマットレス縫合は狭い範囲での繊細な運針が必要となるために、3/8サークルの13㎜程度の縫合針を推奨する。

口蓋側クロスマットレス縫合は、以下の手順で行う（**図３**）。

①口蓋側フラップの基底部付近に、固定源とする歯根の近心側よりフラップに対し平行となるよう外側より縫合針を刺入し遠心側へ３～５㎜平行に（固定源とする歯根の幅径を参考）、内側より外側へ刺入し、フラップより取り出す（図３ａ）。

②縫合針は、固定源とする歯根の近心隣接部を通し、頬側方向へ出し歯根を半周するように回し、遠心隣接部を通し口蓋側へ出す（図３ｂ）。

③最初の短いほうの縫合糸と結紮し、完成する（図３ｃ）。

歯根を利用する口蓋側クロスマットレス縫合は、遊離歯肉移植の際、移植片を固定する際にも応用することが可能である（**図３ｄ～ｆ**）。

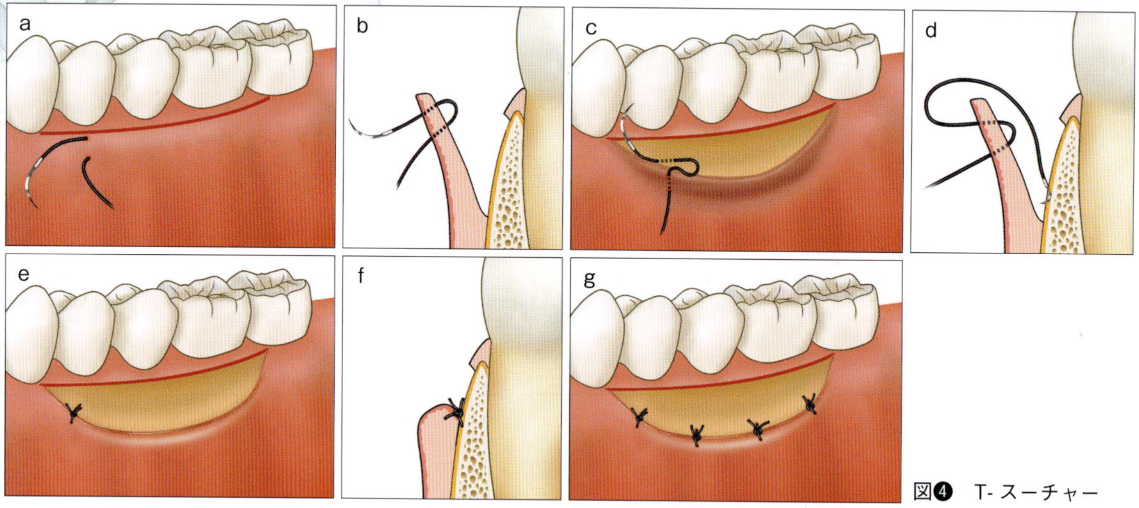

図❹　T-スーチャー

動画１

T Suture & Cross Mattress Suture

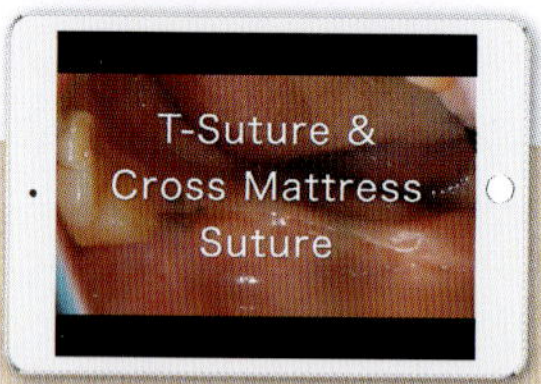

※ QR コードへのアクセスで動画をご覧いただけます

meikai PDI tokyo

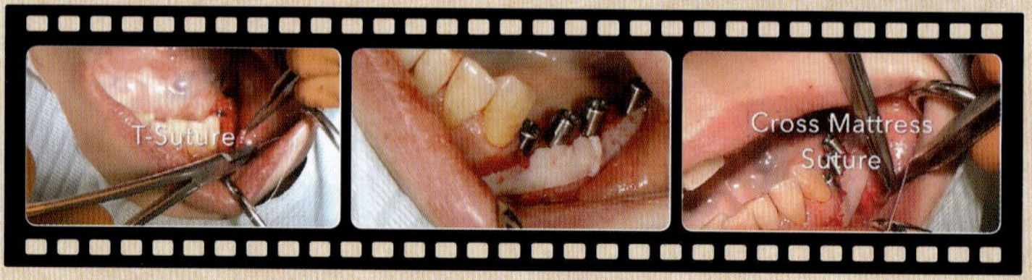

https://youtu.be/67xodB7TKl8　▶東京 PDI YouTube チャンネル

T-スーチャー（動画１）

遊離歯肉移植（Free Gingival Graft：FGG）は付着歯肉が少ない、あるいは存在しない、口腔前庭が狭いなどの形状的な問題を有するケースにおいて、上顎口蓋部から上皮付きの角化組織を採取し、移植することにより状況を改善する術式である。口蓋部より移植片を採取するため、移植片の採取にばかり目が行きがちであるが、受容床の形成も重要である。

FGG の受容床形成の際により効果的に行う縫合法に、T-スーチャーがある。FGG の受容床形成法には複数の方法が存在するが、部分層フラップを形成した後に、そのフラップを切除するのではなく、形成したフラップの基底部分に縫合することにより、口腔前庭拡張効果が得られる。この縫合時に T-スーチャーを行うことにより、効果を最大限に発揮する。

T-スーチャーは以下の手順で行う（**図４**）。

①部分層を形成したフラップの最上端部から１mm程度の外側より縫合針を刺入し、１～２mm程度垂直に根尖方向内側より刺入し、外側へ出す（図４ａ、ｂ）。

②縫合針は形成された部分層の骨膜部分の最下部へ水平に骨膜縫合の要領で刺入し、外側へ出す（図４ｃ、ｄ）。

③最初の短いほうの縫合糸と結紮し、完成する。必要な範囲に対し、同様の縫合を行う（図４ｅ～ｇ）。

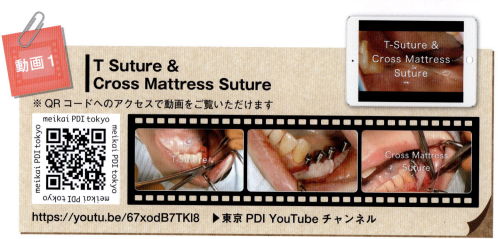

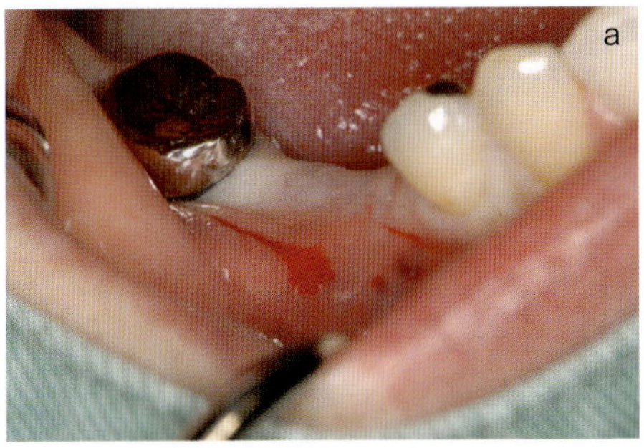

a：65|欠損部。口腔前庭拡張および FGG を併用したインプラント二次手術

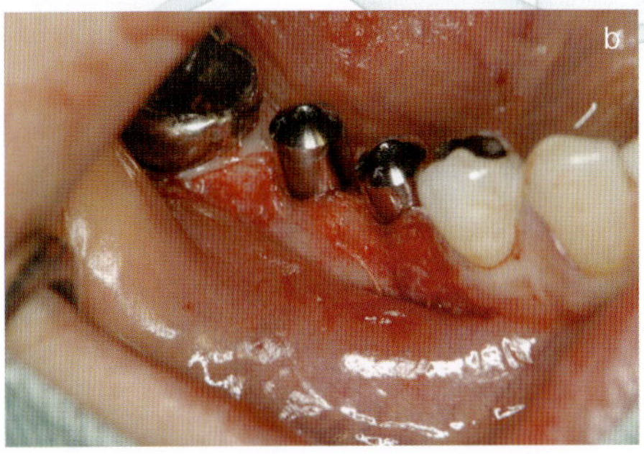

b：歯槽頂部より頬側へ部分層弁を形成し、T-スーチャーにて根尖方向へ縫合固定している。口腔前庭も拡張されている

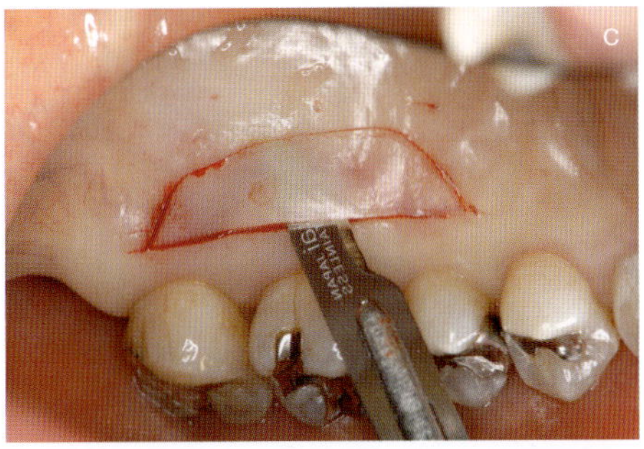

c：同側口蓋部より受容床と同形態の遊離歯肉を採取する。厚みは0.5～1.0㎜程度で歯肉越しにメスの外形が確認できる

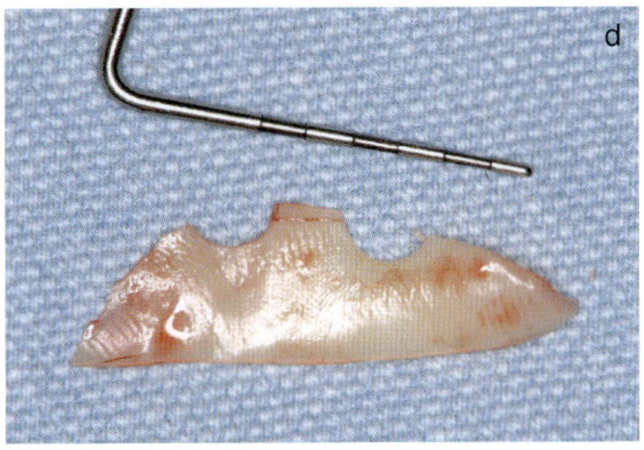

d：採取した遊離歯肉。インプラントのヒーリングアバットメントに適合するようにトリミングを行っている

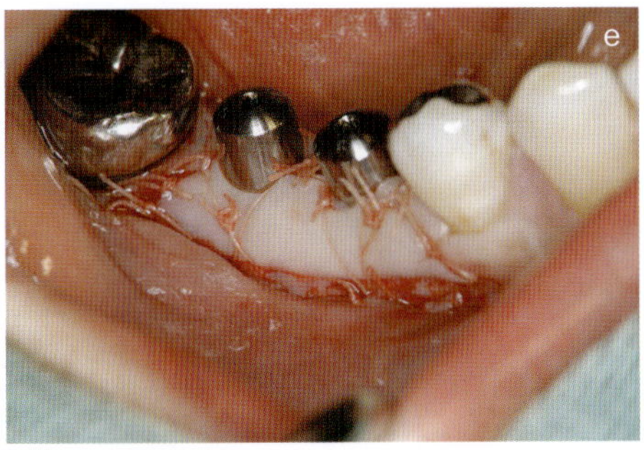

e：骨膜縫合・クロスマットレス縫合にて遊離歯肉を受容床に固定している

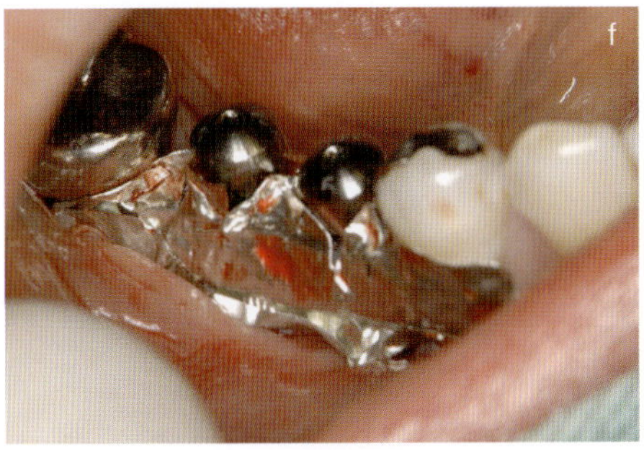

f：ドライホイルにて保護する

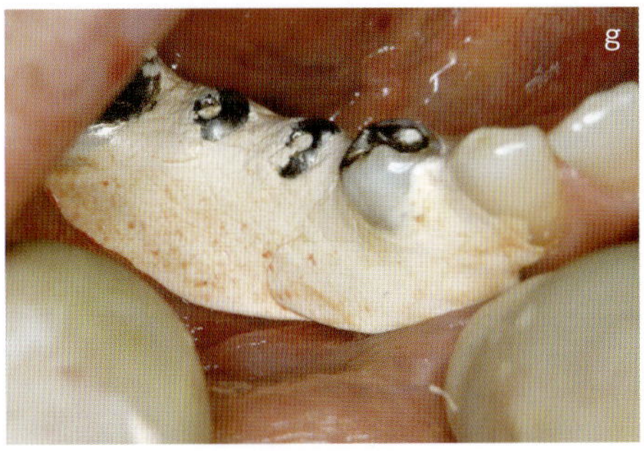

g：歯周パックにて固定を行う

図❺　FGG の臨床例

部分層フラップでは垂直方向へ縫合針を刺入し、骨膜に対しては水平方向へ縫合針を刺入する。あたかも縫合糸でTの字を描くように縫合結紮するために、T-スーチャーと呼ばれる。口腔前庭の深い部分で行うことが多い縫合であり、正確に縫合結紮することは難しいが、効果的な縫合法であるためぜひとも習得し、臨床応用していただきたい。また、FGG 受容床形成の際に、骨膜上に可動組織を残してしまうと、その上に移植された角化組織は可動性の角化組織になってしまう。可動組織を残さないようにすることが重要である。しかしながら、薄い骨膜に縫合針を正確に刺入し、フラップを固定することは極めて難しい。このため、縫合を予定する部分では軟組織をやや厚めに残し、縫合針を刺入しやすくすることもポイントの一つである（**図5**）。

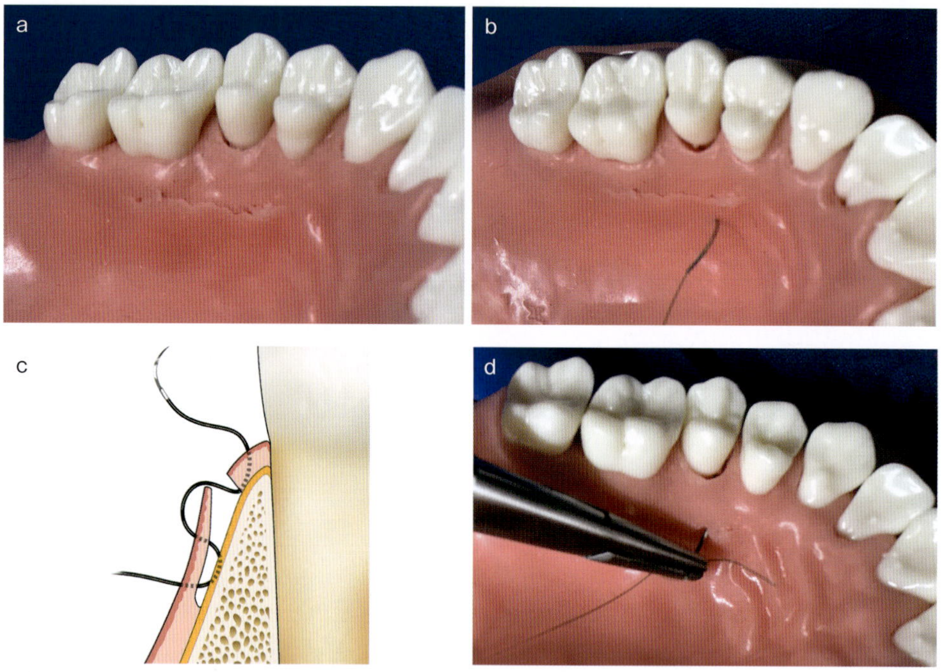

図❻　縫合によるドナーサイトの処置①

縫合によるドナーサイトの処置（動画２）

上皮下結合組織移植（Subepithelial Connective Tissue Graft：SCTG）は難易度の高い手技の一つである。しかしながら、応用範囲が広く、付着歯肉の獲得はもちろん、露出歯根面被覆、歯槽堤増大形成術など多くの手技に応用される。FGGと比較し、移植組織の色調が周囲軟組織と同調しやすく審美歯周外科を行う際は必須となる。もちろん、移植先の処置は目的とする手術手技により変わる。

上皮下結合組織を採取したドナーサイトの処置として重要なことは、結合組織採取後の死腔を閉鎖して止血し、治癒を促すことである。そのために、サージカルシーネや歯周パックなどを使用する方法もあるが、適切な縫合を行い、縫合糸により上皮部分のフラップを残存する骨膜・軟組織へ圧迫固定することが最も効果的といえる。この縫合は、インバーティングマットレス縫合の応用である。

縫合によるドナーサイトの処置は、以下の手順で行う（図６）。

①上皮下結合組織を採取したフラップの最下部から３～５㎜程度の歯冠側寄り、やや斜め方向に、上皮に対しては垂直に縫合針を刺入する。骨面上の軟組織にもしっかりと縫合針を刺入し、１～２㎜程度根尖方向より外側へ出す（図６a、b）。

②縫合針はドナーサイト最上端の切断面の深部へ刺入し、外側へ出す（図６c～e）。

③縫合糸を歯根周囲に回し、ドナーサイト最上端より１～２㎜程度歯冠側より刺入して切断面の深部より外側に出す（ドナーサイト上端部分の軟組織の状況により省略することも可能）（図６f、g）。

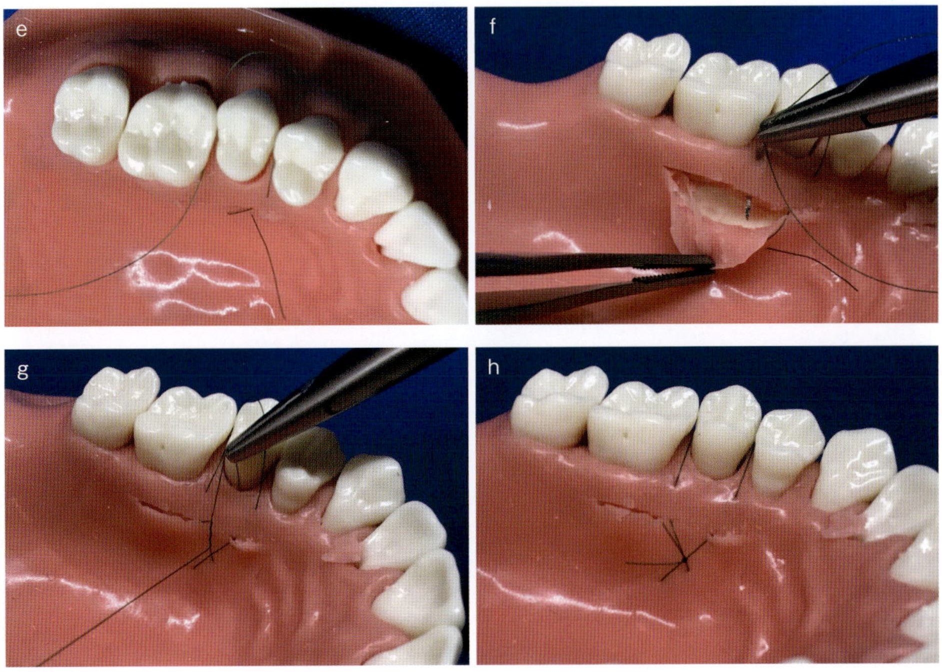

図❻　縫合によるドナーサイトの処置②

動画２

供給側の縫合

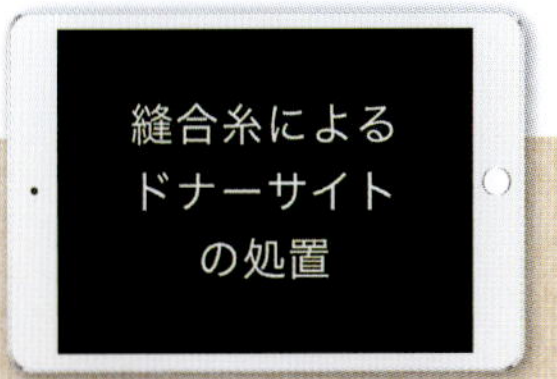

※ QR コードへのアクセスで動画をご覧いただけます

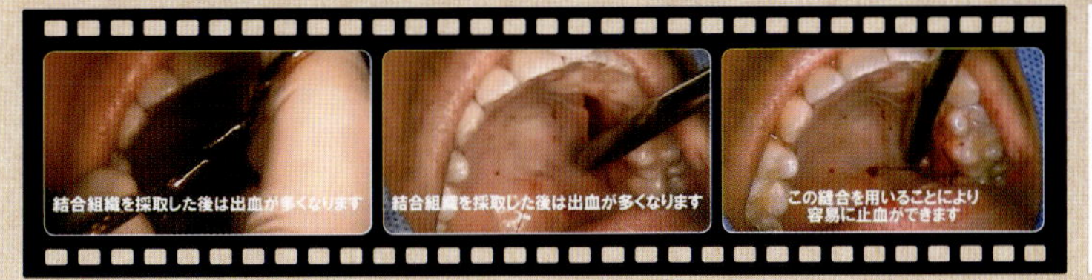

meikai PDI tokyo

https://youtu.be/7V0ttN8Kjuc　▶東京 PDI YouTube チャンネル

④最初の短いほうの縫合糸と結紮し完成する。しっかりとテンションをかけることが重要である（図６h、i）。

①の際に、水平方向や垂直方向へ刺入してもよい。水平方向ではより広い範囲に効果を及ぼし、垂直方向では狭い範囲ではあるが強い効果が期待できる。筆者は、斜めに刺入することにより水平方向・垂直方向の両方の効果を狙っている。また、③において歯根へアンカーしているが、ドナーサイト上端部分の軟組織に十分な強度があれば必ずしもアンカーは必要ない。SCTG では結合組織採取後の出血のコントロールが難しいが、本縫合法を用いると、多くの場合１～２糸縫合すると止血できる。また、止血のため適切なテンションをかけることが必要になるため、ナイロンのモノフィラメントの使用を推奨する。

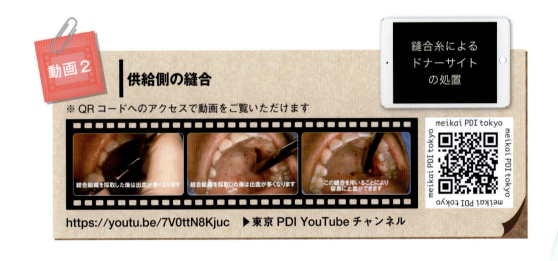

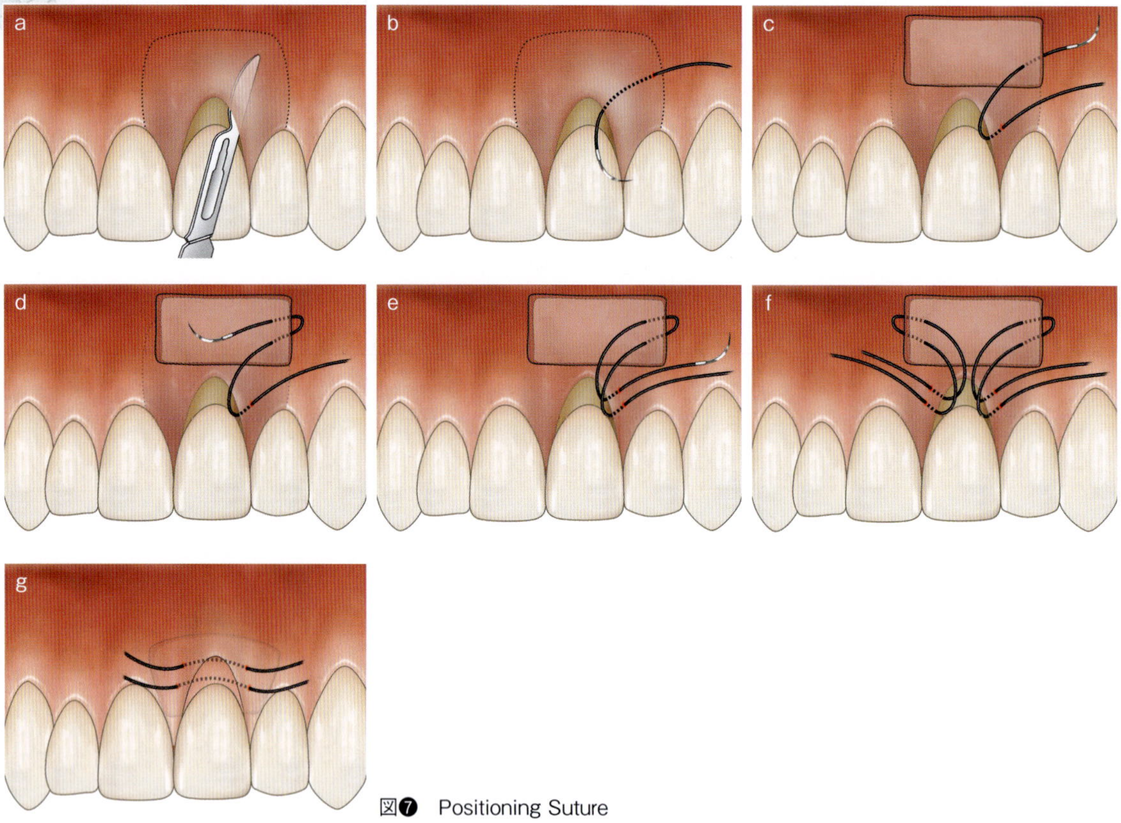

図❼　Positioning Suture

Positioning Suture

歯根面被覆の際に切開を最小限に抑え、術野の血液供給を確保する方法として、Pouch technique や Tunnel technique がある。これらの術式では、歯肉溝内のみから切開が行われ、部分層のフラップを形成する。あたかもポーチやトンネルを形成するかのようであることが呼称のゆえんである。Pouch & Tunnel technique の際に結合組織を移植し、所定の場所に固定する縫合が Positioning Suture である。

Positioning Suture は、以下の手順で行う（**図7**）。

①形成されたポーチの外側より縫合針を刺入し、部分層で形成されたポーチ内を通し、歯肉溝より取り出す（**図7a、b**）。

②移植する移植片の唇側方向より縫合針を刺入し、反対方向より刺入しなおし唇側方向へ出す（**図7c、d**）。

③縫合針をポーチ内へ戻し、ポーチ内より外側へ刺入し外側へ出す。ここで結紮してはならない（**図7e**）。

④反対側も同様に縫合を行う（**図7f**）。

⑤両側の縫合糸を引きながら移植片をポーチ内へ挿入し、所定の部位に安定させる。両側の縫合糸を結紮することにより移植片を固定する（**図7g**）。

移植片に対し、適切な方向より縫合針を刺入することが重要である。両側で反対方向に縫合針を刺入すると移植片はポーチの中で捻れてしまうため、縫合をやりなすことになる。この縫合法は、歯根面被覆だけではなく、結合組織移植を用いた歯

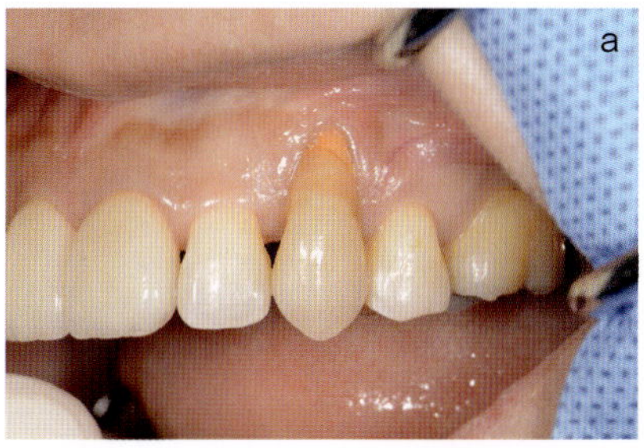

a：歯根の位置に問題があり、歯列矯正後、大きな歯根露出を生じた

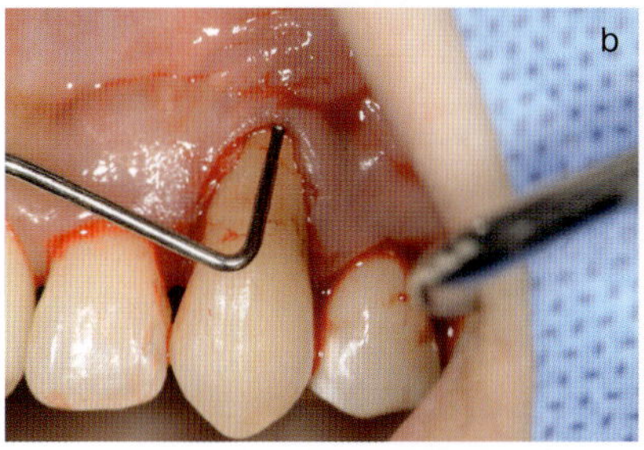

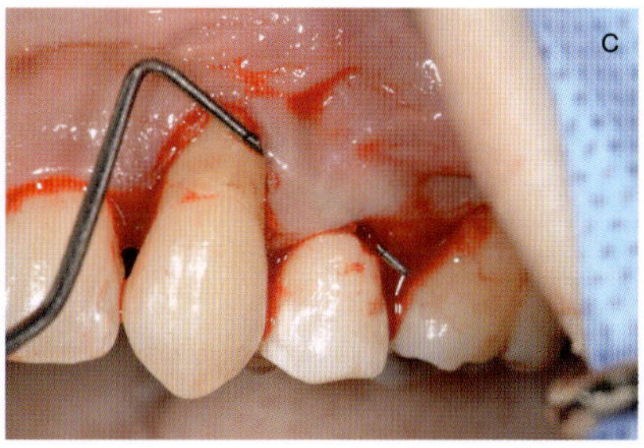

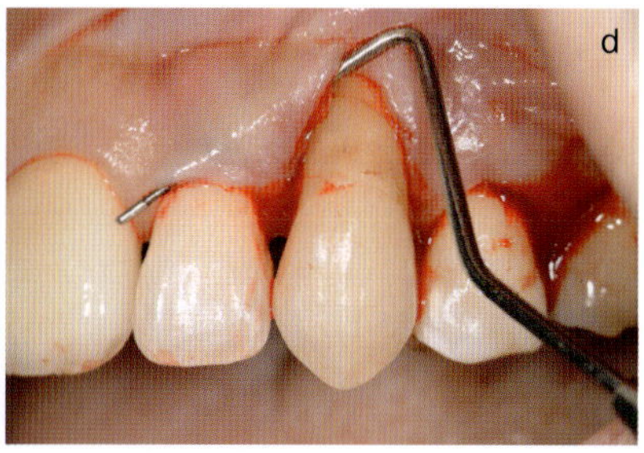

b～d：歯肉溝より部分層による Pouch & Tunnel を形成

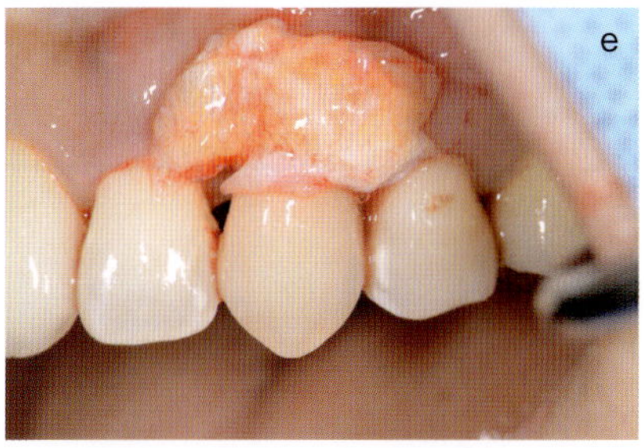

e：口蓋側より採取した結合組織

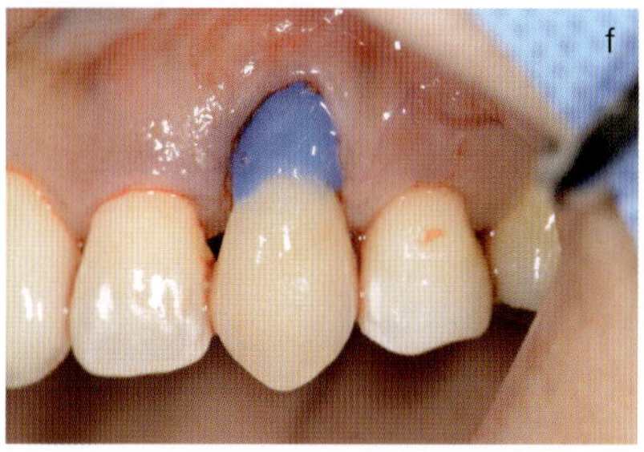

f：エムドゲインを併用するため、歯根面の薬液処理を行う

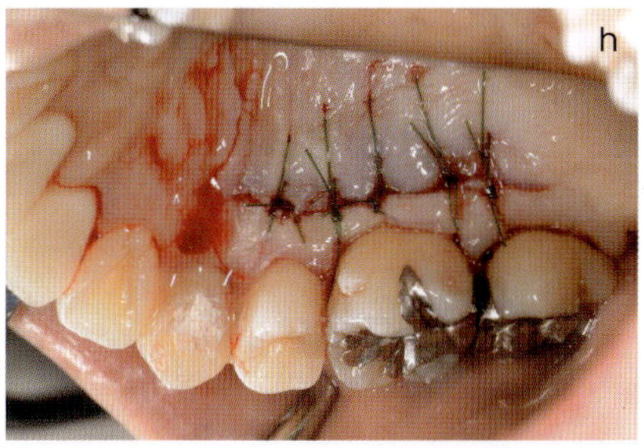

h：縫合によるドナーサイトの処置

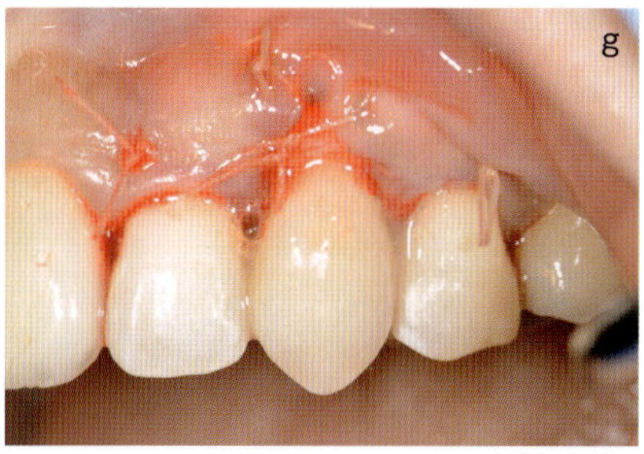

g：エムドゲイン塗布と Positioning Suture による移植片の固定

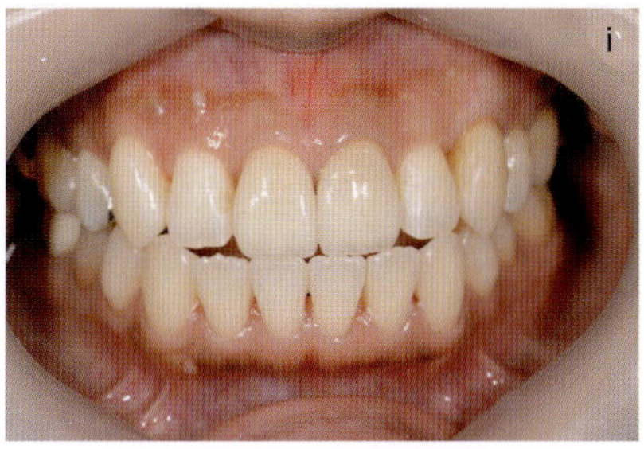

i：術後２年、左右差なく安定している

図❽　CTG、エムドゲイン、Pouch & Tunnel のコンビネーション臨床例

槽堤増大形成術にも応用することが可能である。

最後に、CTG、エムドゲイン、Pouch & Tunnel のコンビネーション臨床例を**図8**に示す。

8 審美歯周外科

美しい口元は多くの人の憧れであり、一般的には歯列矯正や歯冠補綴・ホワイトニングなどによってその美しさを手に入れることが可能と考えられている。歯周外科を用いて審美性を向上させる術式も存在し、欠損部顎堤の陥凹に対して行う歯槽堤増大形成術や、歯肉退縮に対する露出歯根面被覆術などがそれに当たる。いずれも歯周外科処置であるが、審美改善に特化した術式は審美歯周外科ともいわれる。

このように、歯周外科手技にて口腔内の審美的問題を解決しようとさまざまな術式が開発され、臨床応用されている。とくに上皮下結合組織移植を用いた歯槽堤増大形成術や歯根面被覆術は成功率も高く、効果的である。筆者も上皮下結合組織移植を用いた処置を多くの症例に行い、良好な結果を得ている。

症例１：結合組織移植による歯槽堤増大形成術

症例１に、歯槽堤増大形成術を示す（**図１**）。外傷により左上中切歯周囲組織の吸収を生じたものである。歯根は完全に露出し、水平方向、垂直方向ともに顎堤の吸収が認められる。

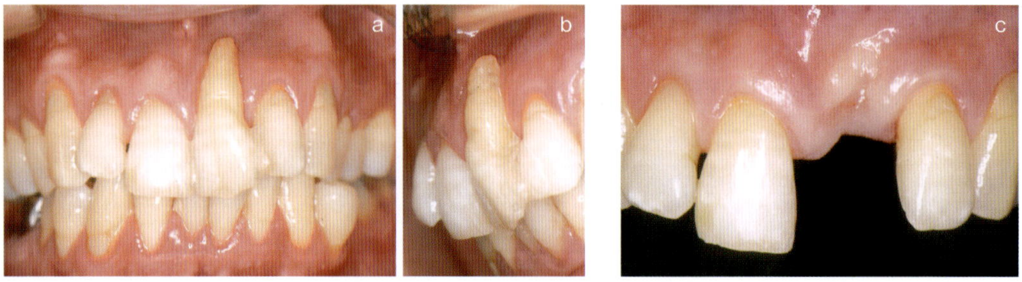

a、b：⌊1 歯根は完全に露出し、歯槽堤の吸収を認める　c：吸収した歯槽堤

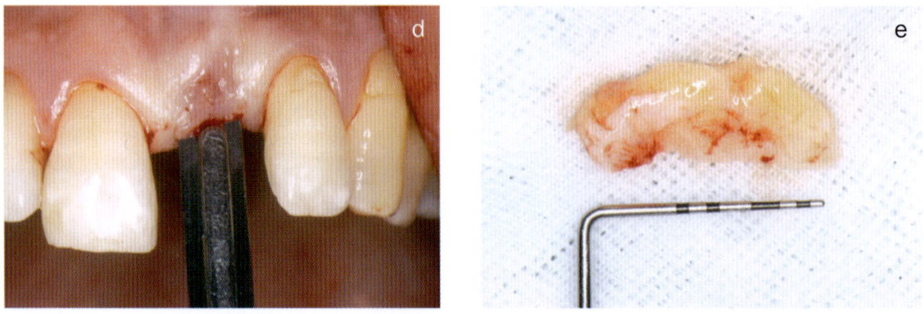

d：Double Pouch テクニックによる歯槽堤増大形成術　e：採取した上皮下結合組織

図❶　症例１：結合組織移植による歯槽堤増大形成術①

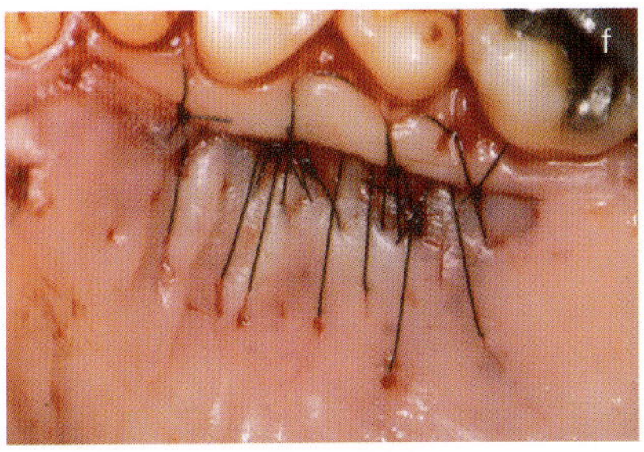

f：縫合による供給側の処理

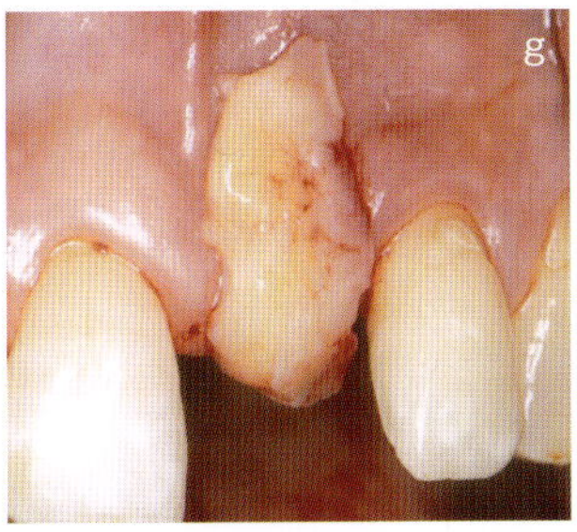

g：Double Pouch 内へ、J 字状に移植する

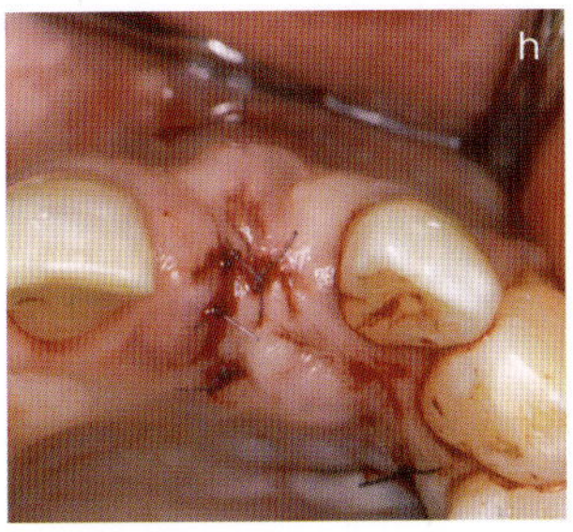

h：縫合

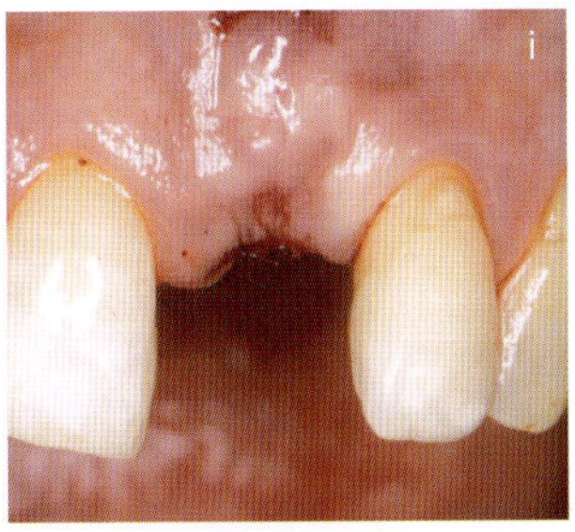

i：結合組織移植によりボリュームの増した歯槽堤

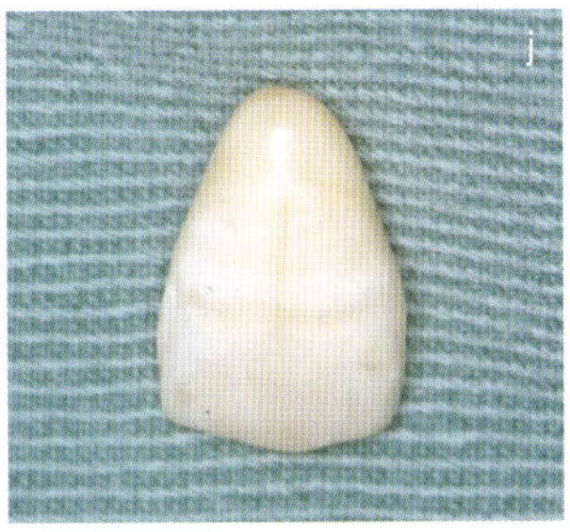

j：抜去歯をポンティックとして使用した。基底面はオベイトとした

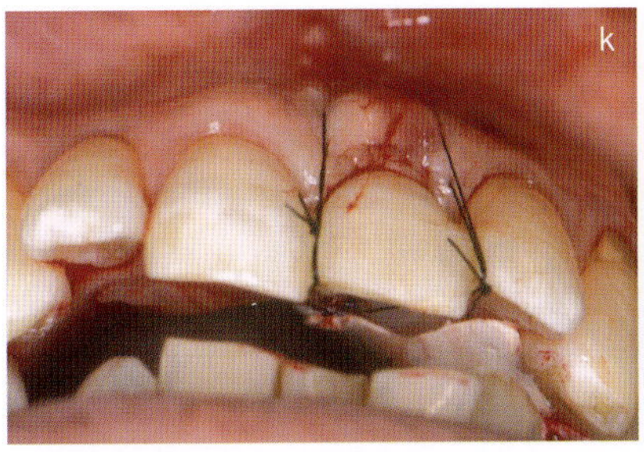

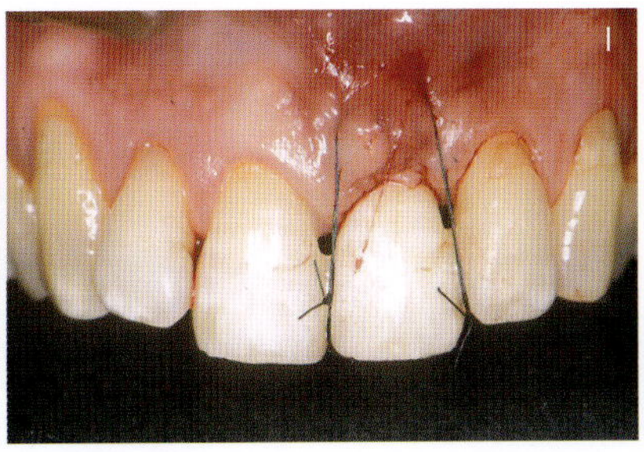

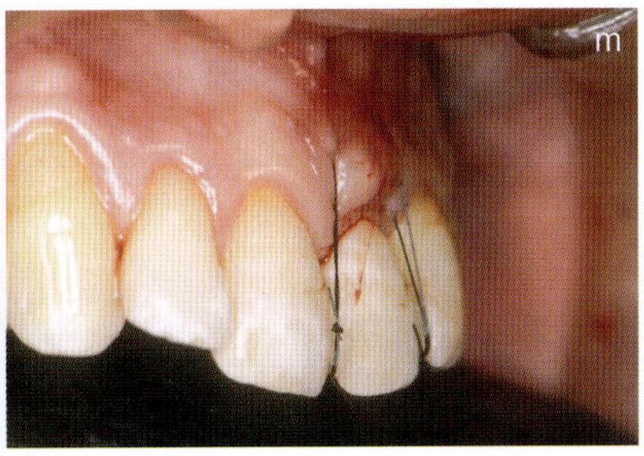

k～m：隣接部のレジン固定を利用し、歯冠側へ牽引する

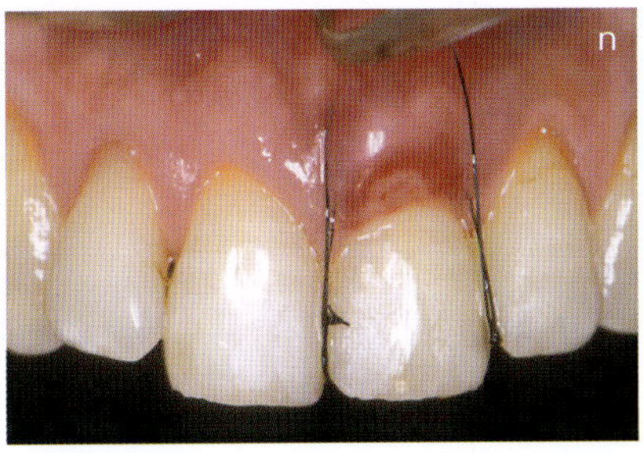

n：術後1週

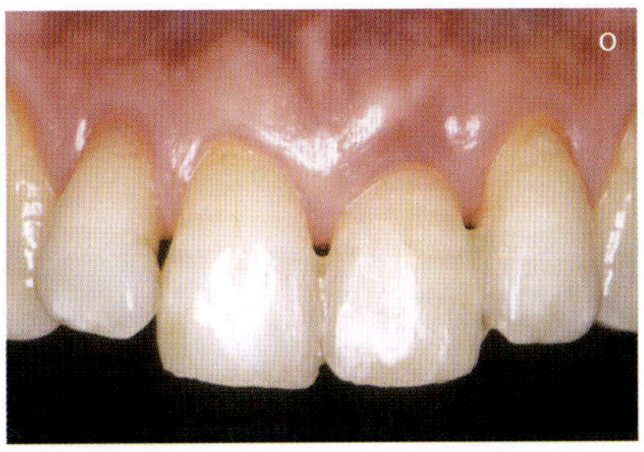

o：術後2年、安定した状態を維持している

図❶　症例1：結合組織移植による歯槽堤増大形成術②

本症例では、上皮下結合組織移植を用いたDouble Pouchテクニックを用いた。通常のPouchテクニックは歯槽頂付近より唇側根尖方向へPouch型の部分層を形成し、Pouch状に形成されたスペースへ上皮下結合組織などを移植する術式である。このため一方向への増大が期待され、シーバーの分類（Seibert's classification）の「Class 1：歯槽頂の高さは正常であるが頬舌的に吸収している場合」が適応となる。

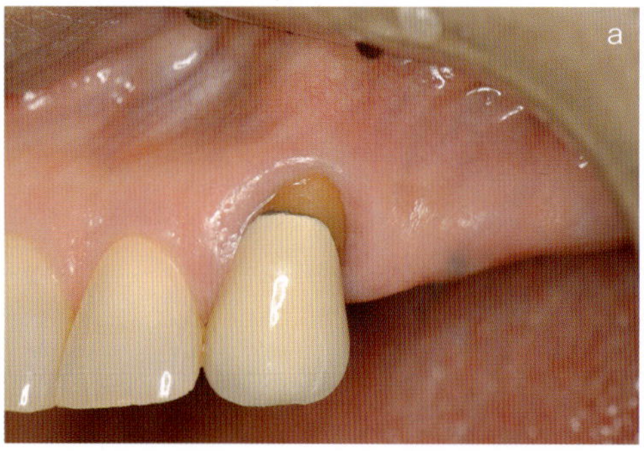

a：⌊3の歯肉退縮。鉤歯でもあり改善が必要である

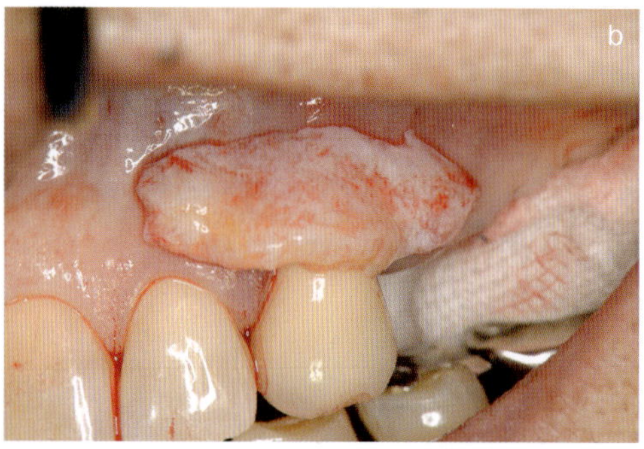

b：Pouch テクニックによる結合組織移植を行うこととした

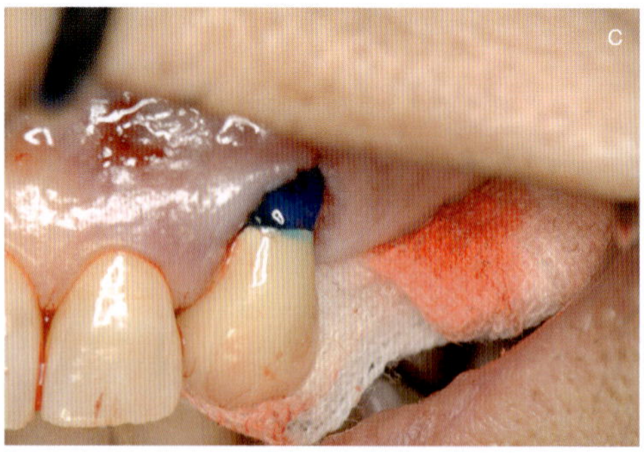

c：エムドゲインを併用するため、歯根面の処理を行う

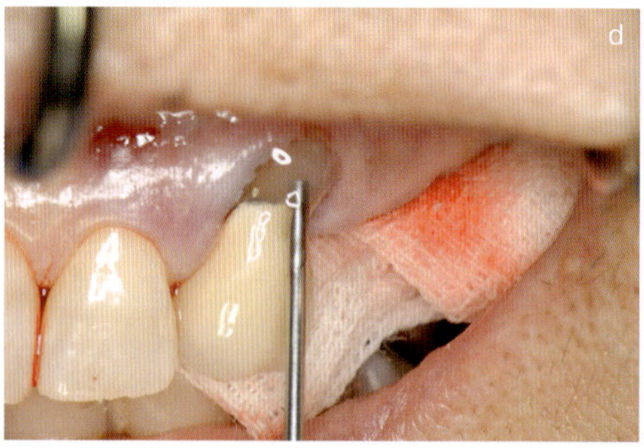

d：エムドゲインの塗布。Pouch 内にも十分に塗布する

図❷ 症例２：露出歯根面被覆術①

本症例では頬舌的、垂直的な吸収が認められるClass3に相当するため、歯槽頂付近の１本の切開線より垂直方向と水平方向に２つのPouchを形成し、上皮下結合組織移植を伴うDouble Pouchテクニックを用いた。

結合組織供給側はマットレス縫合を応用し、フラップの閉鎖と止血を行った。垂直・水平方向に形成されたPouch内へ上皮下結合組織を移植する際にはポジショニングスーチャーを用いている。欠損部の処理は、抜去歯の歯冠をオベイトポンティックに加工し、4-META/MMA-TBBレジンにて隣在歯に固定した。歯間乳頭部の再生を促すために、歯間部コンタクトを利用した縫合により、軟組織を垂直的に牽引した。Double Pouchテクニックとコンタクトを利用した垂直的牽引縫合により、良好な結果が得られている。

症例２：露出歯根面被覆術

症例２に、露出歯根面被覆術を示す（**図２**）。隣在歯が欠損し、欠損部顎堤の吸収も生じ、近遠心で歯槽骨の高低差が生じ、さらに義歯の鉤歯となっている、根面被覆を行ううえでは極めて困難な症例である。

本症例では、上皮下結合組織移植、エムドゲイン、Pouchテクニックと歯肉弁歯冠側移動術を同時に行っている。それぞれの術式においても縫合のテクニックは必要で、上皮下結合組織移植では供給側の止血のための縫合、また、Pouch内へ上皮

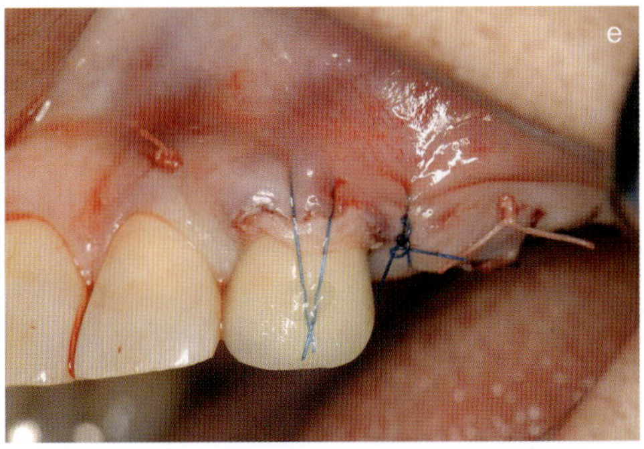

e：ポジショニング縫合にて移植片を固定、Pouchの外側フラップは縫合糸を光重合型コンポジットレジンにて歯冠側へ固定することにより歯冠側移動を行う

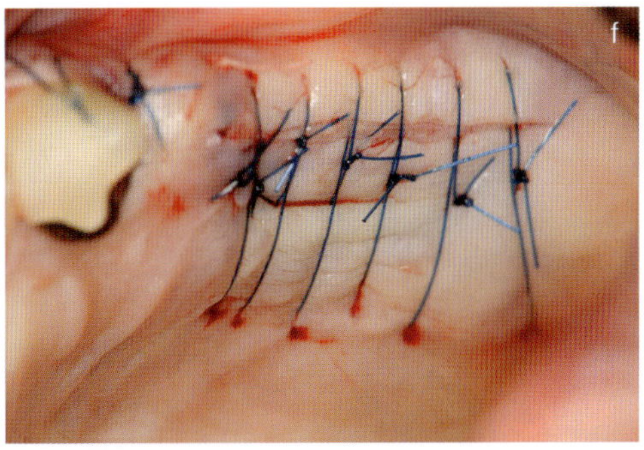

f：供給側の縫合による処理

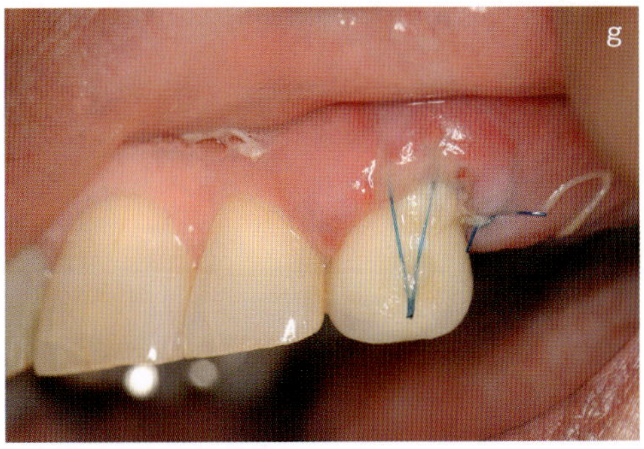

g：術後２週、経過良好

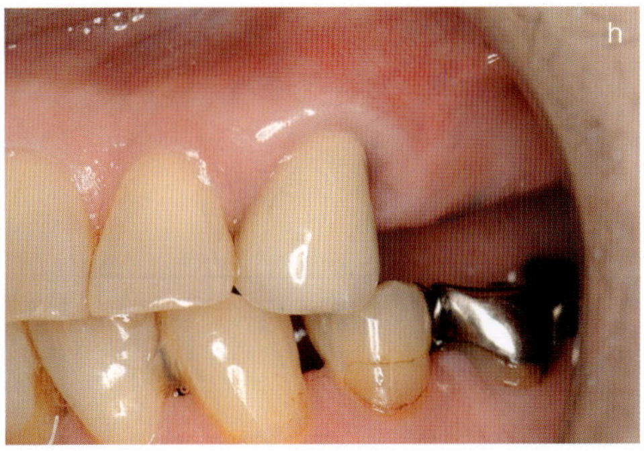

h：１年経過

図❷　症例２：露出歯根面被覆術②

下結合組織を移植し適正な場所へ固定するためにはポジショニングスーチャー、歯肉弁を歯冠側へ牽引するために光重合型コンポジットレジンを応用し、縫合糸を歯冠部へ固定している。術式も組み合わせているが、さまざまな縫合も応用し、良好な結果が得られている。

症例３：改良型口唇移動術によるガミースマイルの改善

多くの歯周組織にまつわる審美的問題に関しては、審美歯周外科にて対応することが可能である。しかしながら、口唇で隠れる歯肉退縮や歯槽堤の陥凹よりも、口唇によって隠すことのできない、いわゆるガミースマイルに悩んでいる方は多い。このガミースマイルはさまざまな原因で発症するが、口唇の過剰な運動が主原因の場合、歯周外科処置の延長で回復することができる。とくに、改良型口唇移動術に内層縫合を併用することによって、術後の口唇の運動が制限され、初期の後戻りを最小限に抑えることが可能となる（**図３**）。

ガミースマイルは、歯肉の露出を気にするため、人前で自信をもって笑うことができなかったり、性格も消極的になるなどの影響を与えることがある。われわれ歯科領域の処置において、口腔内の問題解決だけではなく、ガミースマイルを改善するなど、より患者さんに自信と幸せを感じていただくような治療を行いたいと思う。

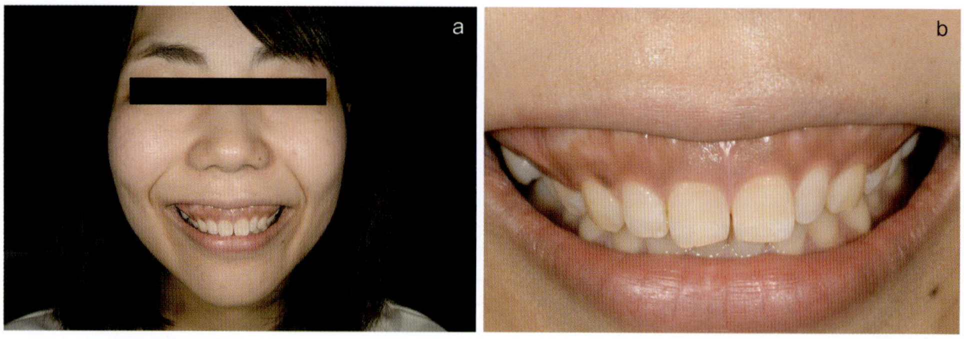

a、b：口唇の過剰な動きによるガミースマイル

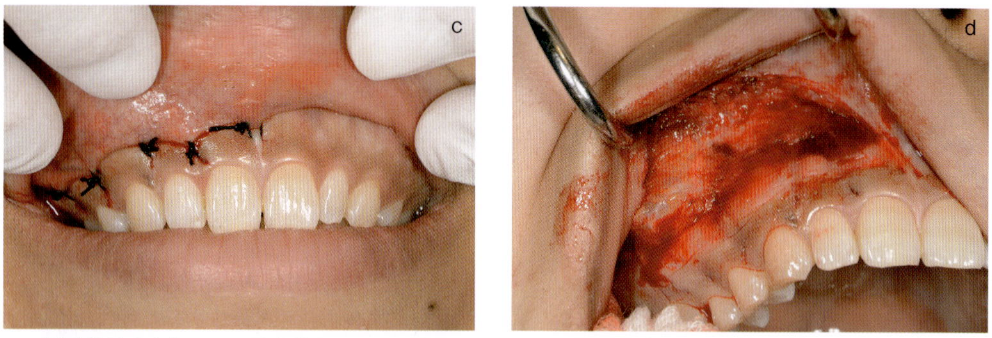

c：試験的縫合を行い、口唇移動術における切除範囲を決定する

d：切除時の状態。広範囲の切除が必要である

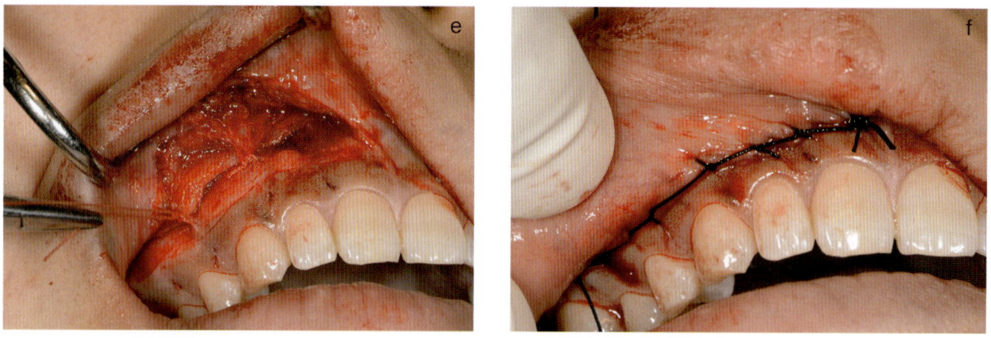

e：吸収性縫合糸を用いた内層縫合。口唇の動きを制御するために重要である

f：絹糸による縫合を行った

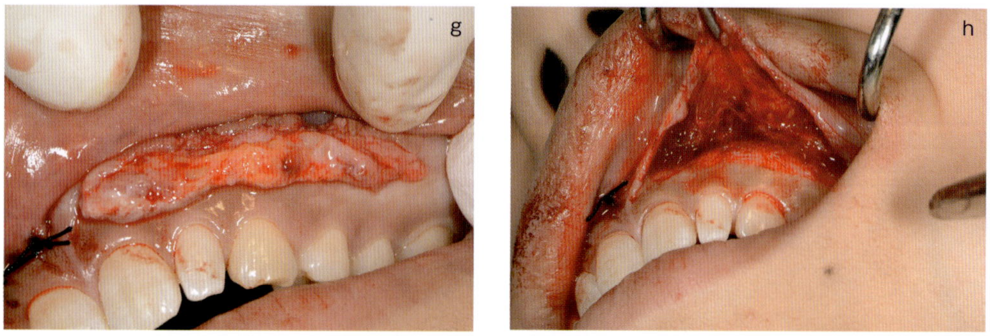

g：反対側は右側の切除組織を参考に切除範囲の決定を行う

h：切開中

図❸　症例3：改良型口唇移動術によるガミースマイルの改善①

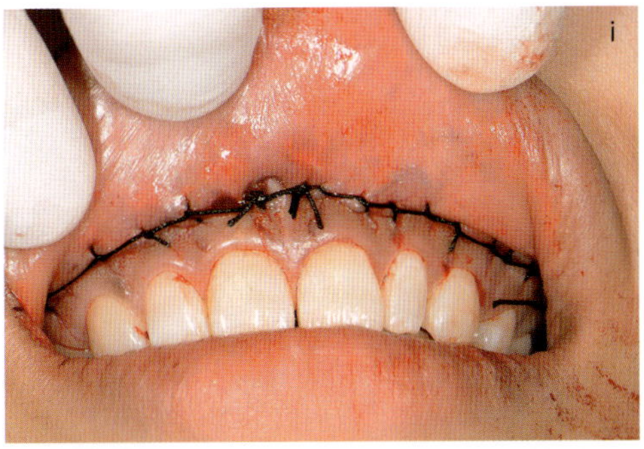

i：両側の縫合終了

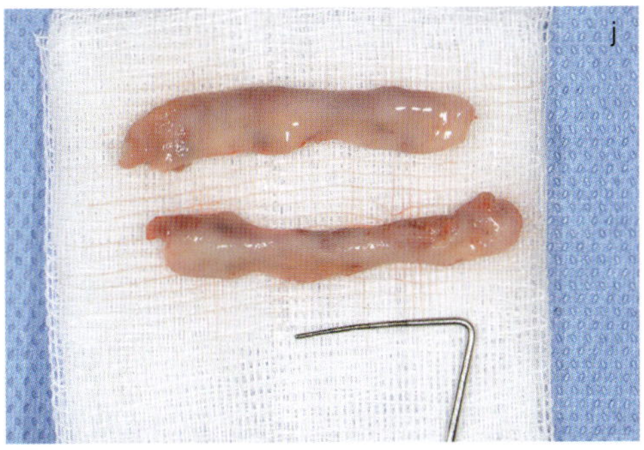

j：切除組織

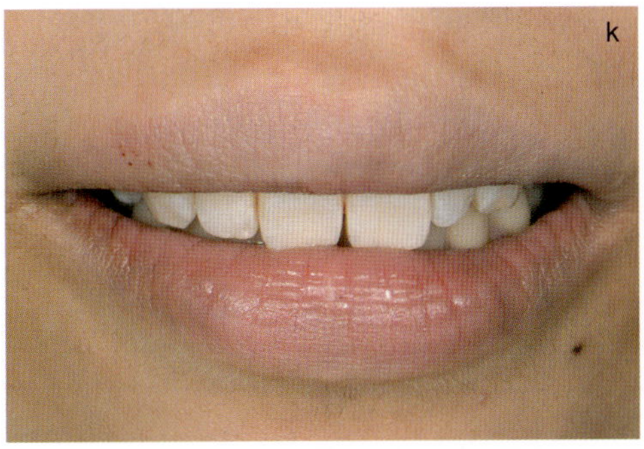

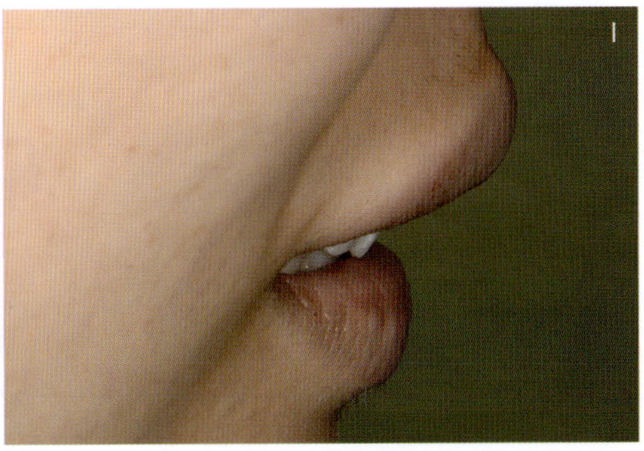

k、l：術直後。口唇の運動は制限されている

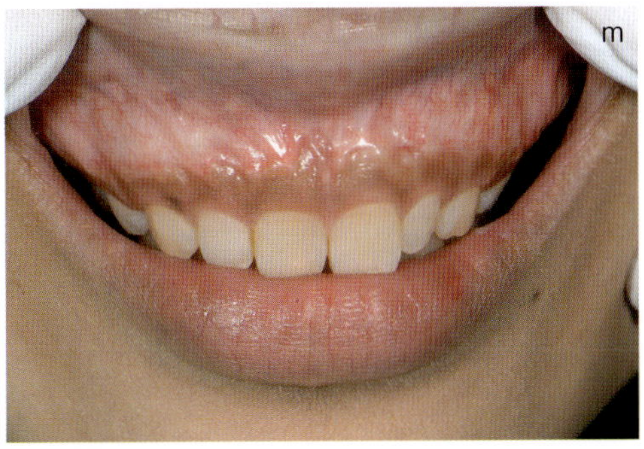

m：術後6ヵ月

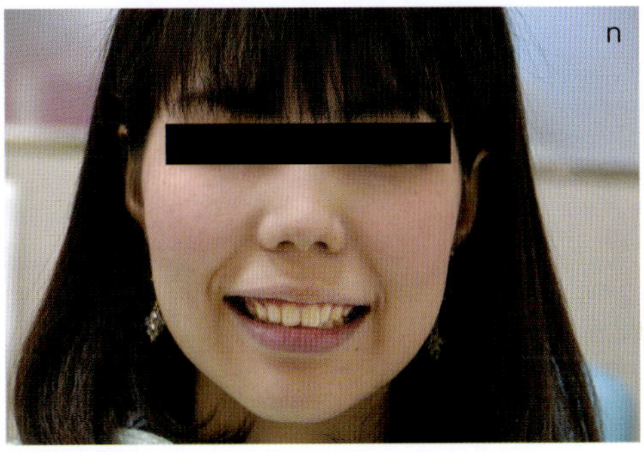

n：術後1年、良好結果を維持している

図❸　症例3：改良型口唇移動術によるガミースマイルの改善②

● ○ ● ○ ● ○

審美歯周外科は、さまざまな歯周外科手技の応用であり、難易度も高く、歯周外科初心者には到達点のようなイメージもある。基礎的な手技を完璧に行えるよう訓練し、次のステップに備え、十分に経験を積むことが重要である。何事にも未経験はあり、そのような処置を行う際は十分な勉強を行い、よき指導者より指導をいただき実践することが望ましい。また、多くの審美歯周外科は、口腔内の審美改善に対するものが一般的である。しかしながら、最後に提示した症例のように、口腔内に対する処置により、患者の外見に対するコンプレックスを改善し、QOLを向上させることも可能である。われわれの治療範囲は決して口腔内の限られた領域だけではなく、われわれの治療により患者に与えることができる幸福は計りしれないものがあると考える。

Chapter 3

結紮

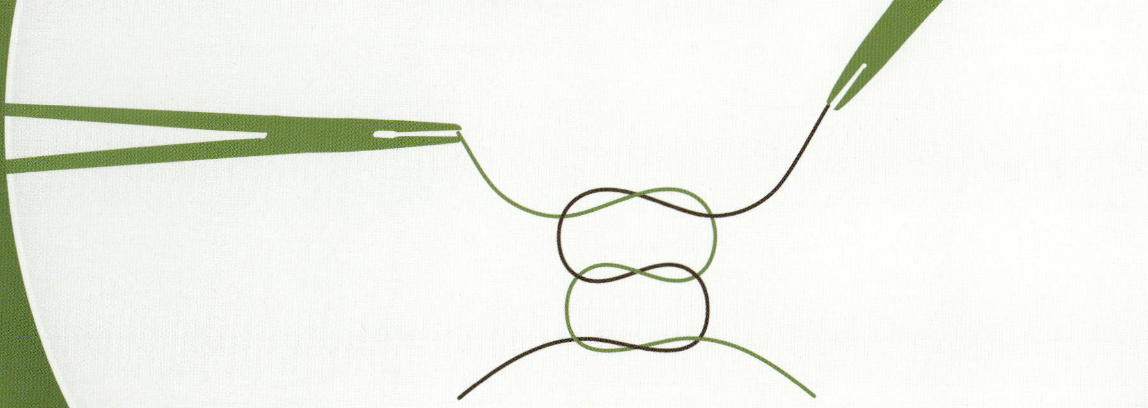

Dental Suturing

1 器械結び（基本編）

縫合において、結紮は、最後の締めとしてとても重要である。筆者をはじめ、本書を読んでくださっている先生のなかにも、「結紮時に張力がうまくかからなかった」「抜糸前に縫合糸が緩んでしまった」などの経験がある方が多いのではないかと思う。結紮を誤ると、せっかくの手術が不完全なものとなる。

P. 28 Chapter 1-5「縫合の基本　使用する器具と分類」で解説したように、縫合糸の種類もたくさんあり、その特徴も多岐にわたる。マルチフィラメントのブレイド縫合糸であるか？　モノフィラメントであるか？　絹糸、ナイロン糸、ポリエチレン糸、あるいはe-PTFE、PTFEいずれであるのか？　によっても、適切な結紮法を用いないと良好な結果を得ることができない（**表1**）。

結紮の種類

結紮には、手で結紮を行う「双手法」「片手法」あるいは持針器を使用する「器械結び」「鉗子法」がある。本項では持針器を使用する「器械結び」を紹介する。

結紮法の代表的なものに、「男結び」「女結び」「外科結び」がある。それぞれの結紮法の目的と効果を理解し、習得することが重要である。

「男結び」は最も基本的な結紮法である。「男結び」は別名「こま結び」「Square Knot」「Reef Knot」と呼ばれ、「女結び」は「たて結び」「引き結び」「Granny Knot」、「外科結び」はそのまま「Surgeon's Knot」「Friction Knot」などと呼ばれ

表❶　結紮に求められる条件

①結紮は強固で、結び目が緩んだり外れたりしてはいけない
②使用する縫合糸の材質によって最も単純な結紮が望ましい
③結紮した後の縫合糸の端（ミミ）は、できるだけ短く、2～3㎜程度とする
④器械結びの際に、針や縫合糸を傷つけないように注意する
⑤力をかけすぎると、針や縫合糸が破損、組織を損傷してしまうので、注意が必要である
⑥組織を閉鎖する縫合では、強すぎる結紮は血行を阻害し、術後の腫脹の際に組織を圧迫し、治癒を阻害するので強く締めすぎてはいけない（ただし、緩くしておくのではなく、適度な張力で組織を寄せる）
⑦結紮がゆるくならないように、最初のループを結んだ後に1本の糸にはテンションをかけておく
⑧最後に巻く糸はなるべく水平にする
⑨縫合糸の端は、口唇や舌、頬粘膜などを傷害しないように位置を調整する
⑩いたずらにたくさん巻いても結紮が強固になることはなく、結び目が大きくなるだけである

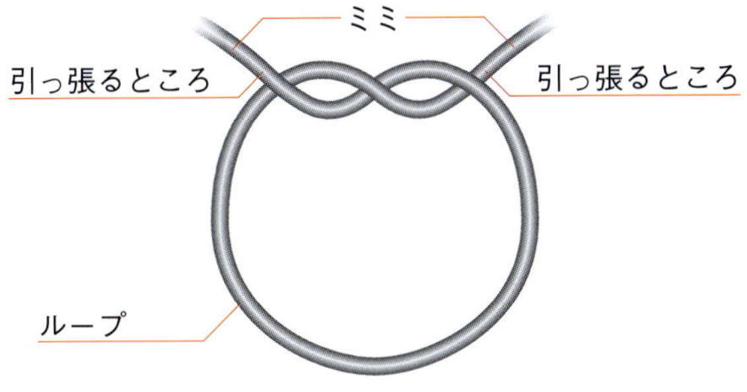

図❶　結紮前の結び目（Lee H Silverstein: Principles of Dental Suturing The Complete Guide to Surgical Closure. Montage Media Corp, New Jersey, 2000より引用改変）

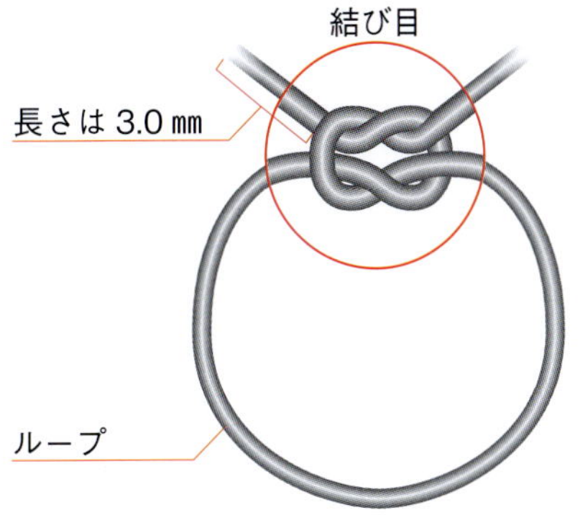

図❷　結紮後の結び目

るように、同じ結紮方法でも複数の呼び名がついている。ちなみに、「男結び」「女結び」という呼び名は、着物の帯の結び方に由来するようである。結紮法は、縫合糸の種類、切開の位置・深さ、術後経過における腫脹を考慮し、選択する。

一般的に、マルチフィラメントのブレイド縫合糸は、モノフィラメント縫合糸と比較してしなやかで、表面の摩擦抵抗が高いために扱いやすく、結紮が緩みにくいとされている。しかしながら、摩擦抵抗が高いことは組織通過時の抵抗が高いことでもあり、組織通過時の傷害が大きいことになる。さらに、結紮時に第1の結び目が緩んだまま第2の結び目を結ぶと、緩んだ状態の張力で硬く結紮され、結果として不十分な張力となることがある。

また、P. 28 Chapter 1-5「縫合の基本　使用する器具と分類」で各縫合糸の表面性状のSEM拡大像を示したが、ブレイド縫合糸は表面が粗造であり、プラークなどが蓄積しやすい傾向がある。一方、モノフィラメント縫合糸は、一般的に扱いづらく、結紮が緩みやすいとされるが、表面性状が良好であり、摩擦抵抗が低いことから組織に与える影響が少ない傾向にある。

結紮は、①結ぶときにできるループ、②結び目：2本の糸が絡まっている部分、③ミミ：結紮後、縫合糸を切った後の縫合糸の両端、の3つの部分で構成されている（**図1、2**）。

器械結びでは結び目を作る際に、持針器を縫合糸の上にした状態で結び目を作るか、下で結び目を作るかによって結び目の方向が決まる。**図3a**のように右から左へ縫合針を刺入した場合、矢印のように縫合糸のカーブができる。この際に針先のついている左側の縫合糸の上に持針器を置くと、縫合糸のカーブの内側に持針器がある状態（インサイド）となる（**図3**）。

また、**図4a**のように縫合糸の下に持針器を置くと縫合糸のカーブの外側に持針器がある状態（アウトサイド）となる（**図4**）。筆者らは、結紮の際に術中の混乱を避けるために基本的に縫合糸の内側（上）に持針器を置く「インサイド」にて結び目を作るようにしている。

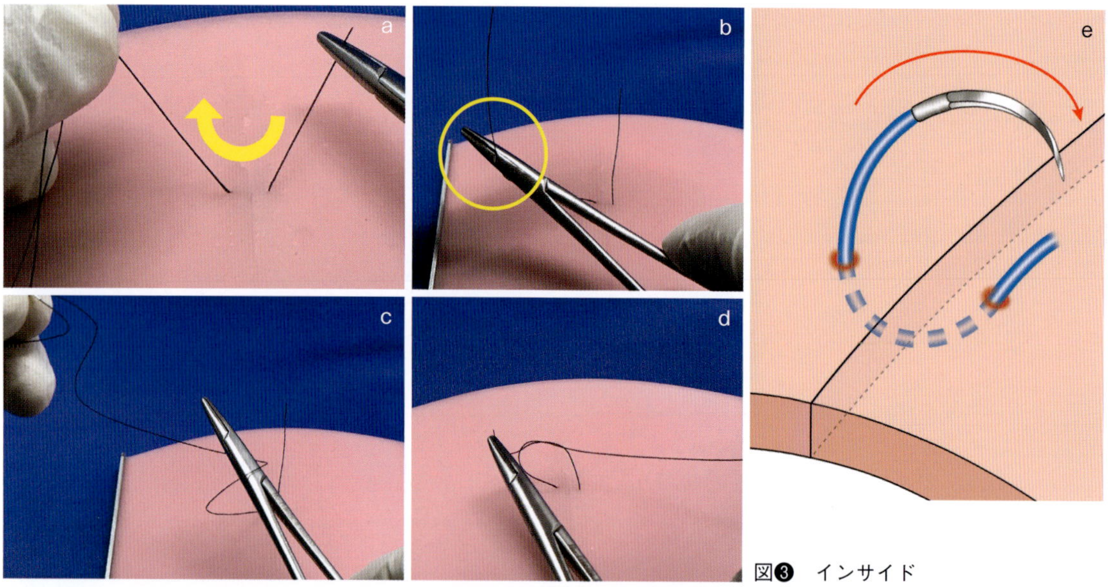

図❸　インサイド

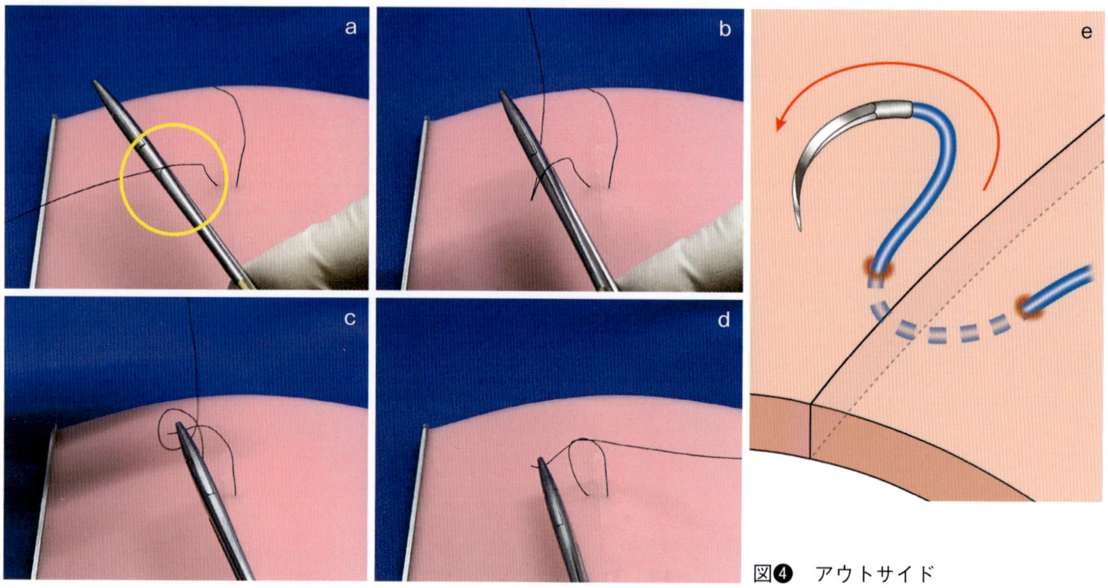

図❹　アウトサイド

男結び

「男結び」では、第１の結び目と第２の結び目を同じ方向になるように結ぶ（**図5**）。つまり、第１の結び目の形成の際に「インサイド」で一重回し（**図６ａ**）、さらに第２の結び目も「インサイド」により一重回しで結紮する（**図６ｂ**）。**図６ｃ**のように右方向から針を刺入した場合、左側の縫合針がついている縫合糸の上「インサイド」に持針器を置き第１の結び目を結ぶ。

第２の結び目のときには右側に針がついている縫合糸が移動しているため、右側の縫合糸の上「インサイド」に持針器を置き、縫合糸を結ぶ。このように一つ結びを反対方向に２回行うことにより緩みにくい結び目ができる（**図6**）。「男結び」は合成縫合糸では十分な効果は得られない。

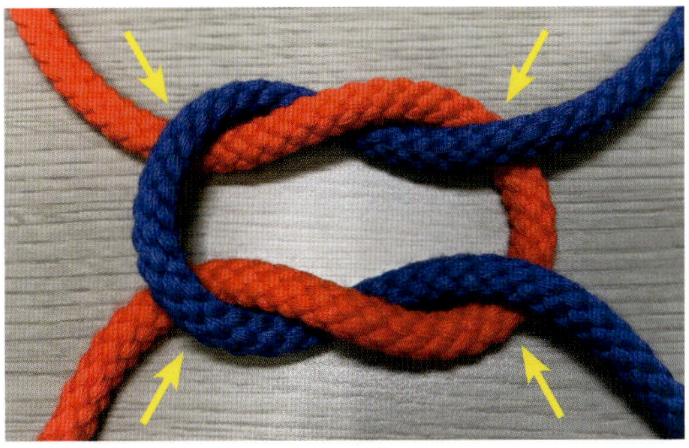

図❺　男結び。一つ結びを反対方向に２回行う。それぞれの糸が、相対する糸に対し同じ方向にある。シンプルな結紮でブレイド・シルクでは緩みにくいが、合成縫合糸では緩むこともある

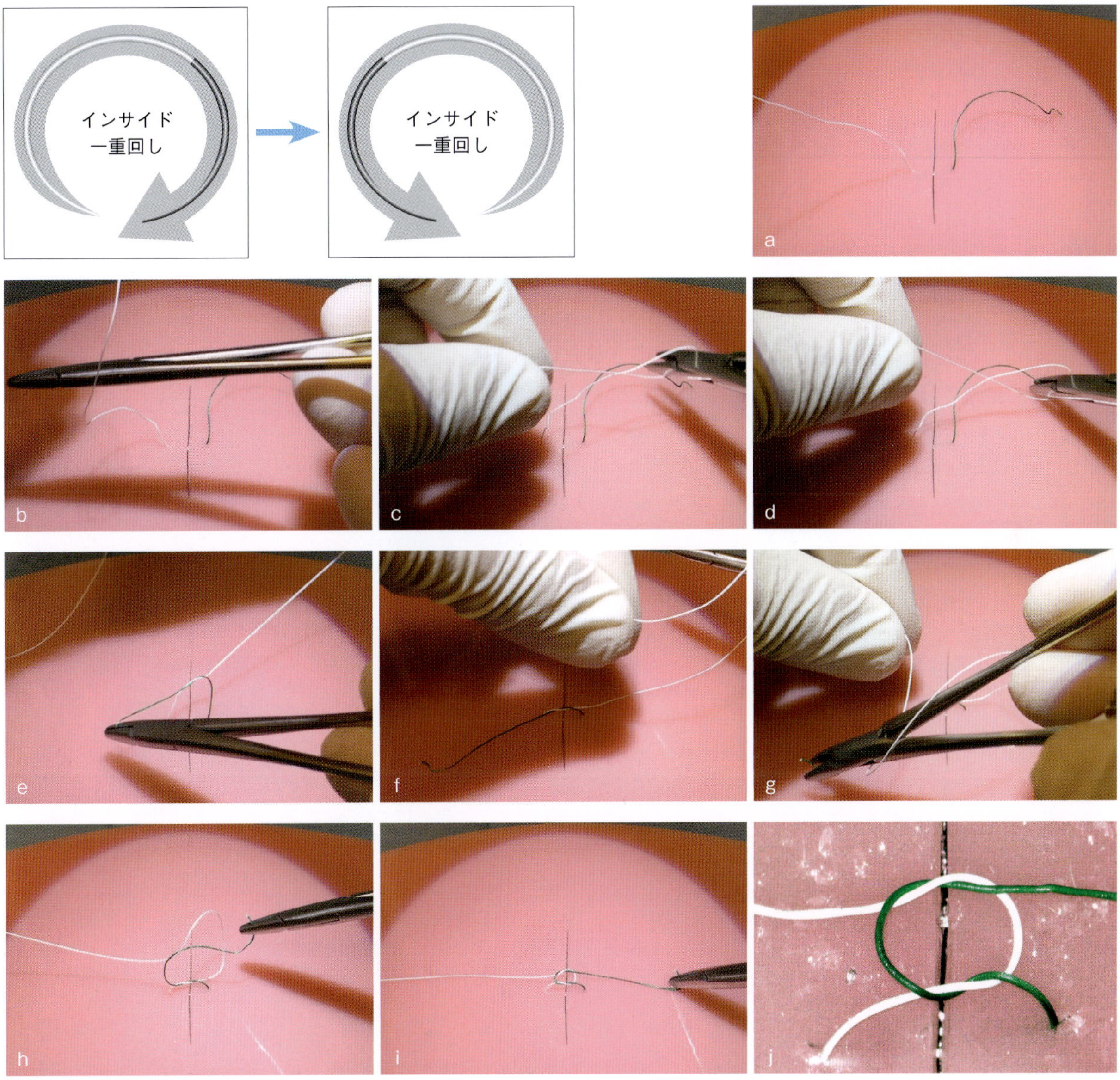

図❻　男結び

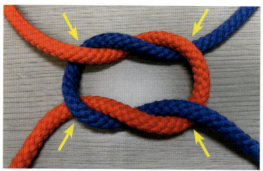

図❼　女結び。一つ結びを同じ方向に2回行う。それぞれの糸が、相対する糸に対し逆の方向にある。緩みやすいために、女結びだけで臨床に応用することは少ない

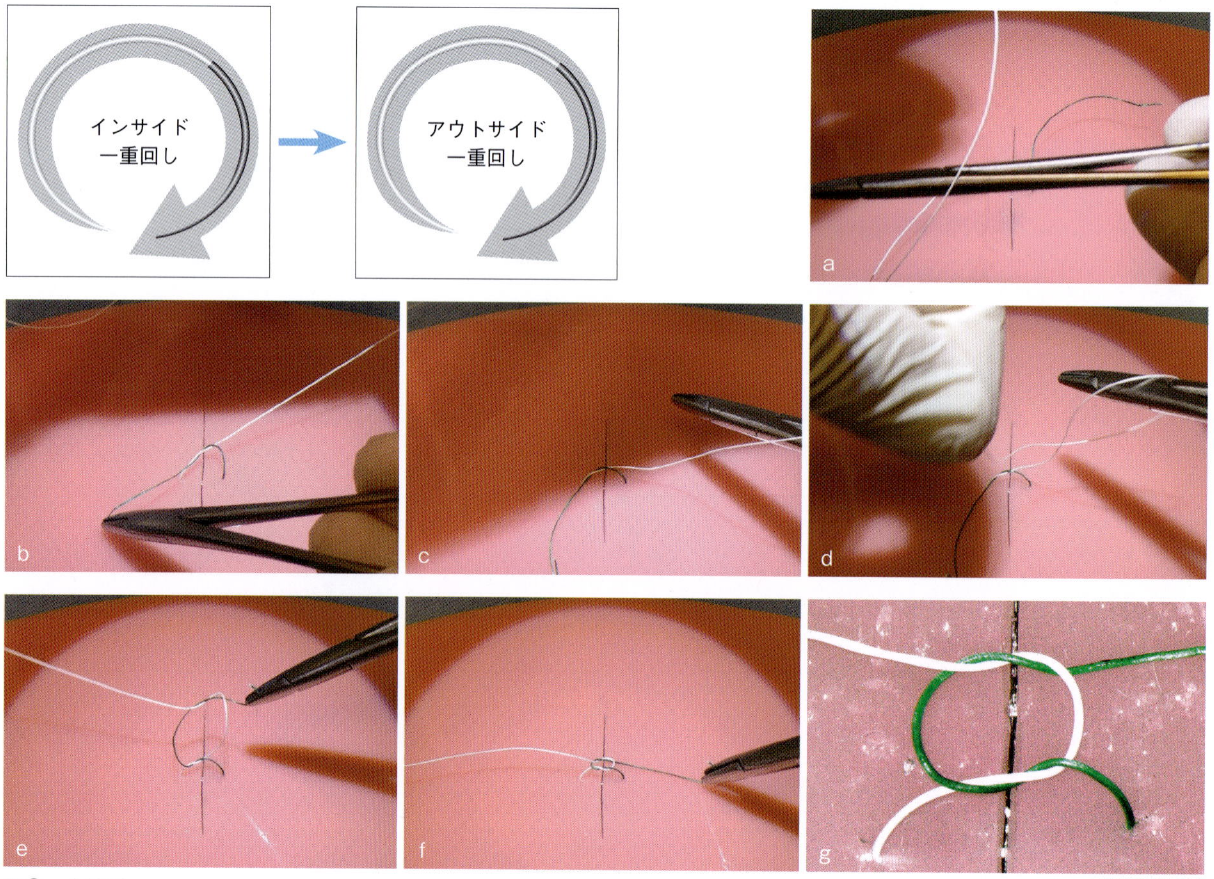

図❽　女結び

女結び

「女結び」(**図7**)では、第１の結び目形成の際に「インサイド」一重回し（**図８ａ**)、第２の結び目では「アウトサイド」一重回しで結び目を形成(**図８ｂ**）し、結紮する。

図８ｃのように右方向から針を刺入した場合、左側の縫合針がついている縫合糸の上「インサイド」に持針器を置き、第１の結び目を結ぶ。第２の結び目の際は右側の針がついている縫合糸の下「アウトサイド」に持針器を置き、縫合糸を結ぶ。このように、一つ結びを同じ方向に２回行う。

「女結び」は、結紮後に増し締めし、張力をコントロールできる。しかしながら、血液が付着したブレイド・シルクでは増し締めが困難になることも多く、つねに生理食塩水を浸したガーゼなどで血液などを拭き取っておくことが肝心である。

「男結び」「女結び」の手技については、**動画**を参照いただきたい。

結紮は、狭い口腔内で、舌や頬などを避けながら、唾液や血液により滑りやすいさまざまな制限のある環境で行う処置である。外科処置において良好な結果を得るためには、正確さとスピードが重要である。実際の臨床における結紮の際に、迷うことのないように日々鍛錬が必要である。

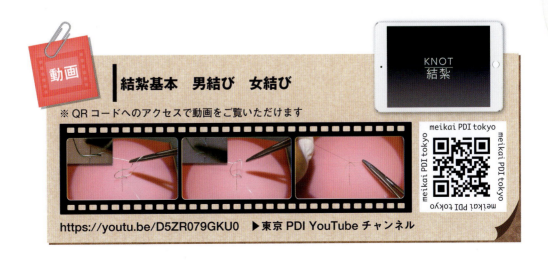

動画

結紮基本　男結び　女結び

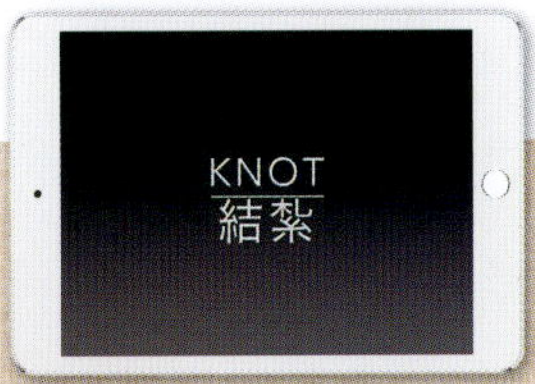

※ QR コードへのアクセスで動画をご覧いただけます

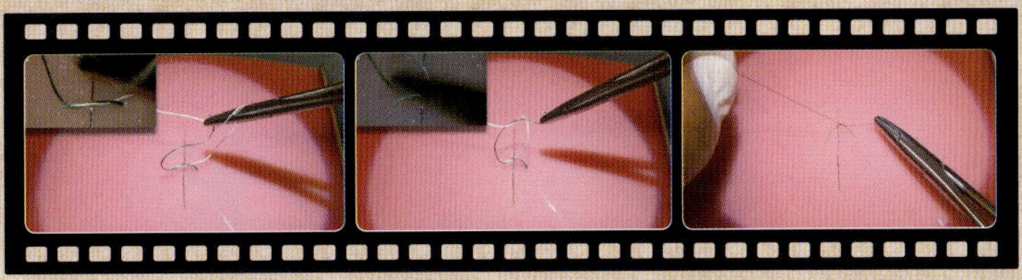

meikai PDI tokyo

https://youtu.be/D5ZR079GKU0　▶東京 PDI YouTube チャンネル

2 器械結び（臨床応用編）

P. 108 Chapter 3-1「器械結び（基本編）」では、結紮の基本となる持針器と縫合糸の位置関係、男結び・女結びについて解説した。本項では、より臨床的な結紮法について解説する。

本書では便宜的に、縫合糸の上に持針器を置くインサイド結びを①のように白抜きの丸、縫合糸の下に持針器を置くアウトサイドを❶のように黒塗り潰しの丸、中の数字を回転の数とする（**図1**）。

女結び＋男結び

臨床において女結びを単独で用いることはなく、意図する張力で女結びを結紮したのちにもう一度、第2の結び目と同じ方向に一つ結びを加える。第2の結び目と第3の結び目は男結びの関係になり、緩みにくい結紮となる(**図2、動画1**)。つまり、第1の結び目形成の際に「インサイド」一重回し、第2の結び目では「アウトサイド」一重回しで結び目を形成「①-❶」し、女結びを結紮する。

その後「アウトサイド」一重回しを行うことにより「①-❶-❶」とし、第1の結び目と第2の結び目で「女結び」、第2の結び目と第3の結び目で男結びを行い、「女結び」+「男結び」で結紮を完成する。**図3**のように右方向から針を刺入した場合、左側の縫合針がついている縫合糸の上「インサイド」に持針器を置き、第1の結び目を結ぶ。第2の結び目の際は右側の針がついている縫合糸の下「アウトサイド」に持針器を置き縫合糸を結ぶ。

このように一つ結びを同じ方向に2回行った後に第2の結び目の方向と反対になるように、左側に移動している縫合糸の下「アウトサイド」に持針器を置き縫合糸

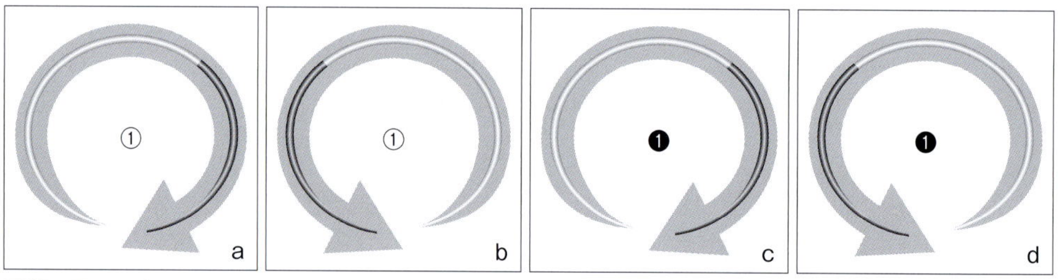

図❶　図の見方
白抜きの丸：縫合糸の上に持針器を置くインサイド結び
黒抜きの丸：縫合糸の下に持針器を置くアウトサイド結び
中の数字：回転の数

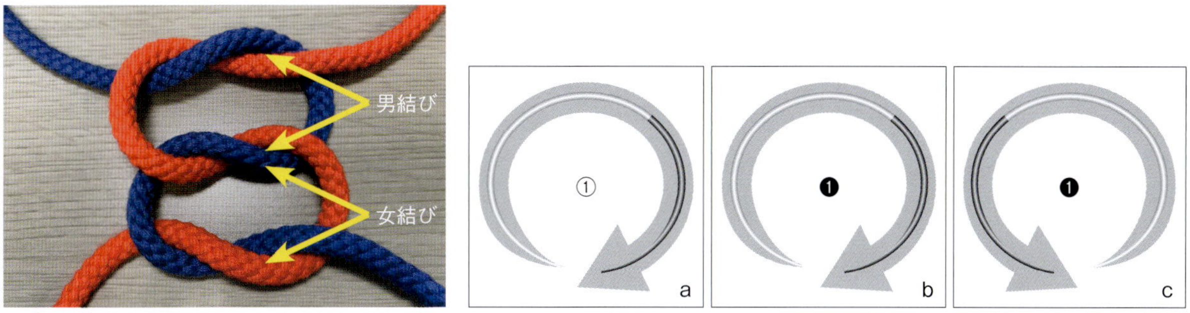

図❷　女結び＋男結び
第1の結び目と第2の結び目で「女結び」、第2の結び目と第3の結び目で「男結び」を行い、「女結び」＋「男結び」で結紮が完成する

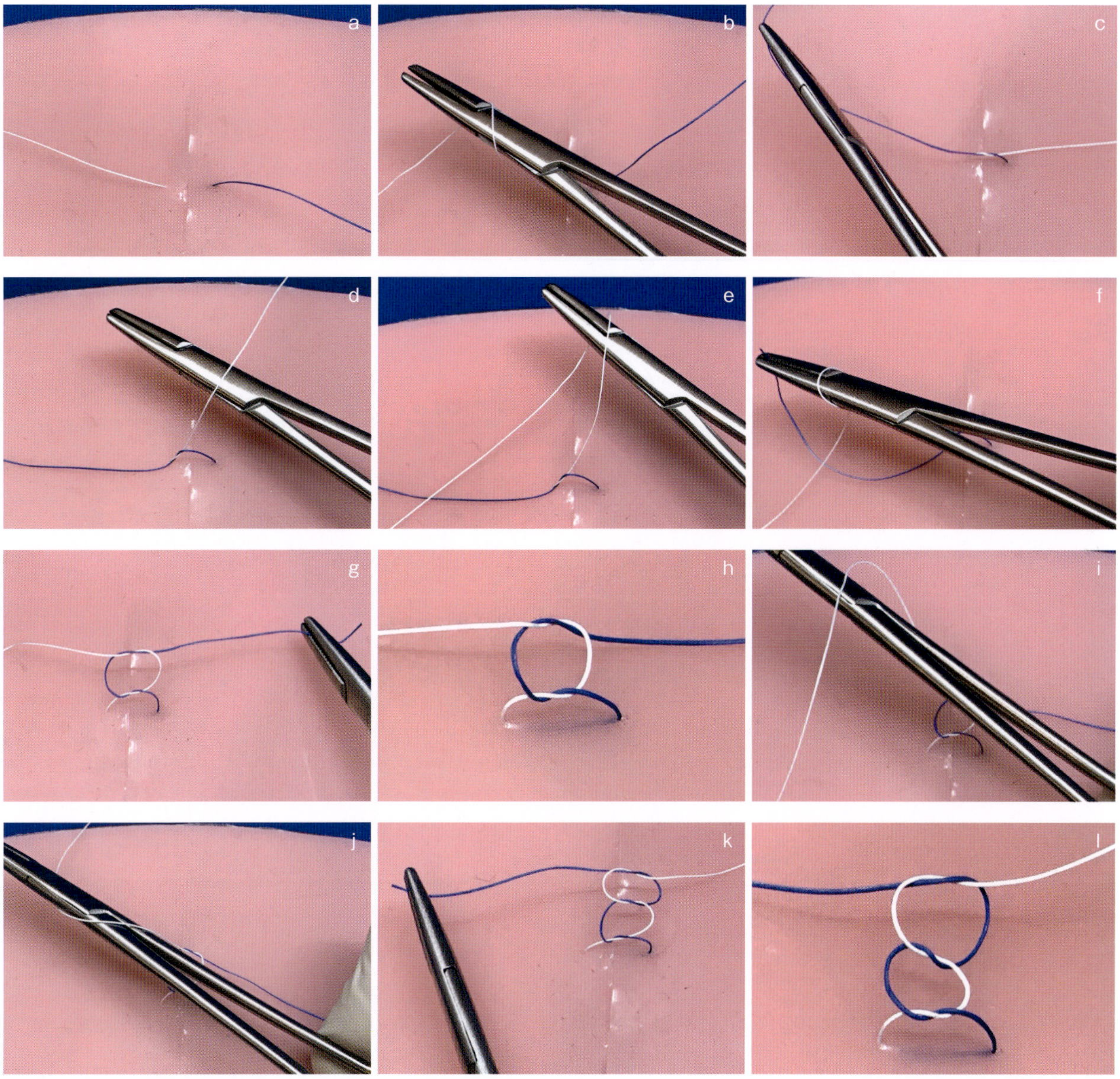

図❸　女結び＋男結び
a：右から左へ、縫合針を刺入する
b：インサイドで一つ結び
c：縫合針のついた糸は右側へ移動する
d：アウトサイドで一つ結び
h：ここまでで、女結びの完成
i：アウトサイドの一つ結びを追加
l：女結び＋男結びの完成

を結ぶ。逆方向の一つ結びを加え、男結びで終えることによって、張力をコントロールしながら緩みにくい結紮が完成する。

逆に、男結びを行ってから女結びを追加することは、強固な結紮を作ることにはならず、いたずらに結び目を増やし、プラークの付着を助長することになる。

外科結び

器械結びの基本結紮法のなかで、最も緩みにくいのが「外科結び」である（**図4、5、動画2**）。

外科結びは、第１の結び目の際に、縫合糸の上に持針器を置く「インサイド」で二重回し、さらに第２の結び目の際も「インサイド」で一重回しの結び目を形成「②-①」し、結紮する。

ブレイド・シルクにおいて「外科結び」で結紮すると強固で緩まない結紮となるが、合成縫合糸では、モノフィラメントはもとより、ブレイド縫合糸でも緩みを生じることがある。このため、「外科結び」にさらに第３の結び目を「インサイド」

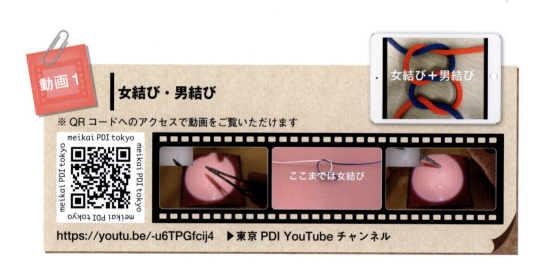

動画 1　**女結び・男結び**

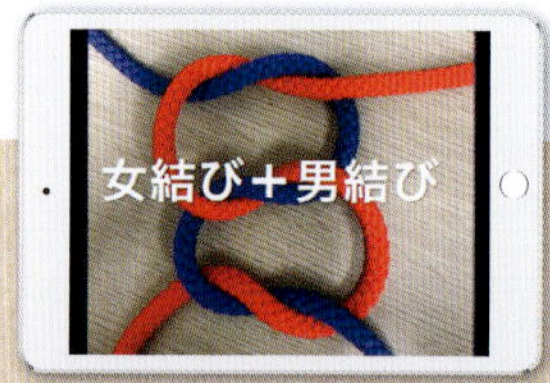

※ QR コードへのアクセスで動画をご覧いただけます

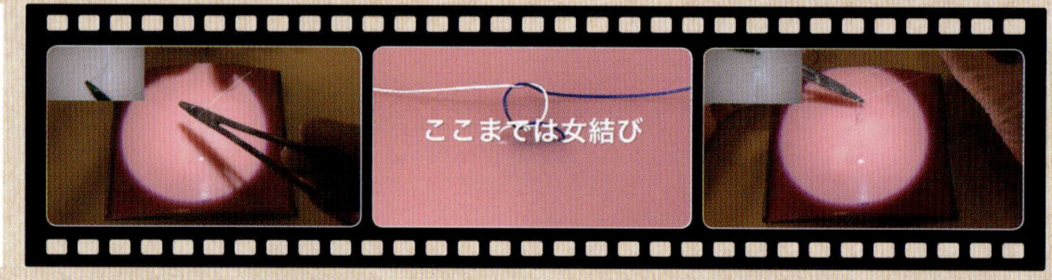

https://youtu.be/-u6TPGfcij4　▶東京 PDI YouTube チャンネル

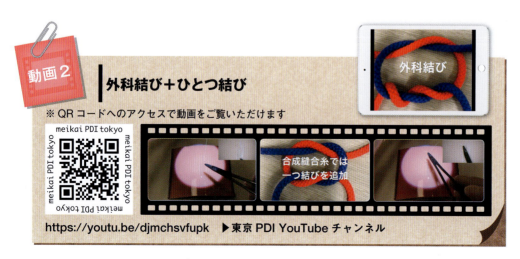

動画 2　**外科結び＋ひとつ結び**

※ QR コードへのアクセスで動画をご覧いただけます

https://youtu.be/djmchsvfupk　▶東京 PDI YouTube チャンネル

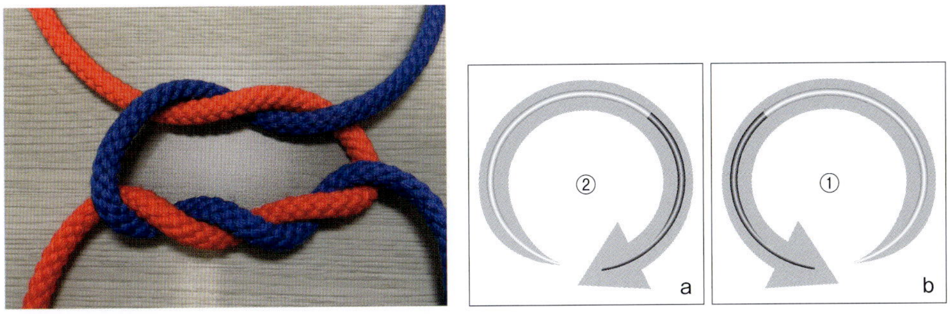

図❹　外科結び

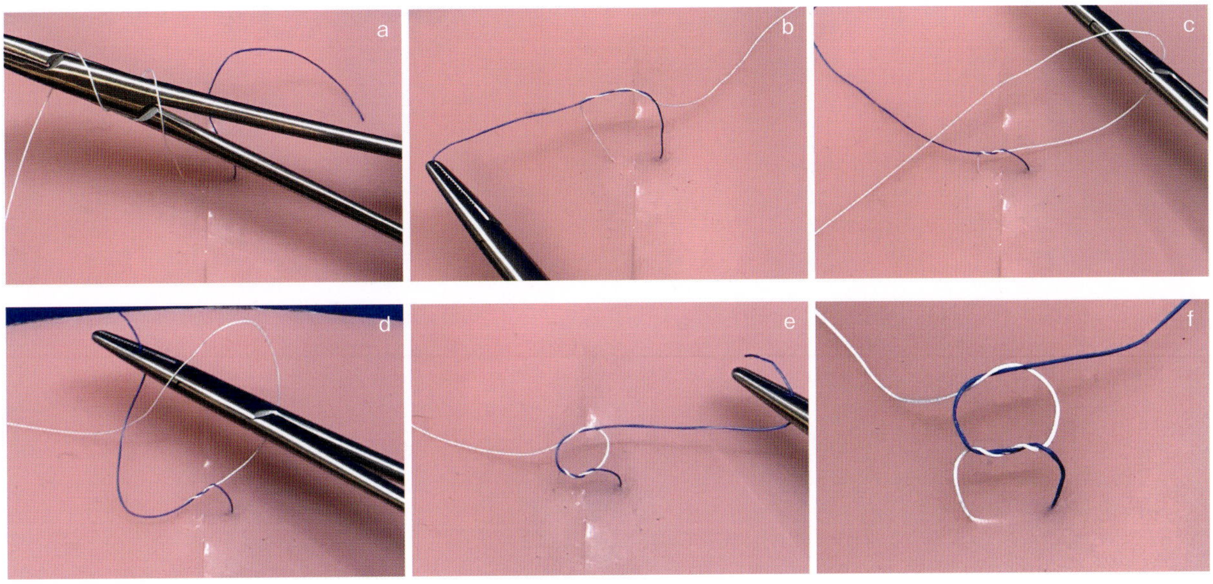

図❺　外科結び
a：インサイドで二つ結び
c：インサイドで一つ結び
f：外科結びの完成

で一重回し加え「外科結び」+「男結び」「②-①-①」で結紮する（**図6、7**）。

e-PTFE、PTFE 縫合糸の摩擦抵抗は少ないために、第1ループの張力が不十分であっても第2ループを結ぶ際に容易に張力をコントロールする増し締めが可能である。

PTFE 縫合糸推奨の結紮法

e-PTFE 縫合糸は滑りがよいので、「外科結び」+「男結び」「②-①-①」の「外科結び」で増し締めが可能で、十分に張力のコントロールができる。張力コントロール後に「男結び」を追加し、「②-①-①」で仕上げることを忘れてはならない。よほどのことがないかぎり、結び目の追加形成は不要である。

PTFE 縫合糸は、表面が極めて滑沢であり、使用感においても縫合針を通過させた後に糸の通過時の抵抗感がほぼ感じられずに、糸が切れてしまったかと勘違いするほどである。

この性質の恩恵により、治癒に関してはとてもよい結果をもたらすが、滑りがよ

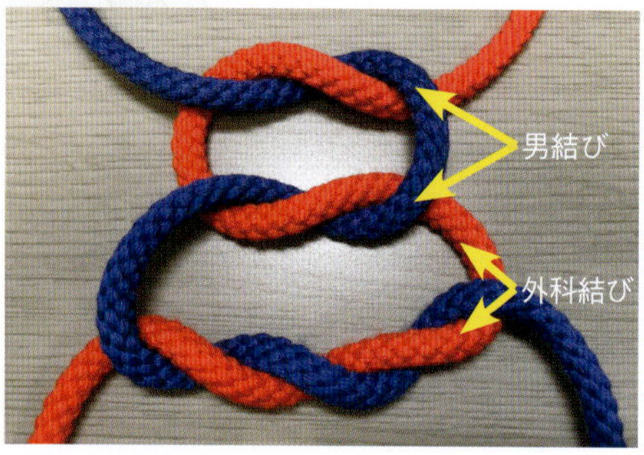

図❻　外科結び＋男結び

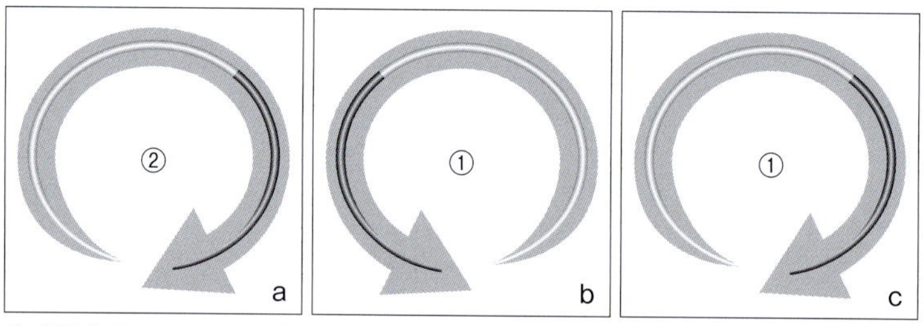

合成縫合糸では一つ結びを加える

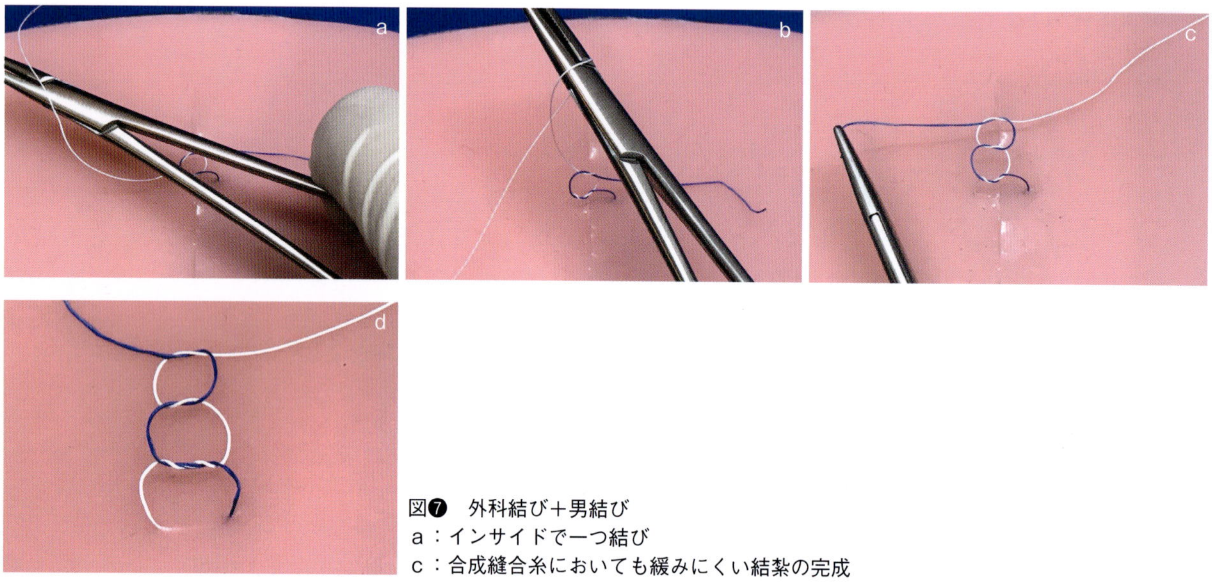

図❼　外科結び＋男結び
a：インサイドで一つ結び
c：合成縫合糸においても緩みにくい結紮の完成

いということは、すなわち緩みやすいということでもあり、結紮に関しては一工夫が必要になる。しかしながら、単にループを増やすと結び目の数だけ結紮部が大きくなり、プラークなどが蓄積しやすくなる。このため、第１ループ形成の際に「インサイド」で三重回し、さらに第２ループも「インサイド」で二重回し、さらに第３ループも「インサイド」で二重回しのループを加える「③-②-②」にて結紮する（**図8、9、動画3**）。

男結びには絹糸を用いる。女結び単独で使用することはほとんどなく、女結びに一つ結びを加え、「女結び」+「男結び」「①-❶-❶」とする。絹糸および合成ブレイド縫合糸で使用できる。張力をコントロールしたい場合の縫合法である。

外科結びは、器械結びにおいては最も頻用される縫合法である。絹糸では外科結び単独でもほぼ緩むことはないが、合成ブレイド縫合糸、モノフィラメント縫合糸では緩むおそれがあるため、一つ結びを加え、「外科結び」+「男結び」「②-①-①」とする。PTFE 縫合糸では三重結び、二重結び、二重結びの「③-②-②」とする。

いたずらに結ぶ回数を増やしても、結び目が大きくなりプラークの蓄積を助長するだけである。縫合糸の種類や、縫合の目的に応じて結紮法を選択することが重要である。

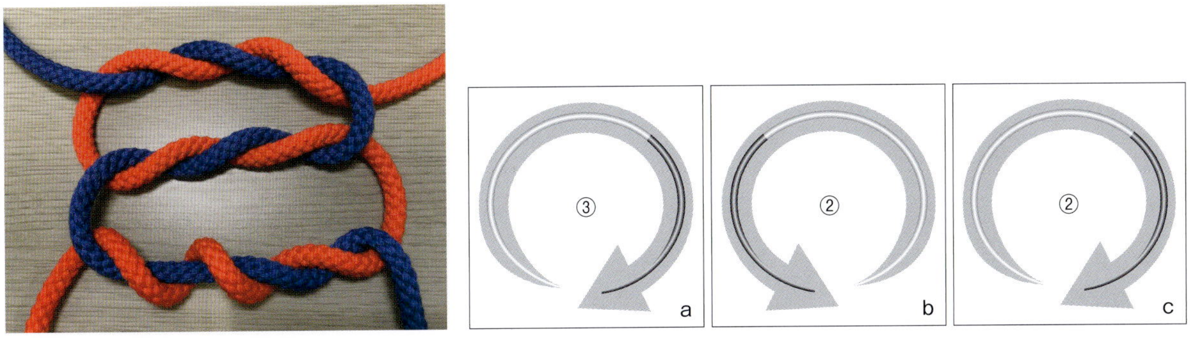

図❽　PTFE 縫合糸推奨の結紮法

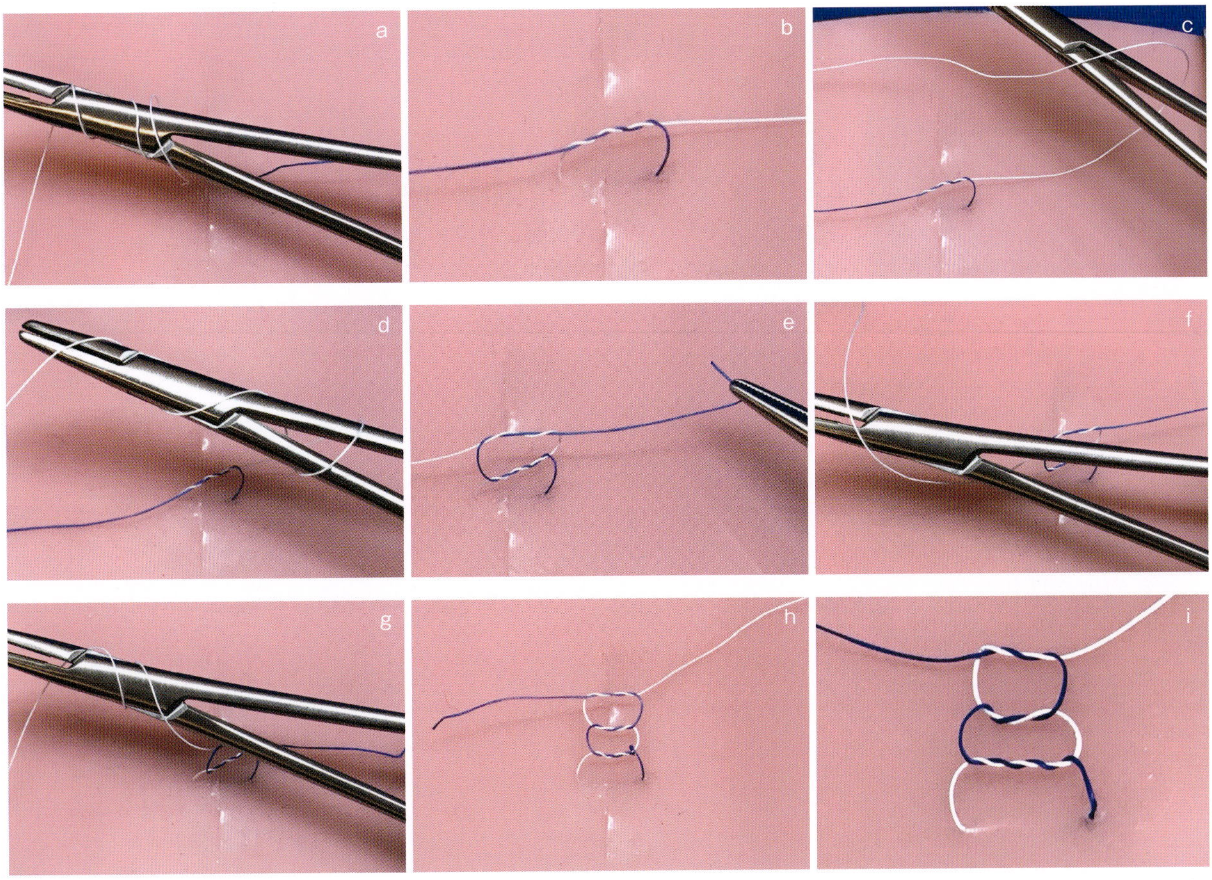

図❾　PTFE 縫合糸推奨の結紮法
a：はじめに３重結び
d：インサイドで二つ結び
f：さらに、インサイドで二つ結び

動画３

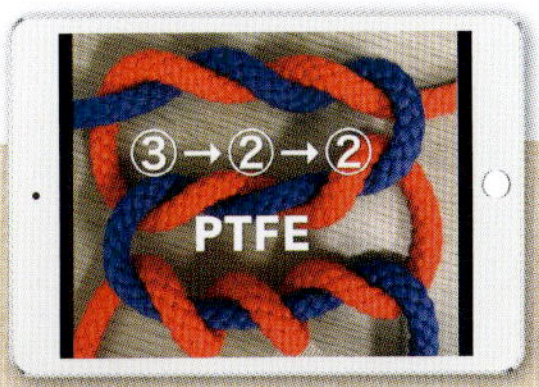

３２２PTFE

※ QR コードへのアクセスで動画をご覧いただけます

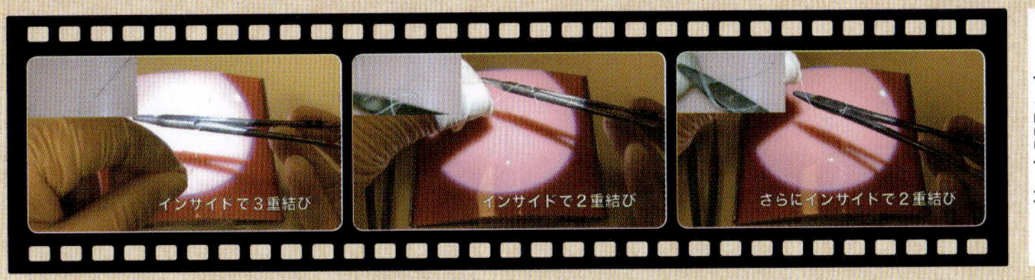

meikai PDI tokyo

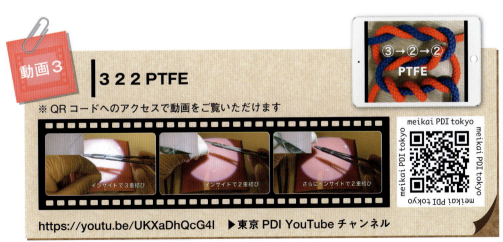

https://youtu.be/UKXaDhQcG4I　▶東京 PDI YouTube チャンネル

3 縫合糸の方向を変えない結紮

P. 108 Chapter 3-1「器械結び（基本編）」、P. 114 Chapter 3-2「器械結び（臨床応用編）」で解説したように、結紮の際に一つ結び（あるいは、二つ、三つ結び）を終えたとき糸の方向が反対に変わるようにすると、左右の縫合糸に均等に力を伝えやすくなるとともに、結び目の大きさを小さくすることができ、プラークなどの付着を低減できる（**図1、2**）。

しかしながら、狭い口腔内での処置においては、糸の方向を変えることが困難な状況も発生する。縫合糸の方向を変えない場合、糸に捻れが生じるために、結び目が方向を変えた場合の反対になる。縫合糸の方向を変えた場合と同様に男結びをしようとインサイドの一つ結びを行い、次にもう一度インサイドの一つ結びを行うと、二つ目の結び目が一つ目の結び目と反対向きの結び目になり、結果として女結びになる（**図3**）。糸の方向を変えられないときは、二つ目の結びを行う際に、糸の方向を変える場合と反対にする必要がある。

男結びの場合はインサイドで一つ結び、次にアウトサイドで一つ結びを行う（**図4**）。女結びは、インサイドの一つ結び、その後インサイドの一つ結びを行う。縫合糸の方向を変えないと結び目を中心にそれぞれ逆方向に引かれるため、縫合糸が切れやすくなる。そのまま次の結びを行うと縫合糸が捻れ、結び目が大きくなる(**図5**)。また、結び目の両方向に均等に力を加えにくく、片方の糸を引く力が強くなり、強く引いている縫合糸に一方の縫合糸が絡んでいるだけのスリップノットになりやすい（**図6**）。

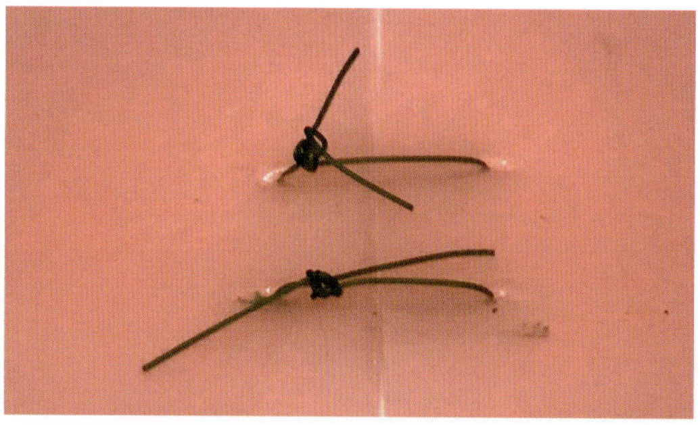

図❶　結び目の大きさ。上は糸の方向を変えないで結紮した結び目、下が変えながら結紮した結び目。下のほうが緊密で小さな結び目となっている

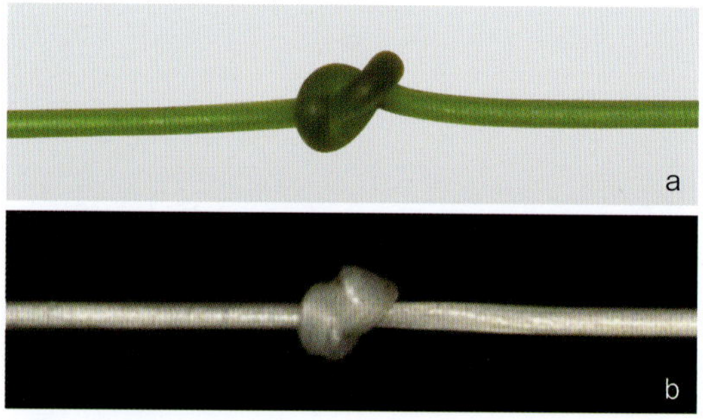

図❷　結び目の大きさは糸の材質によっても変わる
a：ナイロン糸、b：PTFE 糸

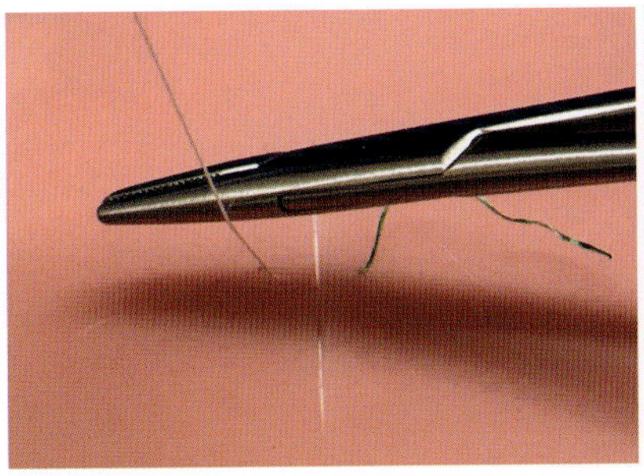

a：インサイドで一つ結び

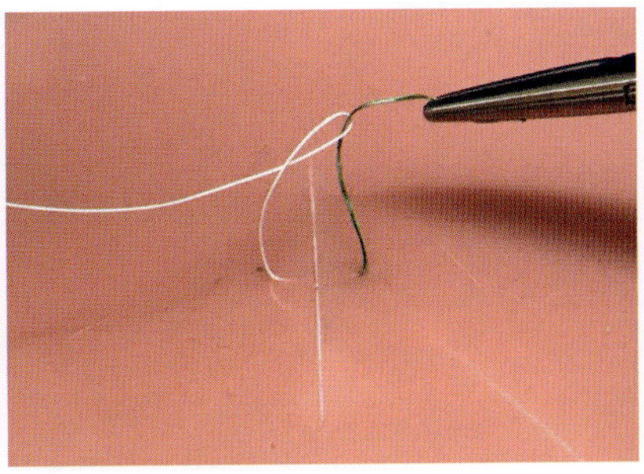

b：糸の方向は変えない

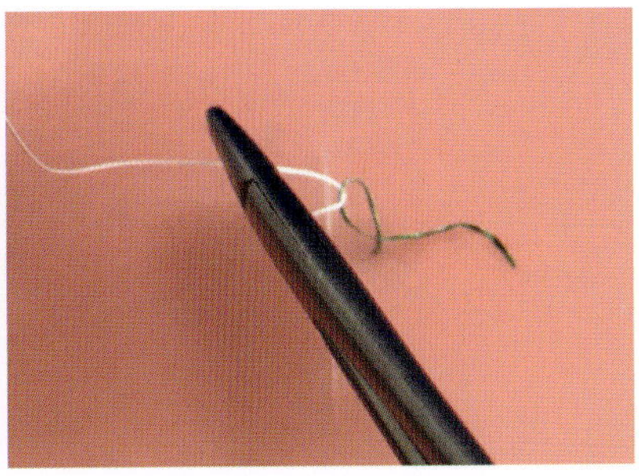

c：そのままインサイドで一つ結び

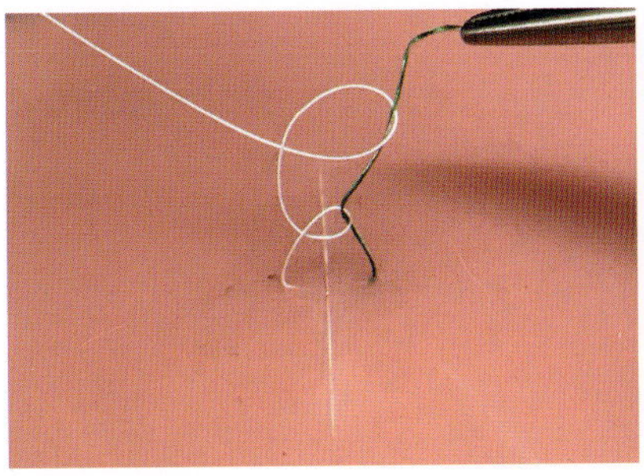

d：糸に捻れが生じ、スリップノットの状態になっている

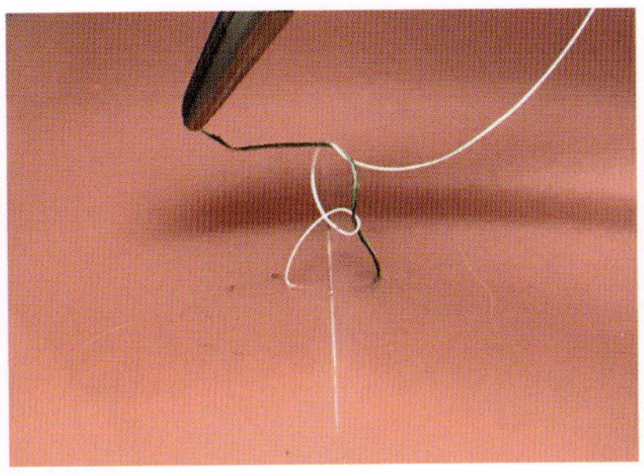

e：一つ捻れを戻した状態

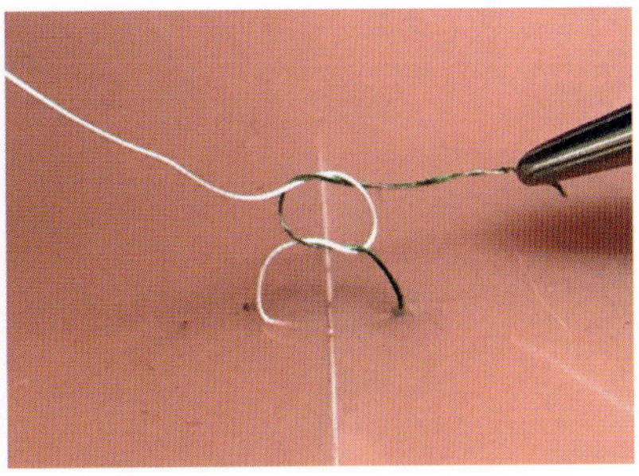

f：もう一つ捻れを戻した状態。女結びになっている

図❸　糸の方向を変えないとき：女結び

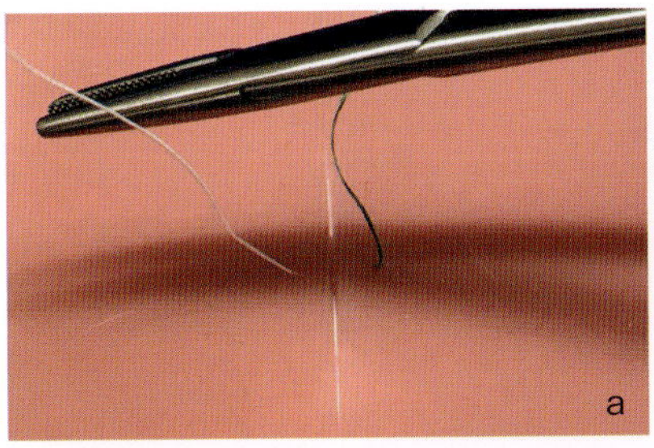

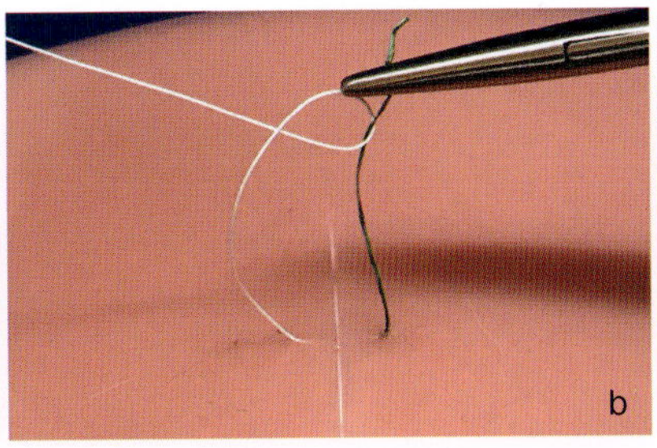

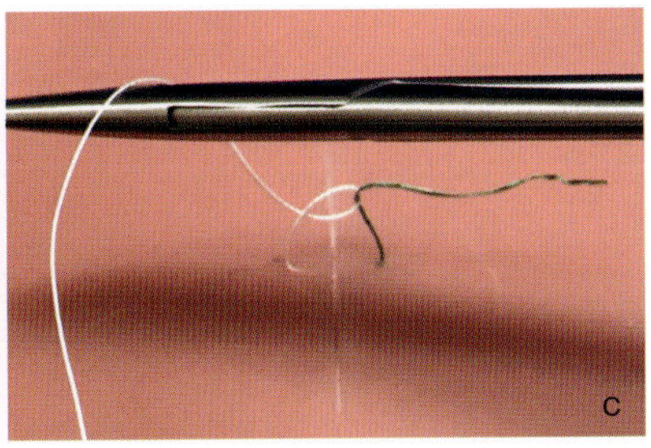

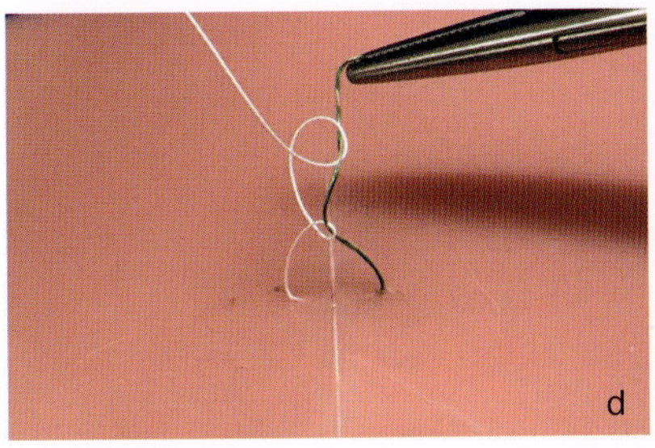

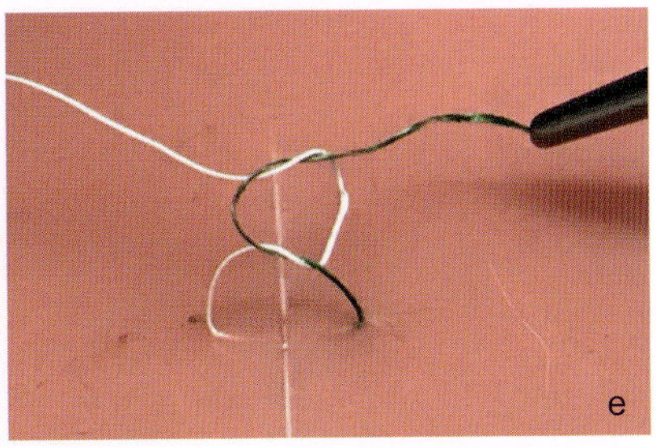

図❹　糸の方向を変えないとき：男結び
b：インサイドで一つ結び
c：糸の方向は変えずにアウトサイドで一つ結び
d：糸に捻れが生じ、スリップノットの状態になっている
e：捻れを戻した状態。男結びになっている

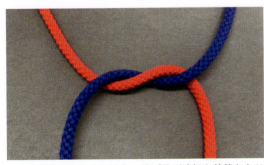

a：糸の方向を変えた場合、結び目が適切な状態となり適切な張力をかけることができる

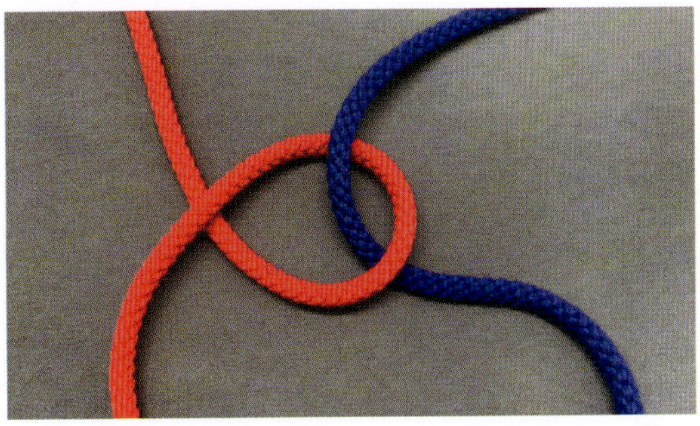

b：糸の方向を変えない場合、糸の接触点に張力が集中しやすく糸が切れやすくなる

図❺　糸の方向

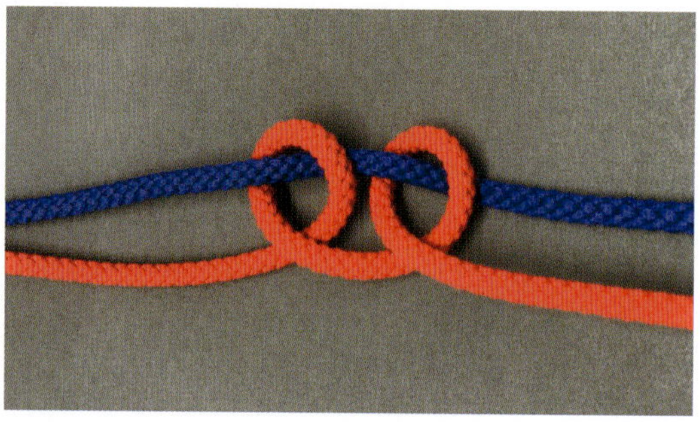

図❻　スリップノット。糸を引く力が均等でないと、強く引いている糸にもう一方の糸が絡まっている状態になりやすい。絡まっている糸でできた結び目はもう一方の糸の上で移動する

動画

縫合糸の方向を変えない結紮

※ QR コードへのアクセスで動画をご覧いただけます

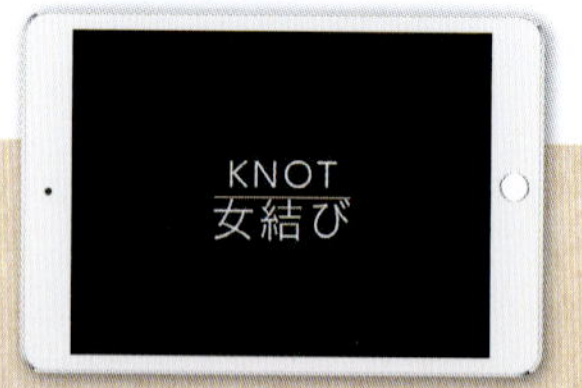

meikai PDI tokyo

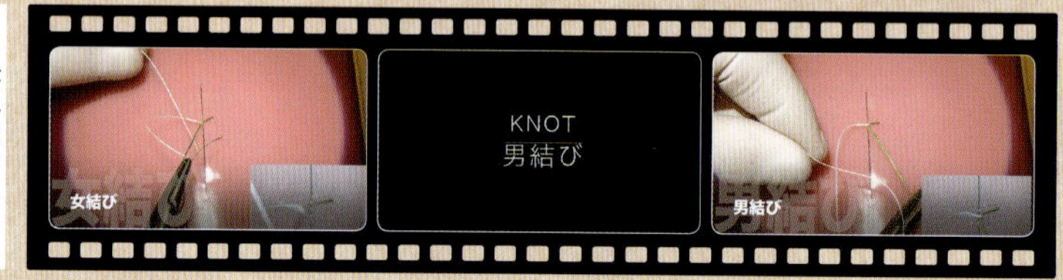

https://youtu.be/Dfhh-uSBT5w　▶東京 PDI YouTube チャンネル

スリップノットは絡んでいるほうの糸が動きやすく、結び目を送り込むことによって組織にかかる張力をコントロールする場合に用いるが、そのままでは安定した結紮にならない。このため、スリップノットになった場合、もう一つ左右均等な力で結びを加えることにより、結紮を完成させる。このとき、可能なかぎり縫合糸の向きを変える結紮を行い、困難な場合、その結び目の方向に注意し、つねに両方の糸に均等に力をかけることが大切である。臨床の場では、一つ前の結び目と反対の結び目を作り、男結びで結紮を完了することを忘れてはならない。

縫合針の刺入角度

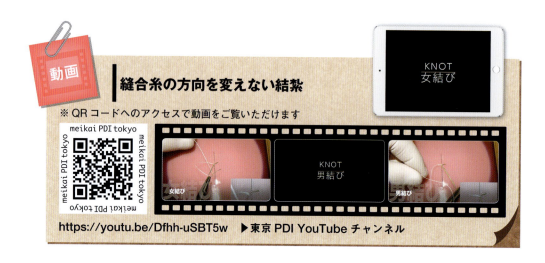

縫合の基本は、創面の断端を正確に合わせ、一次治癒を促進することにある。一次治癒の達成のためには、縫合針の刺入角度も重要である。縫合針を垂直に軟組織に刺入し、歯肉弁を貫通し、反対側の歯肉弁の内側の断端より同じ距離に垂直に針

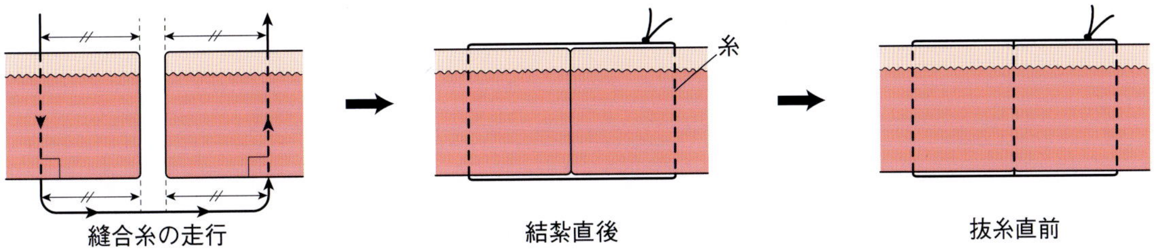

刺入角、刺入部位ともに理想的な場合

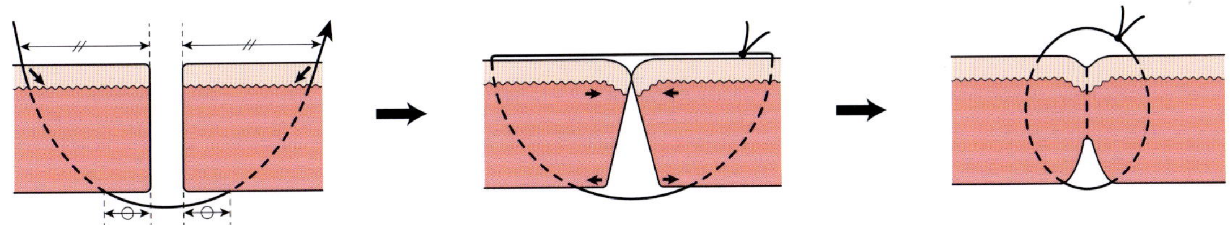
刺入角が浅く、内側で十分な張力が得られない。表層では内翻が生じ不十分な治癒となる

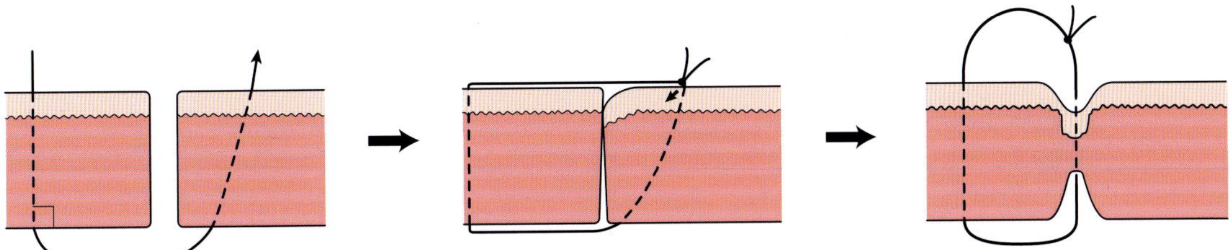
片側は十分な刺入角、刺入部位であるが、対側は不十分な場合。両側に均等な張力がかからずに不十分なほうの組織に断裂が生じることがある

図❼　縫合針の刺入角（申 基喆：歯周外科とインプラント外科手術のための縫合．デンタルダイヤモンド社，東京，2009より引用改変）

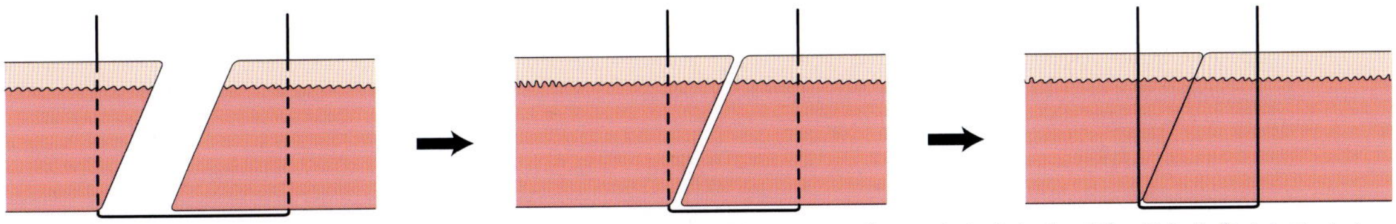
図❽　断面が斜めの場合、表層の切開線を基準に刺入部位を均等にする。薄いほうを少なく、厚いほうを多くとるイメージ（落合武徳（監）：確実に身につく縫合・局所麻酔．羊土社，東京，2009より引用改変）

を刺入することにより、縫合糸が両側の歯肉弁を通る量を均等にし、断端が正確に合うようにする（**図7**）。

針の刺入の際に、斜めに刺入した場合、組織内の縫合糸と外の縫合糸の長さの差により、表層では内翻が生じ、内部では創が広がる方向に力がかかるために良好な治癒は期待できない。

刺入角が理想的でも、断面からの距離が違う場合や、片側の刺入角が不適切な場合も、両側の歯肉弁に均等に力がかからず、歯肉が切れてしまうことがある。また、レアなケースではあるが、断面が斜めの場合、厚いほうの歯肉弁を薄いほうの歯肉弁より多くとることにより、断面が正確に合うようにする（**図8**）。

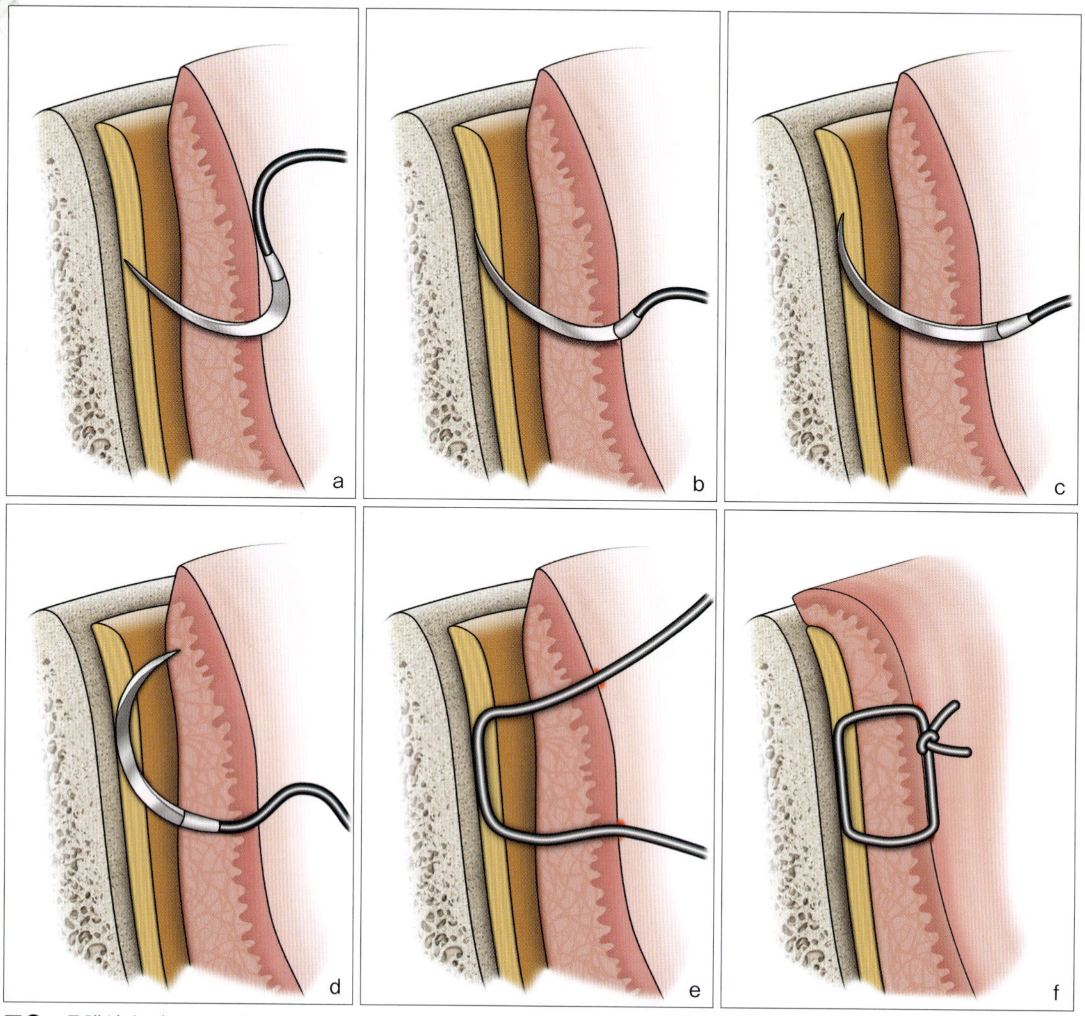

図❾　骨膜縫合（a～e／Lee H Silverstein: Principles of Dental Suturing The Complete Guide to Surgical Closure. Montage Media Corp, New Jersey, 2000より引用改変）
a：フラップに対し垂直に針を刺入する
b：骨膜を貫通し骨面に触れる
c：骨面に触れるとともに針を骨面に沿うように回転させる
d：そのまま針を進め、フラップの内面より刺入する
e：フラップを軽く押さえながら針を進め、フラップを貫通させ、フラップを押さえたまま、引き抜く
f：結紮を行い、骨膜縫合を完成する

部分層弁を用いた歯周外科の際には、骨膜と部分層切開により形成されたフラップを縫合する骨膜縫合を用いる（**図9**）。骨膜縫合は、フラップの表から針を垂直に刺入し、フラップを貫通させ、そのまま骨膜まで針を進める（図９ａ、ｂ）。針が骨膜を貫通し、歯槽骨に触れた時点でただちに針の進行方向を回転させ、骨面に添わせながら骨膜を捉える（図９ｃ）。このときに、針先が骨面に接触した感触を鋭敏に察知することが重要である。骨面に針が触れ、そのまま強く押し当てると、針先は容易に変形する。

針の本体を中心に回転させながら進め、内側よりフラップを貫通させる。この際に、フラップを軽く押さえると針を貫通させやすい（図９ｄ、ｅ）。この後に目的に沿った結紮を行うことにより、骨膜縫合は完成する（図９ｆ）。骨膜縫合は、部分層弁による歯肉弁根尖側移動術や遊離歯肉移植術など多くの歯周外科処置に用いられる。このため難易度の高い縫合であるが、歯周外科を行う際にはぜひともマスターしたい縫合法である。

COLUMN

期待を裏切らない

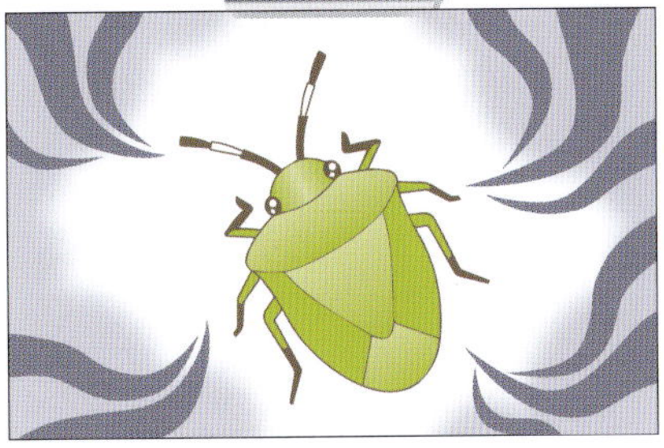

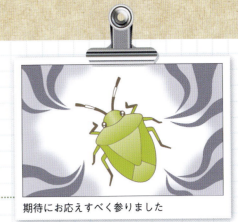

期待にお応えすべく参りました

われわれ歯科医師は、医療従事者としてつねに患者さんの期待に応える義務があります。多くの患者さんが痛みや咀嚼障害などを主訴に、その解消と改善を求めて医療従事者のもとに訪れます。そして、患者さんの期待を裏切らず、患者さんの訴えである、痛み、咀嚼障害などを解消することがわれわれの最低限の責務です。さらに、患者さんの期待を超える医療を行うことが信頼と感動をもたらすものだと考えています。

患者さんのお話をよく聞く、十分な説明をわかりやすい言葉で丁寧に行う、痛みのない麻酔を行うなど、当たり前のことをおろそかにせず、患者さんの身になって真摯に対応することが、期待を超え、信頼や感動を得ることに繋がります。そのためには、経験と勘だけではなく、つねに最新の情報を手に入れ、自分のなかで消化し、最良の医療を患者さんに提供する必要があります。

平成最後の年末のある日のこと。昼食に、仕出しのお弁当を食べ始めたところでした。その仕出し屋さんの弁当にしては珍しく、サラダが入っていました。「○○屋さんは最近おかずの種類も増えたし、サラダも入れるようになったなんて健康志向の献立になってよかった」などと考えながらサラダを食べ始めました。

２口、３口箸を進めたところ、生野菜とは違う食感がしました。その瞬間、口の中にいままで経験したことがないひどく耐え難い衝撃が走りました。

驚いて口の中のものを吐き出すと、細い脚のようなものが付いている緑色の固形物がありました。少し落ちつくと、口の中に広がった耐え難い衝撃が“悪臭”であることがわかりました。吐き出したものをよく見てみるとカメムシでした。

そうです、カメムシ!!　カメムシ!!　カメムシ!!　が生野菜の中に入っていて噛んでしまったのです。**最悪です。**

数日間は、いくら歯磨きしてもその臭いは消えることがありませんでした。その仕出し屋さんは、以前にも他のスタッフの弁当にゴキブリが入っていたことがあり、しばらく注文をやめていたところでした。改善したという話を聞いてまた注文するようになりましたが、不安がありました。私の不安という期待に見事に応えてくれました。

カメムシの件は人生初の体験でしたが、悪い意味で期待を超えたサービスでした。

つねに、真摯に日々研鑽を積み、よりよい方向に患者さんの期待を裏切らず、さらに期待を超える医療を提供したいものです。

巻末付録

明海大学歯学部 PDI 東京歯科診療所 外科セット 2019

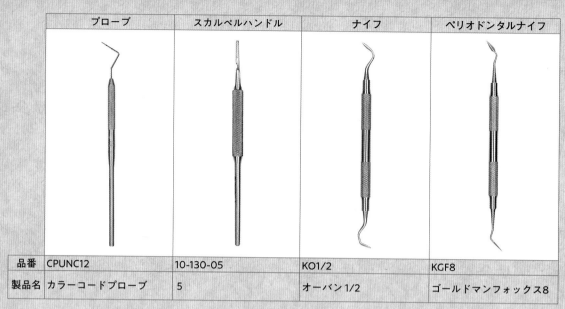

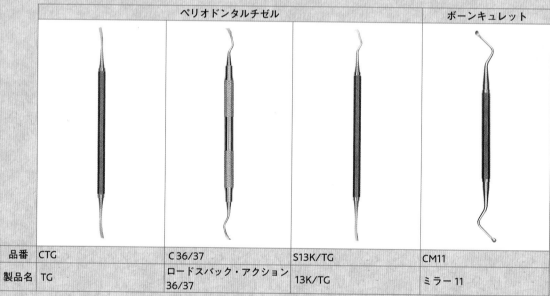

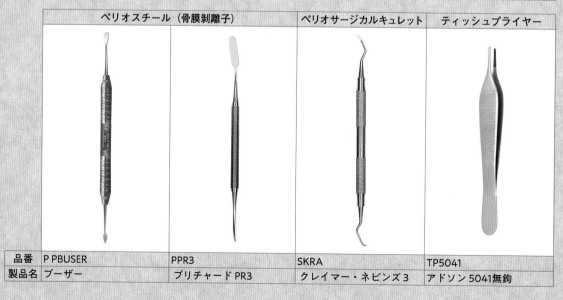

	プローブ	スカルペルハンドル	ナイフ	ペリオドンタルナイフ
	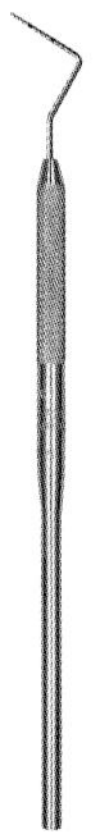			
品番	CPUNC12	10-130-05	KO1/2	KGF8
製品名	カラーコードプローブ	5	オーバン 1/2	ゴールドマンフォックス8

	ペリオドンタルチゼル			ボーンキュレット

品番	CTG	C 36/37	S13K/TG	CM11
製品名	TG	ロードスバック・アクション 36/37	13K/TG	ミラー 11

	ペリオスチール（骨膜剝離子）		ペリオサージカルキュレット	ティッシュプライヤー
			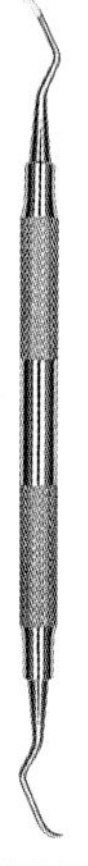	
品番	P PBUSER	PPR3	SKRA	TP5041
製品名	ブーザー	プリチャード PR3	クレイマー・ネビンズ 3	アドソン 5041無鉤

	ティッシュプライヤー	止血鉗子		骨鉗子
	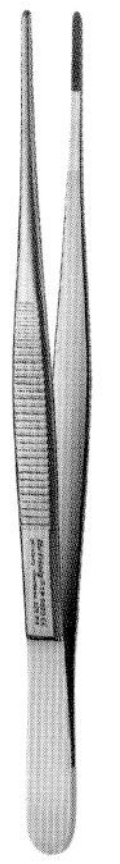	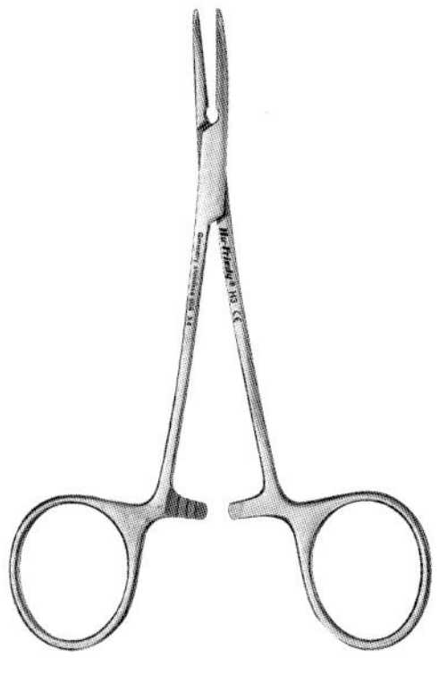	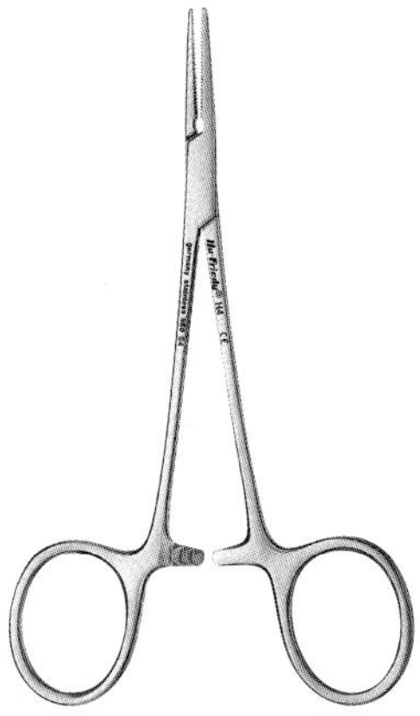	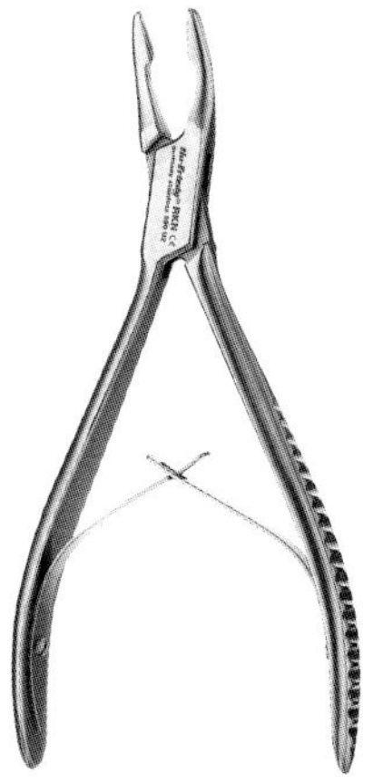
品番	TP5070	H3	H4	RKN
製品名	ジェネラル5070無鉤	ホルステッド・モスキート 曲 3	ホルステッド・モスキート 直 4	クレイマー・ネビンズ

	持針器		はさみ	リトラクター
	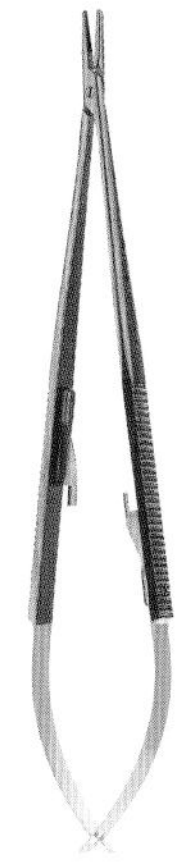	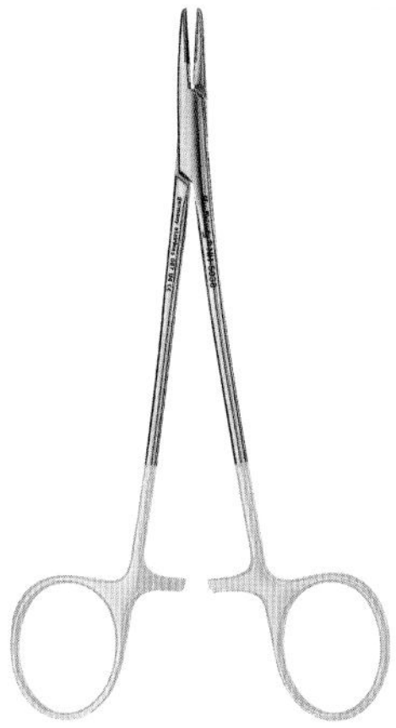	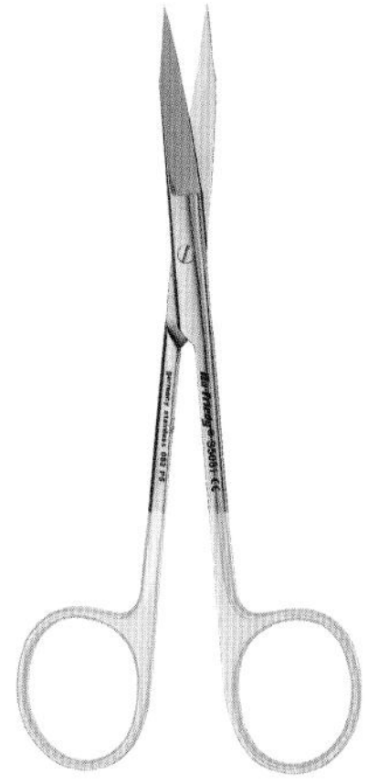	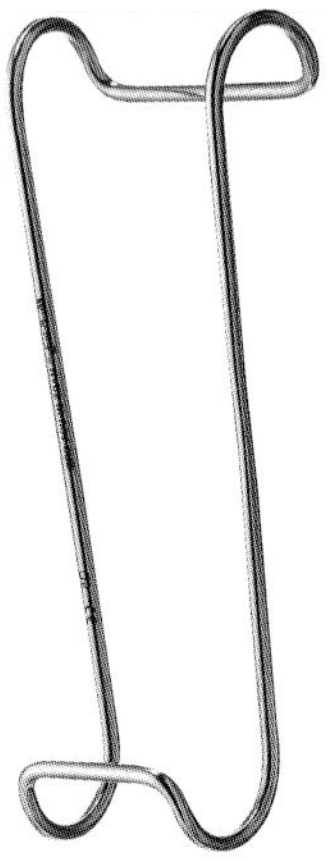
品番	NH5024	NH5038	S5081	CRC
製品名	カストロビージョ 直 5024	クライルウッド 5038	ゴールドマン フォックス曲 5081	コロンビア

巻末付録に紹介するのは、筆者らが使用している「明海大学歯学部 PDI 東京歯科診療所外科セット」である。Hu-Friedy 社の 20 種類の器具から構成されている。この外科セットに、フラップであればキュレットを追加したり、インプラントの埋入手術であればドリルキットを追加することで、本書で紹介したすべての処置を行うことができる。また、簡単な残根や埋伏智歯の抜歯であれば、使用する器具を選択して最少単位の構成にて使用する。器具をキャビネットに並べる際は、使用する順に左から右へ（内側から外側へ）配置する。本診療所が開設し、本年で 16 年目になるが、開所当時より働いている歯科衛生士が「器具は、フランス料理のように外側から内側に使う順番で並べる」と新人に説明していたときには「何言ってんねん」と秋田出身の私でも関西弁でツッコミそうになった。

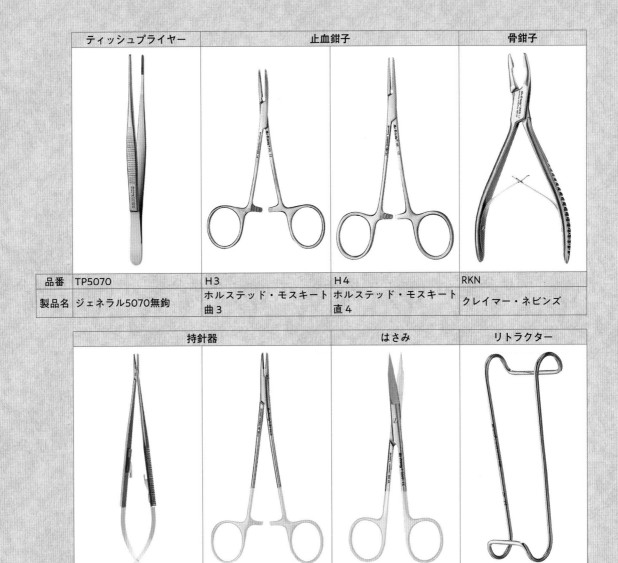

◎著者略歴

松田 哲（まつだ さとる）

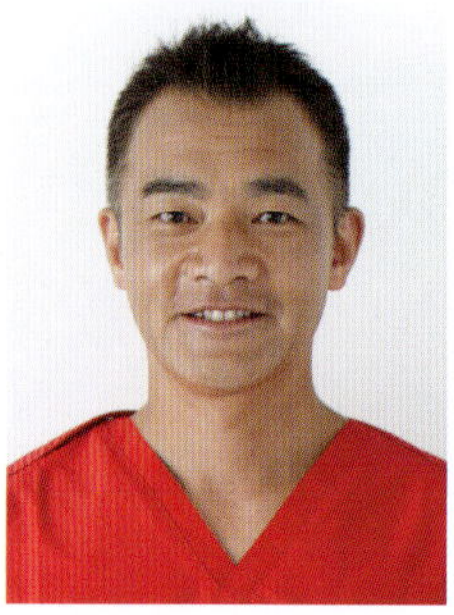

1994 年 3 月　明海大学　歯学部　卒業
1994 年 5 月　同　PDI 埼玉歯科診療所　研修医
2004 年 9 月　同　PDI 東京歯科診療所　所長
2019 年 4 月　同　機能保存回復学講座
オーラル・リハビリテーション学分野　教授

日本歯周病学会　指導医・認定医・歯周病専門医
日本顎咬合学会　指導医・認定医
日本口腔診断学会　指導医・認定医
日本臨床歯周病学会　歯周病認定医・歯周インプラント認定医
厚生労働省臨床研修指導医

臨床家のためのデンタルスーチャリング
切開・縫合・結紮

発行日　2019 年 10 月 1 日　第 1 版第 1 刷
著　者　松田 哲
発行人　濵野 優
発行所　株式会社デンタルダイヤモンド社
〒 113-0033 東京都文京区本郷 3 - 2 -15 新興ビル
電話 = 03-6801-5810 ㈹
https://www.dental-diamond.co.jp/
振替口座 = 00160-3-10768
印刷所　株式会社エス・ケイ・ジェイ